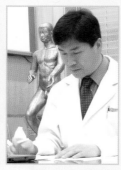

황 민

1960년 마산 출생으로 마산고등학교와 경희대학교 한의과대학을 졸업하였다.

체질의학과 각 체질에 따른 치료법 연구의 권위자로서 사암침법, 약침법, 체질침법, 전통침법 등을 각 체질의 특성에 맞게 정립하였고 각 체질에 따른 새로운 약재개발로 각종 난치병, 불치병 치료에 많은 연구성과를 이루었다.

이미 병이 난 후의 뒤늦은 치료보다 병이 나기 전에 미리 건강을 지켜야 한다는 지론에 따라 모든 사람들에게 철저히 체질에 따른 건강법을 강조하는 고집스런 의료인이다. 사람의 질병을 다루는 의료인으로서 가장 중요한 역할은 질병이 생기고 난 후의 치료가 아니라 질병이 생기는 원인을 환자들에게 가르쳐 주어 스스로 건강을 지키는 방법을 일깨워주는 것이라는 신념으로 연구하고 있다. 인체의 생명현상과 체질을 기(氣, 파동)로서 통합적으로 설명하는 이론을 연구하여 전통 한의학 이론을 학문적 기초 위에 재정립하였으며 난치병 치료에 빛과 소리를 이용한 미래의 치료법을 실용화하여 좋은 임상성과를 거두고 있다.

「CMC한의원 연구그룹」의 리더이며 「CMC한의원 연구그룹」에 이론적 토대를 제공하고 임상을 지도하고 있다. 현재 부산 CMC 연산한의원 대표원장으로 있다.

한의학에 대한 궁금증을 시원하게 풀어 쓴 『잘못 알려진 한방건강상식』의 저자이다.

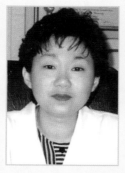

윤 주 영

1960년 서울 출생으로 명성여자고등학교와 경희대학교 한의과대학, 동 대학원을 졸업하였다.

인체의 몸에 질병이 생기는 것은 선천적으로 타고난 본인의 체질적 특성에 위배되는 음식과 약과 생활과 감정 등을 많이 접한 결과이며 그 치료는 각자의 체질을 정확히 분류하여 그에 맞게 음식과 약과 운동과 감정을 조절하면 완치된다는 자연주의적 원리의학을 주장하는 여성 한의사이다.

현재 여덟 가지 체질에 따른 부작용 없고 건강까지 좋아지면서 체중이 빠지는 건강비만치료법을 개발하여 임상에서 큰 효과를 거두고 있으며 각 체질에 대한 효과적인 보약의 연구를 통하여 건강생활의 안내자가 되고 있다.

현재 창원 CMC 황성부부한의원 대표원장으로 있다.

『잘못 알려진 한방건강상식』의 공동저자이다.

박희전

1970년 부산 출생으로 대구 덕원고등학교와 대구한의대학교를 졸업하였다.
불임증, 월경통, 월경불순, 냉, 자궁근종, 난소낭종, 비만 등을 비롯한 여러 부인과 질환과 발기부전, 양기부족, 조루 등 남성질환에 대한 연구에 전념하여 많은 치료성과가 있다.
현재 창원 CMC 황성부부한의원 원장으로 있다.

김철수

1971년 경남 산청 출생으로 진주 대아고등학교와 대구한의대학교를 졸업하였다.
아토피, 건선, 여드름, 알러지 등의 피부질환과 화병, 우울증, 불면증, 두통, 위장병 등의 여러 신경성 질환의 연구에 전념하여 좋은 임상 데이터를 가지고 있다.
현재 마산 CMC 황성부부한의원 대표원장으로 있다.

하명효

1974년 서울 출생으로 서울 성보고등학교와 경희대학교 한의과대학을 졸업하였다.
관절염, 류머티스 관절염, 요추간판탈출증, 좌골신경통, 견비통 등의 통증 질환과 각 체질에 따른 비만의 연구와 치료법 개발에 전념하여 많은 성과가 있다.
현재 부산 CMC 연산한의원 원장으로 있다.

류상현

1974년 경남 남해 출생으로 부산 동래고등학교와 동의대학교 한의과대학을 졸업하였다.
성장부진, 식욕부진, 허약증 등의 소아질환과 알러지 비염, 부비동염, 알러지 천식 등의 알러지 질환 연구에 전념하고 있다.
현재 마산 CMC 황성부부한의원 원장으로 있다.

송창수

1975년 서울 출생으로 서울 오산고등학교와 경희대학교 한의과대학을 졸업하였다.
뇌경색, 뇌출혈, 지주막하출혈 등 뇌졸중(중풍)질환과 발기부전, 양위증, 조루증 등의 남성질환에 대한 연구와 치료법 개발에 전력하고 있으며 각 체질의 난치병에 대한 치료약재개발에 전념하고있다.   현재 부산 CMC 연산한의원 원장으로 있다.

서영태

1976년 부산 출생으로 마산 창신고등학교와 대구한의대학교를 졸업하였다.
관절염, 류머티스 관절염, 퇴행성 관절염 등의 관절질환과 요통, 좌골신경통, 견비통 등의 통증질환의 연구와 치료에 전념하고 있다.
현재 창원 CMC 황성부부한의원 원장으로 있다.

CMC한의원 연구그룹

「CMC한의원 연구그룹」은 기(氣)의학과 체질(體質)의학으로 대변되는 우리 나라 한의학에 대한 올바르고 깊은 연구를 통하여 그 원리 통달과 함께 난치병, 불치병에 대한 치료법 개발로 우리 나라뿐만 아니라 온 세계에 한국의학의 원리와 치료법을 전파시켜 인류의 건강을 증진시키고자 같이 연구, 개발하는 진취적이고 뜻 있는 한의사들의 모임이다.

가족 건강을 지키는

하늘건강법

증보판

상

66

그 동안 체질의학이 한의사 위주로 한약을 중심으로 이루어져 왔으나, 이 책은 일반인들이 음식을 통해서 자기 체질을 알고 스스로 건강을 관리할 수 있는 획기적인 전기를 마련해 주었다. 부디 이 책을 시작으로 의학의 많은 분야가 가능한 범위 안에서 보편적 상식으로 공개되어 많은 사람이 건강한 삶을 사는 데 도움이 되었으면 한다.
한의사, 전희경

남 편이 건강이 좋지 않아 고생할 때에 주위 사람들의 말에 따라 이것저것을 먹였는데 그러한 나의 행동이 본의 아니게 남편의 건강을 더 해치고 말았다는 사실을 절실히 깨달았다. 지금은 남편의 체질을 정확히 알고 그에 합당한 것만 해먹이니 그렇게 좋을 수 없다. 잘못된 정보의 홍수 속에 이 책을 접하게 된 것은 개인적으로는 큰 행운이 아닐 수 없고, 우리 가족으로서는 참건강의 진리를 발견한 느낌이다.
주부, 조미영

병 이 나서 병원에 가면 그 병이 나게 된 근본 원인을 이야기해 주는 의사는 거의 없다. 그러나 이 책은 다르다. 건강에 대해서 이야기하고 또한 병의 근본 원인을 깊이 있게 설명해 준다. 건강과 질병의 원인에 대해서까지 탁월한 식견을 보인 이 책은 그만큼 값진 것이라고 하겠다. 앞으로 계속적으로 나올 저자의 저서에 큰 기대를 건다.
회사원, 오석환

99

가족 건강을 지키는

하늘건강법

증보판

CMC한의원 연구그룹

도서출판 코리아메디칼

가족 건강을 지키는

하늘건강법 증보판 상

지은이 | CMC한의원 연구그룹
펴낸이 | 김철수
펴낸곳 | 도서출판 코리아메디칼

초판 1쇄 발행 | 1998년 11월 25일
증보 제2판 2쇄 발행 | 2005년 1월 20일

출판등록 | 2004년 10월 12일 제65호
주소 | 630-814, 경남 마산시 합성동 129-8번지
대표전화 | (055) 295-9917
팩스 | (055) 295-9918
홈페이지 | www.km-book.com
　　　　　　 www.cmcbook.com
E-mail | kmbook@km-book.com

ⓒ CMC한의원 연구그룹 2005, Printed in Korea.

ISBN 89-955818-0-8
ISBN 89-955818-1-6(세트)

값 14,000원

* 저자와 협의에 의해 인지는 붙이지 않습니다.
* 잘못 만들어진 책은 바꿔 드립니다.

책머리에

서점에 가 봅니다. 한쪽 코너에 건강에 관한 서적들이 많이 진열되어 있습니다. 아무것이나 손에 잡히는 대로 집어서 읽어봅니다. 어느 책을 읽어보아도 그 속에는 좋은 말들이나 가르침들이 참 많이 들어 있습니다. 몸이 아픈 환자분들이나 환자 가족들은 치료에 도움이 되는 정보가 가득 실린 책들을 기쁜 마음으로 사서 읽어보게 됩니다. 혹시 병이 나아지고 건강을 회복시켜 주는 좋은 방법이 있을지도 모른다는 기대감 때문입니다. 몸이 아픈 환자나 그 가족들은 책에서 여러 가지 건강 정보들을 접하고 나서는 기대감에 부풀어 그 지시대로 따라해 봅니다. 열심히 따라해 보지만 환자의 상태는 별로 변화가 없습니다. 조금 좋아지기도 하지만 오히려 더 나빠지기도 합니다. 남들은 좋다고 하는데 본인은 효과가 없는 것입니다. 왜 그럴까요?

건강 서적들은 대부분 그렇게만 하면 모든 병이 낫는다는 식으로 씌어져 있습니다. 그렇지만 많은 환자들은 책에 씌어 있는 대로 그렇게 따라해 보아도 별 도움을 받지 못하고 있습니다. 그 이유는 사람마다 제각각 틀린 체질 때문입니다. 체질을 모르니 그러한 효과가 날 리가 없고 건강이 좋아질 리가 없는 것입니다. 그러면 체질이란 과연 무엇일까요?

체질이란 하늘이 각각의 사람에게 내려준 특혜이자 비밀입니다. 그것은 사람이 만든 것이 아니라 하늘이 내려준 것이기 때문에 여태껏 사람의 눈으로는 찾기가 어려웠던 것입니다. 그러나 위대한 문명을 발달시켜온 만물의 영장인 인류는 이제 점점 쌓여 가는 지식을 바탕으로 올바른 지혜의 눈을 조금씩 뜨게 되었습니다. 몇몇 뛰어난 사람들의 업적을 바탕으로 인류도 이제는 하늘의 비밀인 사람의 체질에 대하여 알 수 있게 되었습니다. 인류의 지혜가 발달함에 따라 하늘도 여태까지 감추어온 사람의 체질에 관한 비밀을 이제는 더 이상 감출 수가 없어졌습니다.

체질이란 태어날 때 하늘로부터 부여받은 그 사람 고유의 신체적 특징을 말합니다. 사람은 평생 변하지 않는 그 사람만의 고유한 신체 장기(臟器)의 상호 강약 체계를 탄생시에(정확히 말하면 수정란일 때) 하늘로부터 부여받는데, 그러한 신체적 특징에 맞게 일상생활을 하고 음식과 약을 먹고 운동을 하면 평생 건강에는 아무런 문제가 없이 행복하고 즐거운 삶을 영위할 수가 있고, 장수를 누릴 수도 있습니다. 반면에 사람이 선천적으로 부여받은 자신의 신체 장기의 상호 강약 체계를 무시하고 아무렇게나 생활하고 아무 음식이나 먹고 아무 운동이나 하게 되면 사는 동안 질병에 시달려 고통스러운 삶을 이어가고, 오래 살지도 못하게 됩니다. 그러므로 자신만의 고유한 신체 장기의 상호 강약체계를 알게 되면 건강과 행복, 즐거운 삶이 보장되는 것입니다. 그렇다면 '자신만의 고유한 신체 장기의 상호 강약체계'란 무엇일까요? 그것은 곧 그 사람의 '체질'을 의미합니다.

이 책의 제목은 '가족 건강을 지키는 하늘건강법' 입니다. '하늘건강법' 이란 특별한 건강법이 아닙니다. '하늘건강법' 이란 하늘로부터 선천적으로 타고난 자신의 체질을 정확히 파악한 후, 그 체질의 특성과 이치에 맞게 일상생활을 하고, 맞는 음식과 약을 먹고 맞는 운동을 하여 우주의 기운과 조화를 이루며 건강하게 살아가는 방법을 배우고 익히는 자연 건강법입니다. '하늘건강법' 이란 실행하기 어렵거나 따로 시간을 내야 하거나 돈이 많이 드는 건강법이 아닙니다. '하늘 건강법' 이란 자신의 체질만 알면 배우기가 아주 쉬운 건강법이며 자기 체질에 나쁜 운동은 하지 않아도 되므로 오히려 시간과 노력이 절약되고, 자기 체질에 나쁜 건강식품이나 약은 먹지 않아도 되므로 오히려 돈이 절약되는 건강법입니다.

가족의 건강을 지키는 주체는 한 가정의 식단을 책임지는 주부입니다. 그것은 한 가족의 여러 구성원 중에서 주부라는 위치가 그 가족 구성원들의 건강을 보살피는 가장 중추적인 역할을 담당하고 있기 때문입니다. 정도의 차이는 있겠지만 여성들은 본능적인 모성애를 가지고 있는데, 세계 여러 나라를 비교해 볼 때 우리나라 여성들의 모성애는 가히 세계 최고의 수준으로 평가됩니다. 자기 자신보다는 항상 남편과 자녀들을 먼저 생각하며, 자신의 호의호식은 생각지도 못하고 좋은 옷, 좋은 음식, 좋은 건강식품도 주부 자신보다 언제나 남편과 자녀를 먼저 생각합니다. 그러한 주부들의 희생으로 남편과 자녀들은 좋은 음식, 좋은 건강식품을 먼저 차지하게 됩니다.

남편은 회사 일로 과로한다거나, 피로를 느낀다거나, 양기가 떨어진다거나, 평소 술·담배가 과하여 몸이 허약하다거나 하는 등의 여러 가지 이유로 좋은 건강식품과 음식을 먼저 차지합니다. 또한 자녀들은 공부에 지친다거나, 성장 발육이 늦다거나, 항상 기력이 없다거나, 밥을 잘 안 먹는다거나 하는 등의 이유 때문에 역시 좋은 건강식품과 음식을 우선 차지하게 됩니다. 이러한 주부들의 헌신적인 노력과 희생으로 남편과 자녀들은 좋은 건강식품과 음식을 섭취하게 되지만 막상 그 결과는 기대만큼 좋지 못한 경우가 많습니다. 더구나 아무리 비싼 건강식품이라도 복용의 효과가 나지 않는 것은 물론이고, 여러 가지 부작용과 함께 오히려 몸이 더 나빠지는 경우도 생기게 됩니다.

그뿐만이 아닙니다. 건강을 증진시키기 위해서 많은 돈과 온갖 정성이 담긴 건강식품을 먹고 난 후 오히려 큰 병을 얻어 고생하거나 심하면 생명까지 잃는 경우도 일어납니다. 몸에 좋다는 건강식품을 먹고 나서 오히려 건강이 나빠져서 생명까지 잃게 되다니? 여러분들은 당연히 의아한 생각이 들 것입니다. 그러나 그것은 엄연한 사실입니다. 그것도 어쩌다 가끔씩 일어나는 것이 아니라 우리 주위에서 흔하게 일어나는 사실인 것입니다. 단지 인류의 지혜가 아직 얕아서 지금까지는 그러한 사실을 알아낼 수 있는 지식과 능력이 부족하여 그냥 모르고 지나쳤을 뿐입니다.

이제 이 책을 끝까지 읽고 난 후 여러분의 생각은 많이 달라질 것입니다. 여러분은 다른 것은 몰라도 최소한 건강면에서 만큼은 지금껏 알고 있던 건강에 대한 단편적이고 잘못된 지식들을 비판할 수 있는 눈이 생길 것입니다. 아니, 그러한 비판 능력은 없어도 좋습니다. 그것은 마땅히 의학을 전공하는 사람들이 해야 할 일입니다. 무엇보다 중요한 것은 사랑하는 사람, 즉 남편과 아내, 아이들과 부모님의 건강을 위하여 정성을 다해 마련한 여러 건강식품과 음식이 오히려 그들의 건강을 해치고, 또한 병들게 하며 심할 경우 죽음으로까지 몰고 가는 어리석은 일들을 이제는 그만두어야 한다는 것입니다. 모르는 사람들은 무심코 말합니다. 건강식품이나 몸을 돕는 음식들은 별로 부작용이 없다고. 그리고 그러한 것들은 몸을 좋게 하는 것이니까 먹어서 손해볼 일은 없다고. 과연 그랬으면 얼마나 좋겠습니까?

체질에 맞지 않는 잘못된 건강식품과 음식의 장기적인 섭취로 인해서 일어나는 여러 부작용은 당장 느껴지는 것이 아닙니다. 몇 달 후, 아니면 몇 년 후, 때로는 이삼십 년 후에 당뇨, 고혈압, 중풍이나 그외 여러 가지 질병을 일으키는 원인이 되기도 합니다. 우리는 이제껏 그것을 모르고 있었던 것입니다. 먹고 나서 소화에 별 부담이 없고 당장 힘쓰는 게 좀 낫다고 해서 몸에 좋은 것으로만 여기는 것은 크게 잘못된 것입니다.

지금 이 순간에도 남편이 허약하다고 개소주를 해먹여 고혈압을 일으키고, 며느리가 출산했다고 호박을 해먹여 산후풍을 일으키고, 딸이 허약하다고 흑염소를 해먹여 관절염을 일으키고, 부모님에게 해드린 녹용이 당뇨를 일으키고, 아이들이 허약하다고 인삼, 꿀을 해먹여 폐렴을 일으키는 등 수많은 안타까운 일들이 곳곳에서 일어나고 있습니다. 이 책을 모든 사람이 읽어야 하는 이유가 바로 거기에 있습니다. 특히 한 가정의 건강을 책임지고 있는 주부들은 가족들과 본인의 건강을 위해서 반드시 읽어야만 할 것입니다.

더불어 이 책은 원인도 모르는 질병으로 고생하는 수많은 사람들에게 건강한 삶으로 이끌어 주는 길잡이 등대의 역할을 할 것입니다. 왜냐하면 우리가 원인도 모르는 병이라고 여기는 질병들은 사실은 거의가 체질에 관련된 질병이기 때문입니다. 우리는 자신의 체질은 모른 채 외부의 병만 알려는 모순에 빠져 있습니다. 그러한 모순의 결과, 우리는 건강을 회복시키고 질병을 치료하는 길들을 스스로 막고 있습니다. '적을 알고 나를 알면 백 번 싸워 백 번 이긴다'고 하였는데, 우리는 자신(체질)에 대해서는 잘 모른 채 적(병)만 알려고 노력하고 있었던 것입니다. 자신에 대해서도 잘 모르는 사람이 어떻게 병과 싸워 이길 수 있겠습니까?

이 책은 의학을 전공하는 의료인을 위해 씌어지지는 않았습니다. 이 책은 의학에 대해서는 전혀 아는 바가 없고, 체질에 대해서도 전혀 아는 바가 없는 일반인들을 위해 씌어진 책입니다. 그러므로 누가 읽어보아도 쉽게 이해할 수 있도록 씌어져 있습니다. 그러나 쉽게 씌어 있다고 해서 결코 이 책이 전달하고자 하는 내용이 작은 것은 아닙니다. 그것은 이 책의 내용이 인류의 건강에 있어서 가장 중요한 관건이 되는 체질에 관한 것을 다루고 있기 때문입니다.

사람의 건강에 있어서 체질이 제일 중요한 요소임에도 불구하고 인류는 유사이래 체질에 대해 전혀 모르고 있었거나, 알아도 잘못 알고 있었습니다. 이제 인류의 지혜가 오늘날의 정도까지 발달되었다면 모든 사람이 하늘로부터 부여받은 자신의 체질을 정확히 알고, 자기 체질에 맞는 일상생활을 하고 음식을 먹고 운동을 하여 모든 사람이 건강하고 행복한 생활을 누릴 때가 되었습니다. 인간의 얕은 지식으로 포장된 잘못된 건강법이 아닌 광대한 우주의 진리와 지혜가 담긴 '하늘건강법'을 실천할 때가 된 것입니다.

이 책은 난치병 치료 100%에 도전하고 한의학의 세계화를 위해 불철주야 한의학 연구에 힘쓰는 「CMC한의원 연구그룹」의 노력의 산물입니다.

앞으로 더 많은 연구, 노력으로 모든 아름다운 생명을 위하여 힘쓰겠습니다. 이 세상 모든 사람들의 건강한 삶을 기원합니다.

CMC한의원 연구그룹

한의사

황　　민

윤 주 영

박 희 전

김 철 수

하 명 효

류 상 현

송 창 수

서 영 태

글의 순서 상권

글의 순서 하권

1부

체질에 대한 간단한 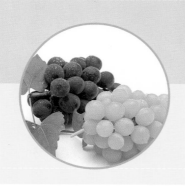이해

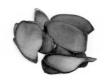
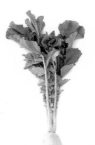
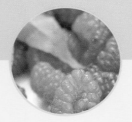

누구나 체질이란 말을 쓰고 있지만 체질에 대해 정확히 알고 있는 사람은 거의 없다. 흔히 '나는 알러지 체질이야', '나는 산성 체질인가 봐', '나는 알칼리 체질이래', '우리 아이는 살이 안 찌는 체질이에요', '제 남편은 비만 체질인데요', '저는 술이 안 받는 체질인가 봐요' 하면서 체질이란 말을 쓰고 있지만 모두가 체질이란 것을 정확히 모르고 사용하고 있는 실정이다.

체질이란 남과 구별되는 그 사람만의 신체상의 생리적, 병리적 특징을 가리키는 것인데, 태어나서부터 죽을 때까지 변하지 않는 그 사람만의 고유특성을 지칭한다. 그러므로 산성이니 알칼리니 알러지니 비만이니 하는 것은 그 사람 신체의 일시적인 상태를 표현하는 것이지 평생 변하지 않는 그 사람만의 고유 특성을 가리키는 것이 아니므로 거기에다 체질이란 용어를 사용하는 것은 옳지 못하다. 굳이 표현하자면 '나는 지금 몸이 산성 상태야', '제 남편은 지금 몸이 알칼리 상태입니다', '제 아이는 지금 몸이 비만 상태입니다'라고 말해야 할 것이다.

여하튼 체질이란 평생 변하지 않는 그 사람 고유의 생리적·병리적인 특징을 나타내는 말이라는 것을 알고 지금부터 체질에 대하여 대략적으로 살펴보기로 하자.

I 서양의학에서의 체질론

    질병과 싸우는 의사라는 직업을 가진 사람은 누구나 체질이란 것에 대해 한 번쯤은 심각하게 생각해 보게 된다. 왜냐하면 환자를 치료하다 보면 분명히 다른 사람과 구별되는 어떤 사람만의 생리적, 병리적 특징이 확연히 나타날 때가 종종 있기 때문이다. 그것은 우리나라뿐 아니라 서양의 의사들에게도 마찬가지여서 서양에서도 예로부터 많은 의사들이 체질이란 것에 대해 관심을 가지고 연구해 왔다. 그 중에서 몇 가지를 소개하면 다음과 같다.1)

    ① 서양의학의 아버지라고 불리는 히포크라테스(Hippocra-
       tes)와 갈레누스(Galenus)의 분류법
          다혈질(多血質)
          담즙질(膽汁質)
          우울질(憂鬱質) 또는 흑담즙질(黑膽汁質)
          점액질(粘液質)

② 크레취머(Kretschmer)의 분류법

    비만형(肥滿型)

    세장형(細長型)

    투쟁형(鬪爭型)

    이상체질형(異常體質型) 또는 발육부전형(發育不全型)

③ 시가우드(Sigaud)의 분류법

    호흡형(呼吸型)

    소화형(消化型)

    근형(筋型)

    뇌형(腦型)

④ 고천(古川)의 혈액형 분류법

    A형

    B형

    O형

    AB형

⑤ 에핑거(Eppinger)와 헤스(Hess)의 분류법

    교감신경 긴장형(交感神經 緊張型)

    부교감신경 긴장형(副交感神經 緊張型) 또는

    미주신경 긴장형(迷走神經 緊張型)

이와 같이 서양에서도 예로부터 여러 의료인들이 사람의 체질을 분류하기 위해 여러 가지 시도를 했다는 것을 알 수 있다. 그러나 서양의학의 체질 분류법은 초보적인 단계를 벗어나지 못했으며 또한 대부분의 체질 분류법이 단순히 분류를 하기 위한 분류, 즉 실제 환자의 질병을 치료하는 데는 전혀 쓸모없는 형식적인 분류에

그치고 말았다.

　다만 이 중에서 에핑거와 헤스에 의하여 교감신경 긴장형과 부
교감신경 긴장형 체질로 나뉘어진 체질 분류법은 실제적인 체질
분류에 한발 다가선 것으로서 높이 평가해 줄 만하다.

2 사상의학(四象醫學)

　서양과 마찬가지로 동양에서도 역시 예로부터 사람의 체질을 분류하기 위한 여러 시도가 있었다. 한의학에서의 체질 분류법은 서양의학에서의 체질 분류법보다 훨씬 뛰어나고 앞서 있는 분류법이었다.

　그 중 몇 가지를 살펴보면 한의학의 고전인 『내경(內經)』의 음양이십오인론(陰陽二十五人論)과 오태인론(五態人論) 그리고 장경악(張景岳)의 음양인론(陰陽人論) 등을 들 수 있다. 그러나 한의학에서의 체질 분류법이 서양의 체질 분류법보다 앞서 있었다고는 하나 아직까지는 실제 사람들의 건강 증진과 환자의 치료에 사용될 만큼 체질 분류가 세밀하지는 못했다.

　그러던 것이 조선시대 후기에 이제마라는 걸출한 인물이 우리나라에서 탄생하게 되었다. 바로, 이제마 선생님에 의하여 사상의학(四象醫學)이라는 새롭고 획기적인 체질의학이 비로소 제창되어 세상에 알려지게 된 것이다.

　우리나라는 세계에 자랑할 만한 뛰어난 의학자를 많이 배출했는데 그 중에서도 동의보감을 저술한 허준 선생님과 사상의학을 제창한 이제마 선생님 그리고 팔체질의학을 정립한 권도원 선생님 등 세 분은 가히 의성(醫聖)으로 추앙받을 만한 큰 업적을 남긴 분이라고 할 수 있다. 동의보감을 저술한 허준 선생님의 뛰어난 업적은 누구나 알 수 있는 것이지만 이제마 선생님과 권도원 선생님의 업적은 일반인들은 자세히 알지 못할 것이다. 권도원 선생님에 대해서는 조금 뒤에 다루기로 하고 여기서는 사상의학을 제창한 이제마 선생님에 대하여 간략히 알아보기로 하자.

이제마(李濟馬) 선생님은 1836년에 태어나 1900년에 돌아가신 조선시대 후기의 인물이다. 이제마 선생님은 원래 의학자가 아니라 성리학(性理學)을 연구한 사상가, 철학가였다. 조선시대에는 성리학의 연구가 성했는데 조선 중기 이후에는 성리학이 너무 현실과 떨어져 이론만으로 서로가 옳다고 싸우는 바람에 그 폐단이 많았다. 그래서 조선 후기로 갈수록 탁상공론만 일삼는 기존 학자들에 대항하여 실사구시(實事求是)의 정신으로 실제 생활에 보탬이 되고 유익한 학문을 연구하는 학자들이 많이 나타났는데, 그들이 실학(實學)을 연구하는 실학자들이었다.

정약용, 박지원 등의 실학자들에게서 실제 생활에 보탬이 되는 유익한 학문, 즉 실학의 영향을 받은[2] 이제마 선생님은 자신의 성리학 연구를 실학 정신에 맞게 실생활에 구현시켜 나갔다. 이제마 선생님 자신의 학문과 철학을 실생활에 구현해 나가는 여러 가지 방안 중 한 가지 방법이 자신의 사상과 한의학과의 접목이었다. 왜 다른 학자들과는 다르게 한의학을 통해 자신의 사상과 학문을 구현하려고 했는지는 여러 가지 이유가 있겠으나, 무엇보다도 자기

---

2) 실제로 이제마 선생님은 한석지라는 분의 사상에 영향을 많이 받음.

자신의 질병을 치료하기 위하여 한의학을 깊이 공부하게 된 것이 제일 큰 이유라고 할 수 있겠다.

이제마 선생님은 어릴 때부터 자기 몸의 병 때문에 고생을 했는데 그런 자신의 병을 고치기 위하여 이런저런 좋다는 약과 방도는 다 취해 보았으나 별 효과를 볼 수가 없었다. 질병으로 오래도록 고생하던 이제마 선생님은 드디어 본인의 질병을 고치기 위하여 자신의 빼어난 학문의 깊이를 바탕으로 한의학 공부에 뛰어들어 전력을 다한다. 그 결과 자신의 질병은 선천적으로 남과 다르게 타고난 자신의 몸, 즉 체질에서 온 병이라는 것을 비로소 알게 된다. 이것이 체질의학이 탄생하게 된 계기가 된다.

그 후 이제마 선생님은 선생님의 나이 59세 때에 『동의수세보원 (東醫壽世保元)』이라는 책을 저술하게 되는데 바로 이 책이 체질의학의 시초가 되는 동시에 체질의학의 근간을 이루는 중요한 역할을 담당하게 된다. 이제마 선생님은 사람의 체질을 태음인(太陰人), 태양인(太陽人), 소음인(少陰人), 소양인(少陽人) 등의 네 가지 체질로 분류하여 각 체질에 따라 질병의 치료법을 달리하는, 당시로서는 획기적인 치료법을 개발했던 것이다.

여러분들은 옛날부터 여러 가지 체질 분류법이 이미 있었는데 왜 유독 이제마 선생님의 체질 분류와 그 치료법만이 체질의학으로 숭상을 받고 있는지 궁금할 것이다. 왜 그럴까? 그것은 다름 아닌 여태까지의 체질 분류는 이론적으로만 이루어지는 분류, 즉 체질 분류가 바르게 되지 않아 실제 환자의 치료에는 아무런 쓰임새가 없는 체질 분류법이었지만, 이제마 선생님의 사상 체질 분류는 사람의 실제적 체질에 매우 근접한 분류법으로, 실제 환자의 치료에 있어서도 상당한 도움이 되는 체질 분류법이기 때문이다.

말하자면 이제마 선생님의 체질 분류는 체질 분류의 정확도가 상당히 향상되어서 여태까지의 부정확한 체질 분류법과는 달리 환자의 질병 치료에 직접적으로 도움을 주었다는 데 그 차이가 있다. 인류 역사상 최초로 실제 환자 치료에 활용되어 뛰어난 효과를 거둔 체질 분류와 체질 치료법. 그것이 이제마 선생님의 체질 분류와 체질 치료법이 진정한 체질의학의 효시라고 칭송 받는 이유인 것이다.

그러나 이제마 선생님이 그토록 뛰어난 업적을 이루었음에도 불구하고 그분의 사상 체질의학은 약간의 문제점을 안고 있었다. 그 문제점이란 원래 여덟 가지인 사람의 체질을 네 가지로 한데 묶어 설명한 데에서 기인한 것이었다. 이제마 선생님은 원래가 의학자가 아닌 사상가(철학가)였는데 그는 모든 사회 현상과 우주의 운행 이치를 그의 독특한 철학 방법인 사원구조론(四元構造論)으로 설명하고 있다. 그래서 그는 사람의 인체 역시 그의 철학 방법인 사원구조론으로 해석하여 사람의 체질을 네 가지로 분류했던 것이다.

사상의학의 이러한 점에도 불구하고 이제마 선생님의 사상 체질의학은 위대한 의학상의 대 발전이며 인류의 건강과 질병 치료에 크나큰 공헌을 한 획기적인 사건임에는 틀림이 없으니 이제마 선생님의 업적은 높이 칭송되어야 할 것이다. 개인적인 생각으로는 이제마 선생님은 근대와 현대에 노벨 의학상을 탄 어떤 의학자보다도 높은 업적을 쌓았다고 할 수 있으니 이제마 선생님은 위대한 의성(醫聖)이라고 아니할 수 없다.

모든 것이 그렇듯이 처음부터 완벽한 모습으로 완전무결하게 나타나는 것은 없다. 자동차도 오늘날의 발전된 모습을 갖추기까지는 초창기에 석탄을 태워서 움직이기도 하고 손으로 시동 모터를 돌려서 시동을 걸던 시절도 있었으며, 비행기 역시 오늘날의 발전된 모습을 갖추기까지는 초창기에 휘발유 엔진과 프로펠러로 비행하기도 했던 것이다. 모든 학문적 이론도 마찬가지로 처음부터 완벽한 것을 기대한다는 것은 있을 수 없는 일이다.

이제마 선생님 이후 우리나라 한의학계에서는 선생님의 학문을 계승하여 그 업적을 뛰어넘는 학문의 발전을 마땅히 이루어야 했음에도 불구하고 그렇지 못했다. 그것은 일제시대와 6·25전쟁 등을 겪으면서 그런 격변기에 학문에만 전념할 수 없었던 것도 하나의 이유가 되었다.

이제마 선생님이 애써 이룩하신 체질의학의 위업이 별 발전 없이 제자리를 맴돌던 시점에, 정말 다행스럽게도 또 한 분의 걸출한 인물이 한의학계에 나타나게 되는데, 그 분이 바로 권도원 선생님이다.

3 팔체질의학(八體質醫學)

권도원 선생님은 이제마 선생님의 체질의학의 위업을 이어받아 일생에 걸친 체질의학에 관한 연구로 체질의학을 실로 엄청난 수준으로 발전시킨 분이다. 권도원 선생님은 이제마 선생님의 체질 분류가 여태까지의 어떠한 체질 분류법보다 뛰어나지만 완벽하지는 않다는 것을 알고 연구에 연구를 거듭한 끝에, 드디어 사람의 체질은 네 가지가 아니라 애초부터 여덟 가지라는 것을 밝혀낸다. 즉 금음(金陰), 금양(金陽), 목음(木陰), 목양(木陽), 수음(水陰), 수양(水陽), 토음(土陰), 토양(土陽) 체질이 바로 그것이다.

권도원 선생님의 위대한 점은 사람의 체질이 여덟 가지라는 것을 밝혀낸 것에 그치지 않는다. 더 나아가 여덟 가지 체질을 감별할 수 있는 체질 진맥법, 그리고 여덟 가지 체질에 따른 각 체질의 체질침 치료법, 또한 여덟 가지 체질에 따른 좋고 나쁜 음식에 관한 분류 등 많은 연구 실적을 쌓았다. 이 책은 그런 업적을 이루신 권도원 선생님의 연구실적을 바탕으로 하여 씌어진 것이다. 실로 권도원 선생님이 이룬 업적은 이루 다 말로 표현할 수 없으며, 짧게 요약하자면 미래 인류의 건강지표를 세웠다고 할 수 있을 것이다. 만약 우리나라가 강대국의 대열에 서 있다면 틀림없이 노벨 의학상을 받고도 남았을 연구를 해내신 것인데, 국력의 약함이 아쉬울 뿐이다. 언젠가는 그런 날이 꼭 올 것이라 믿는다.

이제 이 책의 본론에 들어가기에 앞서 여덟 가지 체질에 대해 간단히 설명하고자 한다.

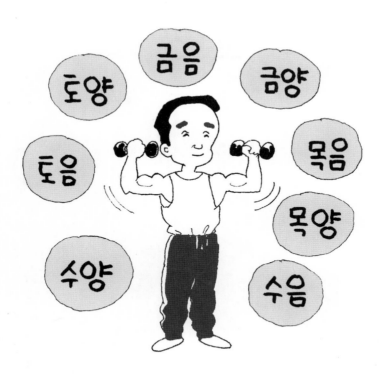

2부

팔체질(八體質)에 대한 간단한 설명

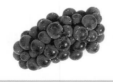

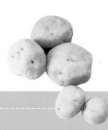

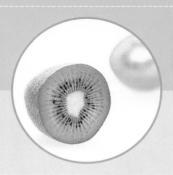

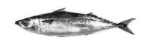
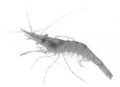
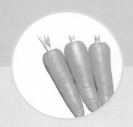

독자 여러분이 이 책을 읽어나가는 데 도움을 주고 체질에 대한 이해를 높이기 위해, 여덟 가지 각 체질에 대해 대략적으로 설명한다. 여기에서는 각 체질에서 잘 나타나는 일반적인 특징들을 차례로 정리해 보았다.

어떤 것을 글자로 표현하다 보면 의미 전달상의 미묘한 문제로 인해 그 뜻이 왜곡되어 전달될 수가 있다. 그러므로 전달하고자 하는 뜻이 왜곡되지 않기 위해 신중에 신중을 기하여 각 체질에 대한 특징을 기술하였다. 그러나 여기에 소개되는 팔체질(八體質)에 대한 설명은, 체질에 대해 자세히 모르는 일반인들에게는 자칫 오해를 불러일으켜 자신을 다른 체질로 착각하게 만들 수 있으므로, 어디까지나 참고사항일 뿐이라는 것을 기억해야 한다.

각 개개인의 성격이나 기호는 교육과 생활환경, 컨디션에 따라 변할 수 있다. 그러므로 각 체질에 대한 설명을 읽고 나서 '내 체질은 이것이다' 라고 단정짓지 말아야 한다. 체질의 감별은 정확하게 진맥을 받고 수일간 체질침 시술과 체질 감별약 투약을 통해 그 체질을 확인한 후에야 비로소 확정되는 것이라는 사실을 명심하고 읽어보기 바란다.

I 금음체질에 대한 간단한 설명

| 일반적인 특징 |

금음체질은 나타나는 특징이 너무나 다양하고, 외모도 다양하여 이렇게 생긴 사람이 금음체질이다라고 단정할 수는 없으나 대체적으로 눈매가 날카로운 사람은 금음체질일 가능성이 많다. 여자의 경우, 유방이 큰 사람은 금음체질일 가능성이 높으나 그렇지 않은 사람도 많다. 일반적으로 머리가 좋은 편이고, 사무 능력이 뛰어나 모든 면에서 다양한 재능을 발휘하며, 하고자 하는 일에 대한 의욕과 투지가 대단하다. 대체적으로 의지가 강하고 고집이 세며 남들과 잘 타협하지 않는다. 진취적이고 개혁적인 성향이 많은 편이다. 다 그렇지는 않으나 신경질이나 화를 잘 내는 성격에 속한다. 겉으로 화를 잘 내므로 남들이 보기에는 성질이 급하다고 생각하게 된다. 조깅 등 땀나는 운동을 하고 나면 힘이 빠지고 지치지만 수영 등을 하고 나면 몸이 가볍고 상쾌해진다.

음악을 좋아하여 노래를 부르거나 듣는 것을 즐긴다. 음치는 없다. 닭고기나 돼지고기, 라면 등의 밀가루 음식을 먹고 나면 속이 불편하고 피부에 뭐가 나는 경우가 흔하다. 육식을 하고 난 다음 날에는 대변이 가늘어지고, 대변을 보고 난 후에도 뒤가 무겁고 불쾌한 경우가 많다. 한증탕에서 땀을 내고 나면 비만한 금음체질의 경우에는 시원하다고 느낄 수 있으나, 보통의 금음체질은 힘이 빠지거나 어지러운 증세가 잘 온다. 허약한 금음체질의 경우에는 목욕을 하고 나면 감기에 걸리는 수가 많으며, 목욕 후에도 시원함보다 힘이 빠지는 경우가 많다. 몸이 허약해질수록 몸에 땀이 많이 난다.

| 건강할 때 |

금음체질은 건강할 때에는 대변이 굵고 시원하다. 대체적으로 기름진 음식보다 담백한 음식을 좋아하는 편이나, 건강할 때에는 육식, 채식, 과일, 생선 등 가리지 않고 잘 먹는다. 커피도 잘 마시는 편이며, 커피를 마셔도 잠이 오지 않는 증세는 별로 없다. 남자의 경우는 대부분의 금음체질이 술을 잘 마시지만 드물게 술을 못 마시는 경우도 있다. 여자의 경우에도 술을 잘 마신다면 금음체질일 가능성이 많다.

| 병이 났을 때 |

금음체질이 병이 나면 육식이나 밀가루 음식, 기름진 음식을 먹었을 때 소화가 잘 안되거나, 소화는 되지만 질병이 악화되는 경우가 많다. 그리고 대변이 가늘고 대변 후에도 불쾌하며 시원하지가 않다. 컨디션이 안 좋아지면 평소보다 신경질이나 화를 잘 낸다. 또 병이 나면 신경이 예민해진다. 위장이 좋지 않을 때 우유를 마시면 증세가 더 안 좋아진다.

| 잘 걸리는 병 |

위장병(육식이나 밀가루 음식을 먹으면 잘 체하고 악화되는 위
장병), 피부병(육식을 하고 나면 악화되는 피부병, 아토피 피부염),
근육계통 병(근이영양증, 근무력증, 근위축증 등 다양한 근육병),
파킨슨씨 병, 노인성 치매(알츠하이머), 각종 알러지 질환(천식, 비
염 등), 비만, 당뇨, 고혈압, 동맥경화, 천식, 무도병, 간장병, 궤양
성 대장염, 유방암, 대장암, 피부암, 백혈병 등.

| 금양체질과의 감별 포인트 |

남자인 경우 대부분의 금음체질은 술을 잘하거나 과거에 잘 마
셨던 사람이다. 그러나 대부분의 금양체질은 남자라도 술을 잘 못
하는 경우가 많다. 여자인 경우는 금음체질이라도 술을 전혀 못 하
는 사람이 많으니 참고한다. 커피도 금음체질은 잘 마시는 편이나
금양체질은 마시고 나면 몸이 불쾌해지므로 대체적으로 싫어한다.

| 수양체질과의 감별 포인트 |

닭고기, 흑염소, 인삼 등을 먹고 나서 몸이 좋아지고 속도 편안
하면 수양체질일 가능성이 많다. 금음체질은 그러한 것을 먹으면
속이 불편해지고 몸도 무거워지기 쉽다.

2 금양체질에 대한 간단한 설명

| 일반적인 특징 |

금양체질은 외모에서는 특이한 점이 별로 없다. 비만인 경우도 있고 야윈 경우도 있다. 머리가 뛰어나 창의적인 일을 잘하는 편이며 두뇌를 쓰는 일에 능하다. 생각과 사고방식이 독특하고 유별난 점이 많고 전통적인 관습이나 습관을 그대로 답습하기보다는 그것을 개혁하거나 새로운 것을 만들어 내는 재주가 있다. 외부적으로는 남과 잘 타협하고 부드럽다는 인상을 주나 내면적으로는 항상 자신만의 생각과 속셈이 있다. 다른 사람과 팀을 이루어 협조하는 일보다 혼자만의 일을 좋아한다. 남의 밑에 있기 싫어하며 용의 꼬리보다는 뱀의 머리가 되겠다는 형이다. 조깅 등 땀나는 운동을 하고 나면 몸에 힘이 빠지고 지치지만, 수영 등을 하고 나면 몸이 가볍고 상쾌해진다.

음악을 좋아하여 노래를 부르거나 듣는 것을 즐긴다. 음치는 없다. 대부분의 금양체질들은 닭고기나 돼지고기 등의 육식과 기름기 많은 음식을 근본적으로 싫어하며, 그러한 것을 먹고 나면 배가 아프거나 잘 체하거나 피부에 두드러기가 일어나거나 몸이 무겁고 불쾌해진다. 한증탕에서 땀을 내고 나면 무척 힘이 빠지고 어지러워진다. 한약이든 양약이든 약을 먹는 것을 싫어한다. 드물게 술을 잘 마시는 경우도 가끔 있으나 대부분의 금양체질은 남자라도 술에 약해 조금만 마셔도 얼굴이 붉어지고 술기운을 이기지 못한다. 마취약에 아주 약하여 수술할 때 마취에서 오래도록 깨어나지 못하는 경향이 있다. 몸이 허약해질수록 땀이 많이 난다. 일광욕을 하고 나면 몸이 피곤하고 무거워진다.

| 건강할 때 |

금양체질은 대체적으로 기름진 음식을 싫어하여 육식이나 기름기 많은 음식은 평소에도 거의 먹지 않는다. 그렇지 않은 경우도 있지만 대체적으로 커피도 별로 좋아하지 않는 편이다.

| 병이 났을 때 |

금양체질이 병이 나면 평소에도 싫어하던 기름진 음식을 더욱 싫어하게 되고 육식이나 밀가루 음식, 기름진 음식을 먹고 나면 소화가 잘되지 않는다. 그리고 신경이 많이 예민해진다. 위장이 안 좋을 때 우유를 마시면 증세가 더 안 좋아진다.

| 잘 걸리는 병 |

피부병(육식을 하고 나면 악화되는 피부병, 아토피 피부염), 위장병(육식이나 밀가루 음식을 먹으면 잘 체하고 악화되는 위장병), 각종 알러지 질환(비염, 알러지 피부염 등), 피부암, 간장병 등.

| 금음체질과의 감별 포인트 |

남자인 경우 대부분의 금음체질은 술을 잘하거나 과거에 잘 마셨던 사람이다. 그러나 대부분의 금양체질은 남자라도 술을 잘 못하는 경우가 많다. 여자인 경우는 금음체질이라도 술을 전혀 못하는 사람이 많으니 참고한다. 커피도 금음체질은 잘 마시는 편이나 금양체질은 마시고 나면 몸이 불쾌해지므로 대체적으로 싫어한다.

| 토음체질과의 감별 포인트 |

돼지고기를 먹고 나면 금양체질은 속도 불편하고 몸도 무거워지지만 토음체질은 속도 편안하고 몸도 가벼워진다. 수영을 하고 나면 금양체질은 몸이 상쾌해지고 피로가 풀리는데, 토음체질은 몸이 무겁고 피로해진다. 반대로 한증탕에서 땀을 내고 나면 금양체질은 몸이 무겁고 피로해지며, 토음체질은 몸이 상쾌해지고 피로가 풀린다.

3 목음체질에 대한 간단한 설명

| 일반적인 특징 |

목음체질은 전체적으로 부드러운 인상을 주며 순하고 착한 편이다. 뚱뚱한 사람도 있고 마른 사람도 있다. 목음체질의 여성은 온유, 인내, 순종 등 한국적인 여성미를 그대로 갖추고 있는 경우가 많다. 대체적으로 신경이 예민하여 여러 가지 신경성 질환이 많이 온다. 남들과 똑같이 신경을 쓰더라도 남은 그렇지 않은데 목음체질은 신경성 질환에 잘 걸린다. 그렇지 않은 경우도 있지만 일반적으로 대장이 약하여 차가운 음식이나 찬 우유를 먹으면 설사를 잘 하는 편이다. 건강한 남자의 경우는 예외이지만 대체적으로 찬물을 싫어하여 한여름이라도 물을 따뜻하게 데워서 목욕하는 편이다. 찬물에 목욕하고 나면 몸이 무겁고 불쾌해진다.

술을 잘 마시는 사람도 더러 있지만 남자라도 잘 마시지 못하는 경우가 많다. 그러나 의외로 알코올중독자는 목음체질이 많은 편이다. 성격이 세심하고 손으로 하는 일에 능하여 손재주가 많으며 남들과 잘 융화하며 어울려 지내는 편이다.

가능하면 전통적인 것을 그대로 지키려는 보수적 성향이 강하고 개혁적이거나 진취적이지는 못하다. 조깅 등 땀을 흘리는 운동을 하고 나면 몸이 가볍고 상쾌해지며 수영 등을 하고 나면 몸이 무겁고 피로해진다. 그래서 오래도록 매일 조깅을 즐기는 사람들은 목음체질이 많다.

일반적으로 음식은 이것저것 가리지 않고 잘 먹는 편이다. 상추 등 잎채소를 많이 먹고 나면 졸음을 느낀다. 참외나 생선회를 먹고 나면 설사를 잘하는 편이다. 집을 떠나 여행을 하거나 잠자리가 바뀌면 쉽게 잠을 이루지 못하고, 여행중에는 대변도 잘 보지 못하여 변비가 되는 경향이 많다. 집에 와서야 잠을 깊이 자고 대변도 시원하게 잘 볼 수 있다. 몸을 따뜻하게 하면 감기에 잘 걸리지 않으나 조금만 차게 해도 감기에 걸리는 경우가 흔하다.

커피를 마시면 남자의 경우는 피로가 풀리고 몸이 개운해지지만 여자의 경우는 오후에 마시면 가슴이 뛰고 잠이 잘 오지 않는 경우가 많다. 그러나 간혹 남자의 경우에도 잠이 안 오는 수가 있다. 설사가 아닌데도 밥만 먹고 나면 화장실에 자주 가서 대변을 보는 사람은 목음체질일 가능성이 많다.

| 건강할 때 |

목음체질이 건강할 때에는 대변이 좋고 시원하다. 음식도 육식, 채식, 과일, 생선 등 가리지 않고 아무거나 먹어도 소화에 별 무리가 없다. 건강할 때에는 잠도 잘 자는 편이다.

| 병이 났을 때 |

목음체질이 병이 나면 배가 아프고 설사하는 일이 잦아진다. 그리고 마음이 불안해지며 잠도 깊이 들지 않는다.

| 잘 걸리는 병 |

여러 가지 신경성 병(두통, 불안, 불면증, 심장 화병 등), 과민성 대장증상, 위염, 위궤양, 십이지장염, 십이지장 궤양(신경성의 소화기 계통 질환), 알러지 질환(비염, 피부병 등), 류머티스 관절염, 골다공증, 건선, 담석증, 협심증, 간염, 전립선염, 커피중독, 알코올중독 등.

| 목양체질과의 감별 포인트 |

육식과 뿌리채소가 모두 좋으나 목음체질은 육식보다 뿌리채소가 더 맞고 목양체질은 뿌리채소보다 육식이 더 맞다. 인삼은 목양체질에는 좋은데 목음체질에는 맞지 않을 때가 많으며 가물치, 잉어, 새우, 굴, 해삼 등은 목음체질에는 좋은데 목양체질에는 맞지 않을 때가 많은 편이다.

| 토양체질과의 감별 포인트 |

개소주, 보신탕, 흑염소, 삼계탕, 닭고기 등을 먹었을 때 목음체질에는 맞으나 토양체질에는 맞지 않을 때가 많은 편이다.

4 목양체질에 대한 간단한 설명

| 일반적인 특징 |

목양체질은 과묵하여 말을 많이 하지 않는 편이다. 남자의 경우에는 평소에 육식을 좋아하여 닭고기, 돼지고기, 소고기 등을 즐기며 신맛 나는 과일이나 신 음식을 싫어하는 편이다. 그러나 여자의 경우에는 육식을 싫어하고 신맛 나는 음식을 좋아하는 경우도 많이 있다. 몸집이 큰 사람도 있고 작은 사람도 있다. 목양체질의 남자는 과일을 좋아하지 않아 눈앞에 과일이 있어도 좀처럼 손이 가지 않는다. 양반 자세로 앉아 있을 때 옆에서 보면 척추를 꼿꼿이 세워서 앉아 있다.

겉보기와는 달리 정이 많고 집안의 가족들에 대한 애정과 보살핌이 각별하다. 생각하는 그릇이 크고 넓어서 작은 일보다는 규모가 큰 일에 능하다. 술을 잘 마시는 사람도 많지만 술을 잘 못 마시는 사람도 많다. 보수적이며 수구적인 경향이 많아서 사회 제도나 생활이 변화되는 것을 바라지 않으며 현실 유지형이다. 마취약에 강하여 수술할 때에도 마취가 빨리 되지 않거나 예정시간보다 일찍 깨어나 의사들의 대화나 가위 소리를 듣는 경우가 많다. 조금 게으른 편이라서 작은 일에 자주 손대지는 않지만 한번 일을 하면 크게 하는 편이다.

다 그런 것은 아니지만 일반적으로 음악에는 별 흥미가 없다. 그래서 음치가 많다. 목양체질이 다 음치는 아니지만 음치이면 목양체질일 가능성이 많다는 것이다. 일반적으로 아주 허약하지 않다면 한증탕이나 온탕에서 땀을 내고 나면 몸이 가벼워지는 체질이다. 그러나 호흡기가 약해서 한증탕 안에는 갑갑하여 잘 들어가지 못하는 경우도 많이 있다. 대체적으로 커피를 마시면 피로가 풀리고 상쾌해지는 체질이지만 목양체질이라도 커피를 마시면 속이 안좋다거나 잠이 오지 않는 경우도 있다. 아스피린을 먹으면 몸이 가벼워지고 기분이 좋아지는 체질이다. 아스피린으로 인한 위장장애는 좀처럼 오지 않는다.

| 건강할 때 |

목양체질이 건강할 때는 몸에 땀이 조금씩 나는 편이다. 건강할 때는 말도 곧잘 하고 활동적이다. 육식은 좋아하지만 잎채소나 과일은 별로 좋아하지 않는데 김치를 먹어도 무의식중에 푸른잎 부분은 먹지 않고 하얀 부분을 먹게 된다.

| 병이 났을 때 |

목양체질이 몸이 좋지 않을 때는 일부의 경우를 제외하고는 오히려 땀이 나지 않는다. 그리고 말수가 더욱 적어지게 된다. 위장병이나 간담계통의 병이 아니라면 병이 나더라도 육식은 잘 소화시키는 편이다. 위장이 좋지 않아 속이 쓰리고 잘 체할 때라도 소고기, 닭고기, 돼지고기 등의 국물을 먹어서는 속에 별 부담이 없고 편안해진다. 오히려 잎채소를 먹으면 소화를 못시키는 경우가 많다. 위장이 좋지 않을 때 우유를 따뜻하게 마시면 속이 편해진다.

| 잘 걸리는 병 |

류머티스 관절염, 퇴행성관절염, 골다공증, 여러 가지 신경통, 천식 등의 호흡기 질환, 간장병, 당뇨, 고혈압, 동맥경화, 환시 등.

| 목음체질과의 감별 포인트 |

육식과 뿌리채소가 모두 좋으나 목음체질은 육식보다 뿌리채소가 더 맞고 목양체질은 뿌리채소보다 육식이 더 맞다. 인삼은 목양체질에는 좋은데 목음체질에는 맞지 않을 때가 많으며 가물치, 잉어, 새우, 굴, 해삼 등은 목음체질에는 좋은데 목양체질에는 맞지 않을 때가 많은 편이다.

| 수음체질과의 감별 포인트 |

돼지고기를 먹고 나면 목양체질에서는 소화도 잘되고 몸도 가벼워지나 수음체질에서는 소화도 잘되지 않고 몸도 무거워진다. 한증탕, 사우나, 일광욕 등을 하고 나면 목양체질은 몸이 가볍고 피로가 풀리나 수음체질은 몸이 무겁고 피로가 쌓인다.

5 수음체질에 대한 간단한 설명

| 일반적인 특징 |

수음체질은 몸이 차고 소화기능이 무력하여 항상 위장장애로 고생을 많이 하는 편이다. 뚱뚱한 사람도 있고 마른 사람도 있다. 차가운 음식을 먹으면 속이 불편하여 탈이 잘 나므로 차가운 음식을 싫어하는 경향이 많다. 위장에 탈이 나더라도 속이 쓰리거나 아픈 증세보다 더부룩하다든지 체한 것 같다든지 식욕이 없다든지 하는 증세가 많이 나타나는 편이다.

보리밥이나 참외, 돼지고기나 오징어 등을 먹고 나면 위장장애나 복통, 설사가 잘 오게 된다. 땀을 내고 나면 몸에 힘이 빠지는 체질이므로 한증탕이나 온탕에서 땀을 내고 나면 어지럽거나 쉽게 지치게 된다. 그리고 한증탕 등에서 땀을 내고 나면 감기가 잘 들기도 한다.

수음체질은 닭고기와 돼지고기를 비교하여 먹어 보면 닭고기는 소화가 잘되는 편이나 돼지고기는 소화가 잘되지 않고, 사과와 참외를 비교하여 먹어 보면 사과는 소화가 잘되는 편이나 참외는 소화가 잘되지 않고, 찹쌀밥과 보리밥을 비교하여 먹어 보면 찹쌀밥은 소화가 잘되는 편이나 보리밥은 소화가 잘되지 않는 편이다.

그러한 음식의 경험이 비교적 뚜렷이 나타나는 체질이 수음체질이므로 자신이 수음체질로 의심되면 위에 적힌 음식으로 스스로 실험해 보는 것이 좋을 것이다. 대체로 소식하는 편이고 입이 까다롭다.

| 건강할 때 |

건강할 때의 수음체질은 자신의 체질에 해로운 음식을 섭취하여도 비교적 소화를 잘 시키는 편이다. 수음체질은 술을 마실 때에도 맥주 등 차가운 것은 싫어하고 소주 등을 선택하여 마시는 편이다. 수음체질은 건강할 때라도 대변이 무른 편이 많다.

| 병이 났을 때 |

수음체질이 병이 나면 자기 체질에 해로운 음식을 소화시키는 힘이 현저히 떨어지는 편이다. 그러므로 보리밥이나 참외, 돼지고기 등을 먹으면 당장 몸에 좋지 않은 표가 난다.

| 잘 걸리는 병 |

설사나 식욕 부진 등 소화기 계통 질환, 위무력증, 위하수증, 저혈압, 원기 부족, 우울증 등

| 수양체질과의 감별 포인트 |

수음체질은 대변이 무른 편이 많고 수양체질은 굳은 변과 변비가 많은 편이다.

| 목양체질과의 감별 포인트 |

돼지고기를 먹고 나면 목양체질에서는 소화도 잘되고 몸도 가벼워지나 수음체질에서는 소화도 잘되지 않고 몸도 무거워진다. 한증탕, 사우나, 일광욕 등을 하고 나면 목양체질은 몸이 가볍고 피로가 풀리나 수음체질은 몸이 무겁고 피로가 쌓인다.

6 수양체질에 대한 간단한 설명

| 일반적인 특징 |

수양체질은 조용하고 신중한 편이다. 비만인 경우도 있고 야윈 경우도 있다. 어떤 일을 결정할 때 신중에 신중을 기하는 편이며, 남이 하는 말을 쉽게 믿지 않고 여러 각도에서 다양하고 충분히 검토한 후에 결정하는 편이다. 돌다리도 두드려 건너는 신중하고 의심이 많은 형이지만, 일단 한번 결정한 것은 좀처럼 바꾸지 않고 한번 믿은 사람도 좀처럼 변하지 않고 신뢰하는 편이다. 어떤 일을 할 때에 앞에 나서서 일을 하는 것이 아니고 뒤에서 조용히 돕는 편이다.

성격이 빈틈없고 덤벙대지 않고 치밀하므로 수양체질이 맡아서 한 일은 수정할 일이 별로 없다. 그러므로 사무나 회계에 능하여 복잡한 것을 정리하고 계산하는 것을 잘하는 편이다. 음식은 가리지 않고 아무거나 잘 먹는 편이다. 감정의 기복이 심하지 않고 밖으로 감정을 잘 드러내지도 않아서 남에게 신경질이나 화를 내는 일이 드물다.

여름에 날이 더워지면 체력이 많이 떨어져 지치게 된다. 땀을 내고 나면 기운이 빠지는 체질이므로 한증탕이나 온탕에서 땀을 내고 나면 힘이 빠지고 어지러워진다. 반면에 수영 후에는 몸이 가벼워지고 기분이 상쾌해지며 식욕도 당기게 된다. 대변은 보통 변비가 많은 편이데, 며칠간 대변을 보지 못하여도 뒤가 무겁다거나 별로 불쾌한 느낌이 없는 편이다.

| 건강할 때 |

수양체질은 건강할 때에는 아무 음식이나 잘 먹고 소화도 잘 시키는 편이다. 보리밥이나 참외, 맥주 등 체질에 해로운 것을 먹어도 몸에 별 무리가 없다. 그리고 몸이 건강할 때에는 땀이 많이 나지 않는다.

| 병이 났을 때 |

수양체질이 병이 나서 허약해지면 몸에 땀이 나게 되고 위장에도 부담이 오기 쉽다. 신경성 두통도 잘 오는 편이다.

| 잘 걸리는 병 |

변비, 위장병, 신경성 두통, 우울증, 요통 등.

| 수음체질과의 감별 포인트 |

수양체질은 대체적으로 대변이 굳거나 변비 경향이 많고, 수음체질은 대변이 무른 편이 많다.

| 금음체질과의 감별 포인트 |

닭고기, 흑염소, 인삼 등을 먹고 나서 몸이 좋아지고 속도 편안하면 수양체질일 가능성이 많다. 금음체질은 속도 불편해지고 몸도 무거워지기 쉽다.

7 토음체질에 대한 간단한 설명

| 일반적인 특징 |

토음체질은 극히 보기 드문 체질이다. 여덟 가지 체질 중에서 제일 희귀한 체질이며, 또한 원래 몸이 튼튼하여 병이 나서 의료시설을 찾는 경우가 별로 없으므로 진료를 하면서도 접하기 어려운 체질이다. 토음체질은 위장의 기능이 지나치게 강하여 페니실린 주사를 맞으면 생명이 위험할 정도로 쇼크를 일으키는 체질이다. 다른 체질에서도 페니실린 주사로 인해 쇼크가 오는 편이지만 생명이 위험한 정도의 쇼크는 아닌 데 비해, 토음체질의 페니실린 주사 쇼크는 생명을 잃을 정도로 강력한 것이다. 그러니 토음체질일 경우에는 페니실린 주사를 맞지 않고 미리 피하는 것이 최선의 방법이다.

| 건강할 때 |

건강할 때의 토음체질은 돌과 무쇠라도 소화를 시켜 낼 정도의 강력한 위장 소화력을 가졌다. 모든 음식은 물론이고 이물질까지도 몸 속에 들어가면 전부 소화시킬 수 있을 정도이다.

| 병이 났을 때 |

토음체질이 병이 나는 것은 강력한 위장의 소화기능이 다른 신체 장기와 균형과 조화를 이루지 못할 때이다.

| 잘 걸리는 병 |

당뇨, 소화성 궤양 등.

| 토양체질과의 감별 포인트 |

토음체질과 토양체질 중에서는 거의 대부분(98% 이상)이 토양체질이므로 우선 토양체질로 생각하면 된다.

| 금양체질과의 감별 포인트 |

돼지고기를 먹고 나면 금양체질은 속도 불편하고 몸도 무거워지지만 토음체질은 속도 편안하고 몸도 가벼워진다. 수영하고 나면 금양체질은 몸이 상쾌해지고 피로가 풀리는 데 반해, 토음체질은 몸이 무겁고 피로해진다. 반대로 한증탕에서 땀을 내고 나면 금양체질은 몸이 무겁고 피로해지며 토음체질은 몸이 상쾌하고 피로가 풀린다.

8 토양체질에 대한 간단한 설명

| 일반적인 특징 |

토양체질은 외모가 유순하게 생겼다. 성격은 매우 급한데 본인 혼자만 급하지 다급할 때에 다른 사람에게 화를 내거나 다급한 표를 밖으로 잘 드러내지 않기 때문에 다른 사람들은 성격이 급하다는 것을 잘 눈치채지 못한다. 예를 들어 진료 받기 위해 병원에 갔을 때 대기 환자분들이 많아 한두 시간을 기다려야 할 경우 토양체질의 환자는 그냥 문을 닫고 병원을 나와 버린다. 본인의 성격이 워낙 급해 도저히 기다리지 못하므로 병원문을 닫고 이내 나오지만 다른 사람에게 나타내지를 않으니 다른 사람은 그 사람의 성격이 급한 줄을 잘 알지 못하게 된다. 한두 시간을 기다리면서 빨리 안 해준다고 고함치고 재촉하는 체질은 주로 금음체질이 많은데, 금음체질은 겉으로 화를 잘 내므로 성격이 급하다는 걸 알 수 있지만, 토양체질은 겉으로 잘 드러내지 않기 때문에 성격이 급한 줄을 잘 모른다.

토양체질은 눈으로 하는 일에 능하여 그림을 잘 그리고 한번 본

것은 잘 따라하고 기억하는 편이다. 성질은 모나지 않고 둥글둥글하고 원만한 형이다. 또한 겁이 많은 편이고 어떤 것을 꾸준히 밀고 나간다거나 오래 참는다거나 하지 못한다. 조그만 것에도 마음이 잘 변화한다. 이것이 좋다 하면 남보다 먼저 이쪽으로 가고 저것이 좋다하면 남보다 먼저 저쪽으로 가는 편이다. 남의 말을 의심하지 않고 잘 받아들인다. 봉사정신이 많아서 여러 가지 사회 활동을 많이 한다. 바깥 사회의 일은 잘 도맡아 하는 편인데, 대신 집안 일은 조금 소홀히 하는 경향이 있다. 아침잠이 없는 편이라 새벽에 일어나 운동이나 여러 가지 활동을 많이 한다. 대신 저녁에는 일찍 잠자리에 드는 편이다.

| 건강할 때 |

토양체질이 건강할 때는 매일 대변을 잘 보는 편이다. 대변을 보는 데 문제가 있으면 병이 왔다는 신호이다. 음식을 아주 차게 하거나 아주 뜨겁게 해서 먹는 것을 좋아하고 미지근한 것을 싫어하는 경향이 있다.

| 병이 났을 때 |

토양체질이 병이 나면 평소에도 조급하던 마음이 더 조급해진다. 그리고 매운 것과 자극적인 것을 먹으면 병이 심해진다.

| 잘 걸리는 병 |

당뇨, 위장의 염증과 궤양(더부룩한 증세는 흔하지 않고 쓰리고 아픈 증세가 많다), 양기부족, 알러지 질환, 피부병, 전립선염, 불임증 등.

| 토음체질과의 감별 포인트 |

토양체질과 토음체질 중에서는 거의 대부분(98% 이상)이 토양체질이므로 우선 토양체질로 생각하면 된다.

| 목음체질과의 감별 포인트 |

개소주, 보신탕, 흑염소, 삼계탕, 닭고기 등을 먹었을 때 목음체질에는 맞으나 토양체질에는 맞지 않을 때가 많은 편이다.

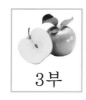

3부

팔체질의
장부대소와
좋고 나쁜 음식

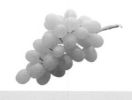

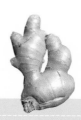

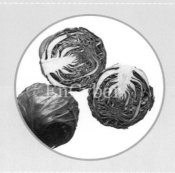

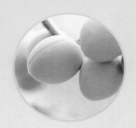

장부의 대소관계는 대(大)하다고 튼튼한 것을 의미하지는 않으며, 소(小)하다고 약하다는 것을 의미하지는 않는다. 건강이란 균형(Balance)과 조화(Harmony)를 말한다. 즉, 오장육부가 균형을 골고루 갖추고 각 장부가 서로 조화로울 때에는 건강한 상태가 되지만 어느 한 장부가 일방적으로 과강(過强, 지나치게 강한 것)하다거나 일방적으로 과약(過弱, 지나치게 약한 것)할 때에는 오장육부의 균형과 조화가 무너져서 그 불균형과 부조화의 정도에 따라 갖가지 다양한 질병이 발생하는 것이다. 그러므로 대(大)하다는 것은 튼튼하다는 뜻이 아니라 오히려 문제가 더 많이 일어나는 기관이라고 보아야 한다.

I 금음체질의 장부대소(臟腑大小)

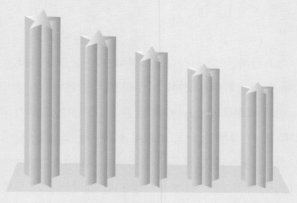

대장 〉 방광 〉 위장 〉 소장 〉 담낭
폐장 〉 신장 〉췌(비)장 〉 심장 〉 간장

금음체질에는 대장, 폐장, 방광, 신장을 돕는 음식과 약은 오장
육부의 균형을 파괴하므로 해롭고, 담낭, 간장, 소장, 심장을 돕는
음식과 약은 오장육부를 균형있게 해주므로 이롭다.

금음(金陰)

　금음체질은 육식이 몸에 해롭다. 그리고 화내는 일이 잦으면 건강을 해치니 주의해야 한다. 일광욕과 땀을 내는 것은 좋지 않다. 목욕은 땀이 나지 않게 따뜻하게만 하는 것이 좋고 사우나탕에서 지나치게 땀을 내면 건강에 좋지 않다. 술과 담배를 멀리하고 체질에 맞지 않는 약을 쓰면 해로움이 크니 주의해야 한다.

해로운 것

모든 육식	▶ 소, 닭, 돼지, 개, 오리, 염소, 양, 노루, 계란노른자, 햄, 소시지 등.
유제품	▶ 우유, 요구르트, 치즈, 버터 등.
밀가루 제품	▶ 라면, 자장면, 우동, 빵, 과자 등.
모든 기름	▶ 참기름, 들기름, 호두기름, 현미유, 올리브유, 식용유, 튀긴 음식, 볶은 음식 등.
과일 일부	▶ 배, 사과, 검은포도, 수박, 메론 등.
뿌리 채소	▶ 무, 당근, 마늘, 양파, 연근, 더덕, 도라지, 콩나물, 숙주, 우엉 등.
생선 일부	▶ 장어, 미꾸라지, 메기, 조기, 명태, 잉어, 가물치, 새우, 굴, 해삼 등.
견과류	▶ 밤, 잣, 은행, 호두, 땅콩, 아몬드 등.

모든 버섯류	▶ 표고버섯, 느타리버섯, 송이버섯, 영지버섯, 운지버섯, 상황버섯 등.
기타	▶ 호박, 박, 커피, 설탕, 고추, 수수, 콩, 율무, 마, 살구씨, 칡, 고구마, 인공 조미료, 철분제, 카레, 매실, 복분자, 청국장 등.
운동	▶ 땀이 많이 나는 운동은 해로움.

· 모든 인스턴트 식품과 가공 음료수는 해로움.

· 아트로핀 주사와 금니, 일광욕, 단전호흡 등도 해로움.

· 색깔은 흰색 계통이 해로움.

· 찜질방, 사우나, 반신욕 등은 해로움.

이로운 것

푸른잎 채소	▶ 배추, 상추, 양배추, 미나리, 깻잎, 시금치, 호박잎, 고사리, 신선초, 케일, 쑥, 쑥갓 등.
배추김치, 된장 등 식물성 발효식품	
대부분의 생선	▶ 등푸른 생선(꽁치, 청어, 멸치, 갈치, 숭어, 전어 등.)이 좋으나 기름기는 제거할 것.(피부병이나 위장병이 있을 때는 조심할 것.)
해조류	▶ 김, 미역, 다시마, 파래 등.(피부병이나 위장병이 있을 때는 조심할 것.)
조개류	▶ 대합조개, 피조개, 모시조개, 개조개, 갈매기조개, 재첩, 전복 등.
과일 일부	▶ 청포도, 키위, 귤, 오렌지, 앵두, 토마토, 파인애플 등.

기타	▶ 쌀, 메밀, 겨자, 코코아, 모과, 오이, 포도당주
	사, 가재, 솔잎, 녹차 등.
운동	▶ 땀이 많이 나지 않는 운동, 특히 수영이 좋음.
	맨손체조, 걷기, 산보, 냉수마찰, 명상, 요가 등.

· 단전 호흡은 내쉬는 숨을 길게 할 것.

· 색깔은 연녹색 계통이 좋음.

♣ 녹용, 흑염소, 개소주, 십전대보탕, 보신탕, 뱀탕, 유황오리, 옻닭, 키토산, 호박, 영지, 달팽이, 스쿠알렌, 비타민 A, D, E 등은 해롭다. 비타민은 C가 좋다.

♣ 금이 해로우니 금으로 만든 반지, 목걸이, 팔찌 등을 사용하지 말고 옥으로 된 것을 사용하면 건강에 도움이 된다.

돌침대는 푸른색 옥침대를 미지근하게 하여 사용해야 한다.

CMC

2 금양체질의 장부대소(臟腑大小)

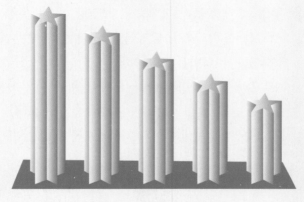

폐장 >췌(비)장> 심장 > 신장 > 간장
대장 > 위장 > 소장 > 방광 > 담낭

　금양체질에는 폐장, 대장, 췌장, 위장을 돕는 음식과 약은 오장
육부의 균형을 파괴하므로 해롭고, 간장, 담낭, 신장, 방광을 돕는
음식과 약은 오장육부를 균형있게 해주므로 이롭다.

금양(金陽)

금양체질은 육식을 많이 하면 몸이 괴롭고 병이 잘 오니 육식을 금해야 하며 항상 푸른잎 채소 위주의 채식을 하는 것이 좋다. 목욕은 약간 따뜻한 정도의 물에 땀이 나지 않게 하고 사우나는 금해야 한다. 술, 담배, 커피를 멀리하고 금니는 좋지 않다. 체질에 맞지 않는 약을 쓰면 해로움이 많으니 반드시 체질에 맞는 약을 쓰고, 수술할 때 사용하는 아트로핀 주사에 매우 약하니 수술할 때 조심해야 한다.

해로운 것

모든 육식	▶ 소, 닭, 돼지, 개, 오리, 염소, 양, 노루, 계란노른자, 햄, 소시지 등.
유제품	▶ 우유, 요구르트, 치즈, 버터 등.
밀가루 제품	▶ 라면, 자장면, 우동, 빵, 과자 등.
모든 기름	▶ 참기름, 들기름, 호두기름, 현미유, 올리브유, 식용유, 튀긴 음식, 볶은 음식 등.
과일 일부	▶ 배, 사과, 토마토, 귤, 수박, 메론, 오렌지 등.
뿌리 채소	▶ 무, 당근, 마늘, 양파, 연근, 더덕, 도라지, 콩나물, 우엉 등.
생선 일부	▶ 장어, 미꾸라지, 메기, 조기, 명태 등.

견과류	▶ 밤, 잣, 은행, 호두, 땅콩, 아몬드 등.
모든 버섯류	▶ 표고버섯, 느타리버섯, 송이버섯, 영지버섯, 운지버섯, 상황버섯 등.
해조류	▶ 김, 미역, 다시마, 파래 등.
기타	▶ 호박, 박, 감자, 커피, 설탕, 고추, 수수, 콩, 율무, 마, 살구씨, 고구마, 생강, 대추, 찹쌀, 옥수수, 칡, 철분제, 카레, 매실, 청국장 등.
운동	▶ 땀이 많이 나는 운동은 해로움.

· 모든 인스턴트 식품과 가공 음료수는 해로움.

· 아트로핀 주사와 금니, 일광욕, 단전호흡 등도 해로움.

· 색깔은 흰색 계통이 해로움.

· 찜질방, 사우나, 반신욕 등은 해로움.

이로운 것

푸른잎 채소	▶ 배추, 상추, 양배추, 미나리, 시금치, 호박잎, 고사리, 신선초, 케일, 쑥, 쑥갓 등.
배추김치, 된장 등 식물성 발효식품	
대부분의 생선	▶ 등푸른 생선(꽁치, 청어, 멸치, 갈치, 숭어, 전어 등.)이 좋으나 기름기는 제거할 것.(피부병이나 위장병이 있을 때는 조심할 것.)
해산물 일부	▶ 새우, 굴, 해삼, 게, 가재, 복어 등.
조개류	▶ 대합조개, 피조개, 모시조개, 개조개, 갈매기조개, 재첩, 전복 등.

과일 일부	▶ 청포도, 키위, 복숭아, 바나나, 앵두, 딸기, 참외, 파인애플 등.
기타	▶ 쌀, 보리, 메밀, 오이, 팥, 코코아, 모과, 젓갈, 계란흰자, 솔잎, 복분자 등.
운동	▶ 땀이 많이 나지 않는 운동, 특히 수영이 좋음. 맨손체조, 걷기, 산보, 냉수마찰, 명상, 요가 등.

· 단전 호흡은 내쉬는 숨을 길게 할 것.
· 색깔은 진푸른색 계통이 좋음.

♣ 인삼, 녹용, 꿀, 생강, 대추, 개소주, 흑염소, 십전대보탕, 장어, 호박, 영지, 스쿠알렌, 보신탕, 뱀탕, 유황오리, 옻닭, 달팽이, 알로에, 비타민 A, D, B 등은 해롭다. 비타민은 C, E가 좋다.

♣ 금이 해로우니 금으로 만든 반지, 목걸이, 팔찌 등을 사용하지 말고 옥으로 된 것을 사용하면 건강에 도움이 된다. 돌침대는 푸른색 옥침대를 미지근하게 하여 사용해야 한다.

3 목음체질의 장부대소(臟腑大小)

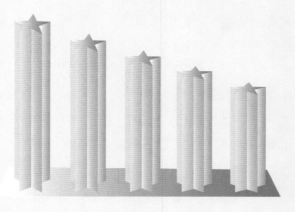

담낭 > 소장 > 위장 > 방광 > 대장
간장 > 심장 > 췌(비)장 > 신장 > 폐장

　목음체질에는 담낭, 간장, 소장, 심장을 돕는 음식과 약은 오장
육부의 균형을 파괴하므로 해롭고, 대장, 방광, 신장을 돕는 음식
과 약은 오장육부를 균형있게 해주므로 이롭다.

목음(木陰)

목음체질은 대체적으로 하복부가 냉하며 신경이 예민한 편이다. 그러므로 항상 아랫배를 따뜻하게 하고 사소한 일에는 신경쓰지 않는 것이 좋다. 목욕은 약간 뜨거운 물에 땀이 조금 날 정도로 하는 것이 좋으며, 냉수욕은 해로우니 찬물에는 들어가지 말아야 한다. 술과 담배를 멀리하고 차가운 음식은 삼가는 것이 건강에 좋다.

해로운 것

푸른잎 채소	▶ 배추, 상추, 양배추, 미나리, 시금치, 신선초, 케일, 샐러리, 호박잎, 쑥, 쑥갓, 고사리, 부추 등.
등푸른 생선	▶ 고등어, 꽁치, 참치, 청어, 갈치, 멸치, 숭어, 전어 등.
생선회	▶ 모든 생선회가 좋지 않으나 꼭 먹고 싶을 때에는 등이 푸르지 않은 생선(바다장어, 도다리, 광어, 모래무지 등.)의 회를 조금만 먹도록 함.
모든 조개류	▶ 대합조개, 피조개, 개조개, 갈매기조개, 모시조개, 재첩, 전복 등.
차가운 음식	▶ 아이스크림, 찬물, 찬 음료수 등.
과일 일부	▶ 청포도, 검은포도, 키위, 다래, 참외, 앵두, 바나나, 파인애플, 망고 등.
기타	▶ 오이, 메밀, 보리, 코코아, 초콜릿, 팥, 모과,

오가피, 포도당 주사, 솔잎, 녹차 등.

| 운동 | ▶ 수영, 냉수욕, 냉수마찰 등 몸을 차게 하는 운동은 해로움. |

· 색깔은 푸른색 계통이 해로움.

이로운 것

뿌리 채소	▶ 무, 당근, 연근, 도라지, 더덕, 숙주, 콩나물, 우엉, 마늘, 양파 등.
식물성 기름	▶ 참기름, 들기름, 호두기름, 홍화유, 현미유 등.
견과류	▶ 밤, 잣, 호두, 땅콩, 은행, 아몬드 등.
과일 일부	▶ 배, 수박, 메론, 토마토, 귤, 오렌지 등.(차게 해서 먹지 말 것.)
생선 일부	▶ 장어, 미꾸라지, 메기, 조기, 명태, 아귀, 대구, 잉어, 가물치 등.
버섯류	▶ 표고버섯, 느타리버섯, 송이버섯, 상황버섯, 운지버섯 등.
해산물 일부	▶ 게, 새우, 해삼, 굴 등.(익혀서 먹을 것.)
해조류	▶ 김, 미역, 다시마, 파래 등.
육식	▶ 소, 닭, 개, 염소, 오리, 양, 노루 등.(소화력이 약할 때는 곰탕, 갈비탕 등 국물만 섭취할 것, 피부병이나 위장병이 있을 때는 조심할 것.)
유제품	▶ 우유와 요구르트(따뜻하게 복용할 것.), 치즈, 버터 등.(피부병이나 위장병이 있을 때는 조심할 것.)

기타	▶ 쌀, 찹쌀, 콩, 두부, 마, 우리밀, 수수, 율무, 호박, 박, 간유구, 스쿠알렌, 노란설탕, 금, 금니, 매실, 복분자, 청국장 등.
운동	▶ 땀이 나는 운동이 좋음. 달리기(조깅), 등산, 에어로빅, 축구, 야구, 배구, 농구 등.(수영을 제외한 대부분의 운동.)

· 단전 호흡은 들이쉬는 숨을 길게 할 것.
· 색깔은 흰색, 회색 계통이 좋음.

♣ 육식보다는 뿌리채소가 더 좋은 체질이니 뿌리채소 위주의 식사를 하고 육식은 1주일에 1회 정도만 가볍게 하는 것이 좋다.

♣ 녹즙, 솔잎, 옻닭, 포도즙, 전복, 재첩, 비타민 C 등은 해로우니 조심하고 녹용이 아주 좋은 체질이다. 비타민은 A, D, E가 좋다.

♣ 사우나탕, 한증탕, 찜질방 등에서 땀을 내는 것이 좋으나 몸이 약할 때에는 조심하고 반신욕도 좋다.

♣ 옥이 해로운 체질이니 옥으로 만든 반지, 목걸이, 팔찌, 옥침대 등을 사용하지 말고 옥찜질도 해롭다. 맥반석과 게르마늄이 좋다. 돌침대는 맥반석이나 게르마늄으로 따뜻하게 하여 사용해야 한다.

4 목양체질의 장부대소(臟腑大小)

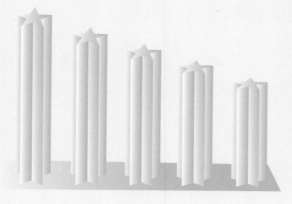

간장 〉 신장 〉 심장 〉췌(비)장〉 폐장
담낭 〉 방광 〉 소장 〉 위장 〉 대장

목양체질에는 간장, 담낭, 신장, 방광을 돕는 음식과 약은 오장
육부의 균형을 파괴하므로 해롭고, 폐장, 대장, 췌장, 위장을 돕는
음식과 약은 오장육부를 균형있게 해주므로 이롭다.

목양(木陽)

목양체질은 육식이 체질적으로 잘 맞으므로 육식 위주의 식사를 해야 하며, 잎채소를 많이 섭취하면 몸이 피로해지고 병이 나기 쉽다. 몸이 좋지 않을 때에는 땀을 내면 몸이 가벼워지는 체질이므로 목욕을 할 때에는 뜨거운 온탕에서 충분히 땀을 내는 것이 좋다.(허약할 때는 주의) 말을 많이 하지 말고 술과 담배를 멀리해야 건강에 좋다. 목양체질은 약간 고혈압이라도 건강한 상태이니 조금의 고혈압은 걱정하지 않아도 된다.

해로운 것

푸른잎 채소	▶ 배추, 상추, 양배추, 미나리, 시금치, 신선초, 케일, 샐러리, 호박잎, 쑥, 쑥갓, 고사리, 부추, 깻잎 등.
등푸른 생선	▶ 고등어, 꽁치, 참치, 청어, 갈치, 멸치, 숭어, 전어 등.
생선회	▶ 모든 생선회가 좋지 않으나 꼭 먹고 싶을 때에는 등이 푸르지 않은 생선(바다장어, 도다리, 광어, 모래무지 등.)의 회를 조금만 먹도록 함.
모든 조개류	▶ 대합조개, 피조개, 개조개, 갈매기조개, 모시조개, 재첩, 전복 등 모든 조개류.

해산물 일부	▶ 게, 새우, 해삼, 굴, 오징어, 낙지, 문어 등.
과일 일부	▶ 청포도, 검은포도, 키위, 다래, 참외, 바나나, 앵두, 파인애플, 망고 등.
기타	▶ 오이, 메밀, 보리, 코코아, 초콜릿, 팥, 모과, 오가피, 포도당 주사, 솔잎, 녹차, 복분자 등.
운동	▶ 수영, 냉수욕, 냉수마찰 등 몸을 차게 하는 운동은 해로움.

· 색깔은 푸른색 계통이 해로움.

이로운 것

모든 육식	▶ 소(특히좋음), 닭, 돼지, 개, 염소, 오리, 양, 노루, 계란 등.(소화력이 약할 때는 국물만 섭취할 것, 피부병이나 위장병이 있을 때는 조심할 것.)
유제품	▶ 우유, 요구르트, 치즈, 버터 등.(피부병이나 위장병이 있을 때는 조심할 것.)
뿌리 채소	▶ 무, 당근, 연근, 도라지, 더덕, 숙주, 콩나물, 우엉, 마늘, 양파 등.
식물성 기름	▶ 참기름, 들기름, 호두기름, 현미유, 올리브유 등.
견과류	▶ 밤, 잣, 호두, 땅콩, 은행, 아몬드 등.
과일 일부	▶ 배, 수박, 메론, 토마토, 사과, 귤, 오렌지 등.
생선 일부	▶ 장어, 미꾸라지, 메기, 조기, 명태, 아귀, 대구 등.

모든 버섯류	▶ 표고버섯, 느타리버섯, 송이버섯, 상황버섯, 운지버섯 등.
해조류	▶ 김, 미역, 다시마, 파래 등.
기타	▶ 쌀, 찹쌀, 현미, 콩, 두부, 마, 수수, 우리밀, 율무, 칡, 호박, 박, 간유구, 스쿠알렌, 생강, 옥수수, 감자, 노란설탕, 금, 금니, 매실, 청국장 등.
운동	▶ 땀이 나는 운동이 좋음. 달리기(조깅), 등산, 에어로빅, 축구, 야구, 배구, 농구 등.(수영을 제외한 대부분의 운동.)

· 단전 호흡은 들이쉬는 숨을 길게 할 것.
· 색깔은 흰색, 분홍색 계통이 좋음.

♣ 녹즙, 솔잎, 포도즙, 전복, 재첩, 키토산, 비타민 C 등은 해로우니 조심하고 녹용이 아주 좋은 체질이다. 비타민은 A, D, B가 좋다.

♣ 사우나탕, 한증탕, 찜질방 등에서 땀을 내는 것이 좋으나 몸이 약할 때에는 조심하고 반신욕도 좋다.

♣ 옥이 해로운 체질이니 옥으로 만든 반지, 목걸이, 팔찌, 옥침대 등을 사용하지 말고 옥찜질도 해롭다. 맥반석과 게르마늄이 좋다. 돌침대는 맥반석이나 게르마늄으로 따뜻하게 하여 사용해야 한다.

5 수음체질의 장부대소(臟腑大小)

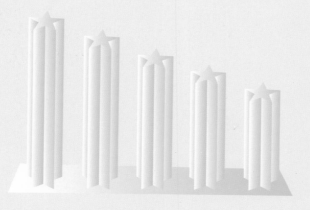

방광 〉 담낭 〉 소장 〉 대장 〉 위장

신장 〉 간장 〉 심장 〉 폐장 〉췌(비)장

　수음체질에는 방광, 신장, 담낭, 간장을 돕는 음식과 약은 오장
육부의 균형을 파괴하므로 해롭고, 위장, 췌장, 대장, 폐장을 돕는
음식과 약은 오장육부를 균형있게 해주므로 이롭다.

수음(水陰)

수음체질은 속이 냉하고 소화기능이 약한 것이 제일 큰 약점이
다. 그러므로 온도가 차가운 음식은 피해야 하며 항상 더운 음식을
먹고 과식을 삼가야 한다. 땀을 흘리면 기운이 빠지는 체질이니 땀
을 많이 흘리지 않도록 해야 하며 목욕할 때에도 따뜻한 정도의 물
에 땀이 나지 않게 해야 한다. 원래 내성적이고 꼼꼼한 성격이지만
조금 명랑하고 활달하게 생활하는 것이 건강에 좋다.

해로운 것

모든 차가운 음식	▶ 얼음, 아이스크림, 찬 음료수, 냉면, 보리차 등.
날음식	▶ 생선회, 날 채소 등 익히지 않은 음식.
육식 일부	▶ 돼지고기, 계란흰자 등.
곡식 일부	▶ 보리, 팥 등.
해산물 일부	▶ 조개, 새우, 굴, 해삼, 게, 낙지, 문어, 오징어, 복어, 가물치, 잉어 등.
과일 일부	▶ 참외, 딸기, 바나나, 파인애플, 메론, 감 등.
기타	▶ 들깨, 들기름, 숙지황, 산수유, 복분자, 맥주, 미나리, 오이, 구기자, 은 등.
운동	▶ 땀이 많이 나는 운동은 해로움.

· 생식은 해로움.

· 색깔은 검은색 계통이 해로움.

· 찜질방, 사우나, 반신욕 등은 해로움.

이로운 것

육식 일부	▶ 닭, 개, 양, 염소, 노루, 소고기 등.(피부병이나 위장병이 있을 때는 조심할 것.)
곡식 일부	▶ 찹쌀, 쌀, 현미, 감자, 옥수수, 무, 당근, 연근, 더덕, 콩나물, 도라지, 시금치, 호박, 박, 마늘 등.
해조류	▶ 김, 미역, 다시마, 파래 등.
열성 식품	▶ 파, 양파, 생강, 겨자, 후추, 카레 등.
과일 일부	▶ 사과, 귤, 오렌지, 검은포도, 배, 토마토, 망고 등.
기타	▶ 숭늉, 누룽지, 참깨, 참기름, 계피, 대추, 수정과, 화분, 로얄제리, 클로렐라 등.
운동	▶ 땀이 많이 나지 않는 운동이 좋음. 수영, 맨손체조, 걷기, 산보, 냉수마찰, 명상, 요가 등.

· 색깔은 빨간색, 노란색 계통의 밝은 색이 좋음.

　(모든 음식은 따뜻하게 데워서 먹어야 함.)

♣ 영지, 알로에, 전복, 재첩, 키토산, 비타민 E 등은 해롭고 인삼, 화분, 꿀 등이 좋은 체질이다. 비타민은 B가 좋다.

♣ 침구류는 황토나 흙으로 만든 것이 좋다. 은으로 만든 것은 해롭다.

6 수양체질의 장부대소(臟腑大小)

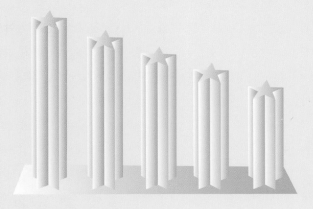

신장 〉 폐장 〉 간장 〉 심장 〉 췌(비)장
방광 〉 대장 〉 담낭 〉 소장 〉 위장

　수양체질에는 신장, 방광, 폐장, 대장을 돕는 음식과 약은 오장
육부의 균형을 파괴하므로 해롭고, 췌장, 위장, 심장, 소장을 돕는
음식과 약은 오장육부를 균형있게 해주므로 이롭다.

수양(水陽)

  수양체질은 땀이 많이 나는 봄, 여름에 몸이 지치기 쉽다. 그 이유는 땀을 흘리게 되면 체력이 약해지는 체질이기 때문이다. 땀을 흘리지 않는 것이 좋으니 평소에 냉수욕과 냉수마찰을 즐기는 것이 좋다. 목욕은 따뜻한 정도의 물에 땀이 나지 않게 가볍게 하는 것이 좋고 마칠 때는 시원한 물로 마무리 하는 것이 좋다. 무엇을 너무 깊이 생각하게 되면 건강이 나빠지니 너무 깊이 생각하는 것도 좋지 않다.

해로운 것

모든 차가운 음식	▶ 얼음, 아이스크림, 찬 음료수, 냉면, 보리차 등.
날음식	▶ 생선회, 날 채소 등 익히지 않은 음식.
육식 일부	▶ 돼지고기, 계란흰자 등.
곡식 일부	▶ 보리, 팥 등.
해산물 일부	▶ 조개, 새우, 굴, 해삼, 게, 낙지, 문어, 오징어, 복어, 가물치, 잉어 등.
과일 일부	▶ 참외, 딸기, 바나나, 파인애플, 메론, 감 등.
기타	▶ 들깨, 들기름, 숙지황, 산수유, 복분자, 맥주, 미나리, 오이, 구기자, 은 등.
운동	▶ 땀이 많이 나는 운동은 해로움.

· 생식은 해로움.
· 색깔은 검은색 계통이 해로움.
· 찜질방, 사우나, 반신욕 등은 해로움.

이로운 것

육식 일부	▶ 닭, 개, 양, 염소, 노루, 소고기 등.(피부병이나 위장병이 있을 때는 조심할 것.)
곡식 일부	▶ 찹쌀, 쌀, 현미, 감자, 옥수수 등.
해조류	▶ 김, 미역, 다시마, 파래 등.
열성 식품	▶ 파, 양파, 생강, 겨자, 후추, 카레 등.
과일 일부	▶ 사과, 귤, 오렌지, 검은포도, 망고, 토마토, 배, 복숭아 등.
기타	▶ 숭늉, 누룽지, 참깨, 참기름, 계피, 대추, 무, 열무, 갓, 마늘, 수정과, 화분, 로얄제리, 컴프리, 클로렐라 등.
운동	▶ 땀이 많이 나지 않는 운동이 좋음. 수영, 맨손체조, 걷기, 산보, 냉수마찰, 명상, 요가 등.

· 색깔은 빨간색 계통이 좋음.
  (모든 음식은 따뜻하게 데워서 먹어야 함.)

♣ 영지, 알로에, 전복, 재첩, 키토산, 비타민 E 등은 해롭고 인삼과 꿀이 좋은 체질이다. 비타민은 B가 좋다.
♣ 침구류는 황토나 흙으로 만든 것이 좋다. 은으로 만든 것은 해롭다.

7 토음체질의 장부대소(臟腑大小)

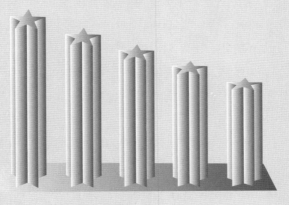

위장 〉 대장 〉 소장 〉 담낭 〉 방광
췌(비)장〉 폐장 〉 심장 〉 간장 〉 신장

　토음체질에는 위장, 췌장, 대장, 폐장을 돕는 음식과 약은 오장
육부의 균형을 파괴하므로 해롭고, 방광, 신장, 담낭, 간장을 돕는
음식과 약은 오장육부를 균형있게 해주므로 이롭다.

토음(土陰)

    토음체질은 여덟 가지 체질 중 가장 드문 체질이기 때문에 쉽게 접하기 어려운 체질이다. 토음체질은 페니실린 주사에 예민하게 반응하여 쇼크를 일으키기 쉬우므로 페니실린 주사를 조심해야 한다. 몸을 차게 하는 것이 좋지 않으므로 목욕을 할 때에는 뜨거운 물에서 땀을 조금 흘리도록 하는 것이 좋다. 냉수욕은 삼가야 한다. 술을 멀리하고 음식은 맵고 자극적인 것을 피해야 한다.

해로운 것

육식 일부	▶ 닭, 개, 양, 염소, 오리, 노루고기 등.
곡식 일부	▶ 찹쌀, 현미, 감자, 옥수수 등.
해조류	▶ 김, 미역, 다시마, 파래 등.
열성 식품	▶ 파, 양파, 생강, 겨자, 후추, 카레, 쑥, 깻잎, 갓, 열무 등.(모든 매운 음식은 좋지 않음.)
과일 일부	▶ 사과, 귤, 오렌지, 검은포도, 망고, 토마토 등.
유산균 제품	▶ 각종 요구르트 제품.
기타	▶ 숭늉, 누룽지, 참깨, 참기름, 옥수수기름, 현미유, 계피, 대추, 화분, 로얄제리, 페니실린, 달팽이, 수정과 등.

| 운동 | 몸을 차게하는 운동, 즉 수영과 냉수마찰 등은 해로움. |

· 음식을 너무 많이 익혀서 먹거나 뜨겁게 해서 먹는 것은 좋지 않음.
· 매운 음식은 좋지 않음.
· 색깔은 빨간색, 노란색 계통이 해로움.

이로운 것

육식 일부	돼지고기, 계란흰자, 소고기 등.(피부병이나 위장병이 있을 때는 조심할 것.)
곡식 일부	보리, 팥 등.
해물류	새우, 굴, 해삼, 게, 조개, 낙지, 문어, 오징어, 복어, 대부분의 생선.
과일 일부	참외, 딸기, 바나나, 파인애플, 감, 청포도, 메론, 키위 등.
기타	들깨, 들기름, 산수유, 구기자, 은, 오이, 양배추, 배추, 상추, 무, 도라지, 당근, 미나리, 감잎차, 키토산, 복분자 등.
운동	땀이 나는 운동이 좋음. 달리기(조깅), 등산, 에어로빅, 축구, 야구, 배구, 농구 등.(수영을 제외한 대부분의 운동.) 단전호흡, 명상, 요가, 각종 수련법.(집중하며 차분히 기를 가라앉히는 운동이 좋음.)

· 모든 음식은 뜨겁지 않게 조금 시원하게 해서 먹는 것이 좋음.
· 색깔은 검은색, 진청색 계통이 좋음.

♣ 인삼, 꿀, 개소주, 흑염소, 십전대보탕, 알부민주사, 비타민 B, 클로렐라, 옻닭, 유황오리 등은 해로운 체질이다. 비타민 은 E가 좋다.

♣ 사우나탕, 한증탕, 찜질방 등에서 땀을 내는 것이 좋으나 몸 이 약할 때에는 조심해야 한다.

♣ 은이 이로운 체질이니 은으로 만든 반지, 목걸이, 팔찌, 수저 등을 사용하면 좋다. 침구류도 은으로 만든 것이 좋다. 황토 나 흙침대는 좋지 않다.

CMC

8 토양체질의 장부대소(臟腑大小)

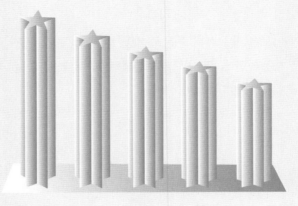

췌(비)장 〉 심장 〉 간장 〉 폐장 〉 신장
위장 〉 소장 〉 담낭 〉 대장 〉 방광

    토양체질에는 췌장, 위장, 심장, 소장을 돕는 음식과 약은 오장 육부의 균형을 파괴하므로 해롭고, 신장, 방광, 폐장, 대장을 돕는 음식과 약은 오장육부를 균형있게 해주므로 이롭다.

토양(土陽)

    토양체질은 급하게 서두르는 것이 건강에 나쁜 영향을 끼치니 항상 여유 있는 마음으로 느긋하게 생활하는 것이 좋다. 몸을 차게 하는 것이 좋지 않으므로 목욕을 할 때에는 뜨거운 정도의 물에 땀이 나게 해야 하며 냉수욕은 좋지 않으니 삼가야 한다. 토양체질의 경우에는 약간의 저혈압이 건강한 상태이니 혈압이 조금 낮은 것은 걱정하지 않아도 된다. 술과 매운 음식을 멀리해야 한다.

해로운 것

육식 일부	▶ 닭, 개, 양, 염소, 오리, 노루고기 등.
곡식 일부	▶ 찹쌀, 현미, 감자, 옥수수 등.
해조류	▶ 김, 미역, 다시마, 파래 등.
열성 식품	▶ 파, 양파, 생강, 겨자, 후추, 카레, 쑥, 갓, 깻잎, 열무 등.(모든 매운 음식은 좋지 않음.)
과일 일부	▶ 사과, 귤, 오렌지, 검은포도, 망고, 토마토 등.
유산균 제품	▶ 각종 요구르트 제품.
기타	▶ 알부민주사, 스트렙토마이신, 소화효소제, 숭늉, 누룽지, 참깨, 참기름, 옥수수기름, 현미유, 계피, 대추, 화분, 로얄제리, 수정과, 달팽이 등.
운동	▶ 몸을 차게하는 운동, 즉 수영과 냉수마찰 등은 해로움.

· 음식을 너무 많이 익혀서 먹거나 뜨겁게 해서 먹는 것은 좋지 않음.

· 색깔은 빨간색, 노란색 계통이 해로움.

이로운 것

육식 일부	▶ 돼지고기, 계란흰자, 소고기 등.(피부병이나 위장병이 있을 때는 조심할 것.)
곡식 일부	▶ 보리, 팥, 콩, 율무 등.
해물류	▶ 새우, 굴, 해삼, 게, 조개, 복어, 낙지, 문어, 미꾸라지, 오징어, 장어, 메기 등 대부분의 생선.
과일 일부	▶ 참외, 배, 키위, 수박, 바나나, 파인애플, 메론, 감 등.
기타	▶ 들깨, 들기름, 두부, 마, 우유, 호박, 밤, 잣, 호두, 은행, 버섯종류(특히 영지), 산수유, 구기자, 은, 오이, 배추, 상추, 무, 도라지, 미나리, 콩나물, 연근, 우엉, 더덕, 매실, 키토산, 감잎차, 복분자 등.
운동	▶ 땀이 나는 운동이 좋음. 달리기(조깅), 등산, 에어로빅, 축구, 야구, 배구, 농구 등.(수영을 제외한 대부분의 운동.) 단전호흡, 명상, 요가, 각종 수련법.(집중하며 차분히 기를 가라앉히는 운동이 좋음.)

· 모든 음식은 뜨겁지 않게 조금 시원하게 해서 먹는 것이 좋음.

· 색깔은 검은색, 회색계통이 좋음.

♣ 인삼, 꿀, 개소주, 흑염소, 십전대보탕, 알부민주사, 비타민 B, 클로렐라, 옻닭, 유황오리 등은 해로우니 조심하고 비타민은 E가 좋다.

♣ 사우나탕, 한증탕, 찜질방 등에서 땀을 내는 것이 좋으나 몸이 약할 때에는 조심해야 한다.

♣ 은이 이로운 체질이니 은으로 만든 반지, 목걸이, 팔찌, 수저 등을 사용하면 좋다. 침구류도 은으로 만든 것이 좋다. 황토나 흙침대는 좋지 않다.

4부

하늘건강법의
원리

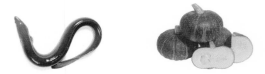

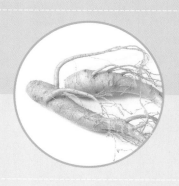

'하늘건강법'이란 태어날 때에 하늘로부터 부여받은 자신의 체질을 정확히 파악한 다음, 그 체질의 특성과 이치에 맞게 일상생활을 하고, 맞는 음식과 약을 먹고, 맞는 운동을 하여 자신의 건강과 행복을 지켜나가는 건강법이다. 더 나아가 '하늘건강법'이란 그렇게 균형과 조화를 이룬 자신의 몸을 우주의 기(氣)에 동조시켜 육체의 건강뿐 아니라 영(靈)적으로 더 큰 균형과 조화를 이루어 나가는 건강법이다.

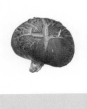
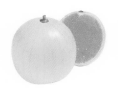
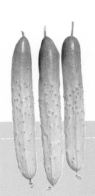
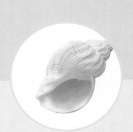

끝이 없어 보이는 광대한 우주는 그냥 그대로 존재하는 것처럼 보이지만 사실은 우리 눈에는 보이지도 않고 미처 알 수도 없는 어떤 신비한 우주의 법칙에 의해 운행되고 있다.

인체도 마찬가지이다. 사람의 몸 역시 그냥 저절로 움직이고 있는 것처럼 보이지만 사실은 보이지 않는 어떤 신비한 원리에 의해 생명 활동이 영위되고 있는 것이다.

인체의 생명 활동을 영위해 가는 보이지 않는 힘을 우리는 기(氣)라고 부른다. 우주의 운행도 기에 의해서 이루어지고 인체의 생명 활동도 기에 의해서 이루어진다. 뿐만이 아니라 우리가 알고 있는 모든 현상이 기에 연관되지 않은 것이 없다.

기는 현대 물리학에서 말하는 파동(진동, 주파수)의 개념과 유사한 점이 많다. 우리 몸의 내부를 살펴보아도 우리는 기의 존재를 느낄 수 있는데, 바로 오장육부(五臟六腑)의 기능이다.

우리 몸 안의 오장육부는 상호 협조와 견제의 관계 속에서 서로 제각각의 위치를 차지하며 각자의 기능을 충실히 수행하고 있다. 협조와 견제 – 그 속에 인체 생명 현상의 오묘함이 숨어 있다.

우리 몸 안에 자리잡고 있는 오장육부는 생명 현상의 영위를 위해 서로 협조하면서도 각자의 독자적인 기를 표출하며 서로 견제하기도 하는데, 그러한 과정에서 오장육부 상호간의 우열이 가려져서 기의 과강(過强)[3]과 과약(過弱)[4] 현상이 일어나게 된다.

즉, 어떤 사람은 폐장(肺臟)의 기가 강하고 간장(肝臟)의 기가 약한 사람이 있는가 하면, 어떤 사람은 간장의 기가 강하고 폐장의 기가 약한 사람이 있는 것이다. 그리고 어떤 사람은 췌장(膵臟)의 기가 강하고 신장(腎臟)의 기가 약한 사람이 있는가 하면 어떤 사람은 신장의 기가 강하고 췌장의 기가 약한 사람도 있다.

이러한 장부(臟腑)간의 기의 강약(强弱)은 태어나면서 하늘로부터 받는 것이며 우리의 의지로 선택하는 것은 아니다. 그리고 일평생 바뀌어지지도 않는다.

이렇게 오장(五臟)의 기의 강약에 의해 각 장기(臟器)의 우열이 가려지면 육부(六腑)는 오장에 따라 배속되어진다. 그 결과 사람마다 기가 제일 강한 장기, 그 다음으로 강한 장기, 중간 장기, 약한 장기, 제일 약한 장기의 순서가 결정된다. 오장의 기의 강약으로 인해 장부의 순서가 결정되면 그것이 곧 그 사람의 신체적 특징을 나타내는데, 이것이 바로 체질(體質)이라고 부르는 것이다.

---

3) 지나치게 강한 것.
4) 지나치게 약한 것.

이러한 원리로 결정되는 사람의 체질은 모두 여덟 가지인데, 그여덟 가지의 체질[八體質]에 따라 생리적 · 병리적 특징이 다르게 나타난다. 그러한 오장육부간의 상호 협조와 견제 관계 속에서 우리의 몸은 균형과 조화를 이루고 있다. 그러한 오장육부간의 균형과조화가 잘 이루어지면 그 사람의 몸과 정신은 좋은 건강 상태를 유지하게 된다. 그러나 오장육부간의 균형과 조화가 잘 이루어지지않아서 어느 한 장부가 일방적으로 지나치게 강하다거나 또는 지나치게 약하다고 하면 그 사람의 몸과 정신은 건강을 잃어버리게되는 것이다.

질병이란 이렇게 인체 내의 오장(五臟)의 기(氣)가 서로 균형과 조화를 이루지 못할 때 생기는 것이다.

그것을 한 가정에 비유한다면 가족 구성원 중에 폭력적인 아버지가 있거나 병에 걸린 아이가 있으면 그 집안이 행복해지지 못하는 것과 같다. 위엄 있지만 자상한 아버지, 현명하고 온화한 어머니, 건강하고 착한 아들과 딸, 그러한 구성원이 한 가정의 행복을만들어 내듯이 우리의 건강도 오장의 균형과 조화에 의해 이루어진다.

만일 집안에 폭력적인 아버지가 있다면 아버지의 폭력성을 없애야 하고 병에 걸린 아이가 있으면 그 아이의 병을 치료해 줘야 하듯, 우리의 몸 안에서도 너무 강하여 다른 장기와 조화를 이루지못하고 다른 장기를 억압하는 장기가 있다면 그 장기의 기는 조금낮추어 주어야 하며, 너무 약하여 다른 장기와 조화를 이루지 못하고 제 할일도 제대로 못하는 장기가 있다면 그 장기의 기는 강하게 북돋워 주어야 한다. 그래야만 오장의 균형과 조화가 이루어져서 저절로 질병에서 회복되고 건강을 되찾게 된다.

이런 원리 때문에 각자의 체질에서 제일 강한 장기와 그 다음으로 강한 장기의 기를 북돋는 것은 그 사람에게 오장의 기의 불균형과 부조화를 심화시켜서 질병을 일으키거나 몸을 허약하게 만드는 결과를 초래한다. 반면에 제일 약한 장기와 그 다음으로 약한 장기의 기를 북돋는 것은 그 사람에게 오장의 기의 균형과 조화를 이루게 해서 병을 낫게 하고 몸을 더욱 튼튼하게 만든다.

그러면 인체 내의 오장의 기에 영향을 미치는 것들은 어떤 것들이 있을까? 오장의 기의 균형과 조화에 영향을 미치는 것 중 제일 중요한 것이 음식이다. 음식은 약(藥)보다 작용이 약하지만 우리가 매일 섭취하는 것이기 때문에 영향력으로 보면 약보다 훨씬 크다.

약이란 체질에 맞지 않는 음식의 과도한 섭취로 인해 파괴된 오장의 균형과 조화를 회복시켜 주는 역할을 한다. 그것이 약의 본래의 뜻이다. 그러므로 음식과 약은 같은 원리에 의해 사람의 몸을 건강하게도 병들게도 하는 것이다. 그래서 예로부터 음식과 약은 그 뿌리(원리)가 같다 – 약식동원(藥食同源) – 라고 했던 것이다.

그 다음으로 오장의 기에 영향을 미치는 것은 감정이다. 그것을 칠정(七情)이라고 부른다. 즉 화내고[怒], 기뻐하고[喜], 생각하고[思], 근심하고[憂], 슬퍼하고[悲], 두려워하고[恐], 놀라는[驚] 것들이다. 그러한 각각의 칠정은 해당 장기에 영향을 미쳐서 오장의 기의 균형과 조화를 파괴한다. 흔히 '신경성'이라고 부르는 병은 대부분이 칠정에서 영향을 받는 것들이다.

그 다음으로 오장의 기에 영향을 미치는 것은 주변 환경이다. 그 것을 육기(六氣)라고 부른다. 즉 건조[燥], 습기[濕], 추위[寒], 열기 [熱], 바람[風], 무더위[暑] 등이다. 그러한 환경적인 요인도 오장의 기에 제각각 영향을 미쳐 장부 상호간의 균형과 조화를 파괴한다.

그 외에도 여러 가지 독성 물질이나 오염 물질, 여러 가지 색깔과 소리, 과로(過勞)와 과색(過色), 술과 담배 등도 오장의 기에 영향을 미친다.

그러나 오장의 기에 영향을 미치는 이러한 여러 요소 중에서 가장 중요한 것은 우리가 먹는 음식과 건강식품과 약이다. 그 이유는 우리가 먹는 것들은 몸에서 직접 물질로 받아들여지기 때문에, 그 속에 있는 기(氣)가 그대로 몸에 흡수되어 직접적인 영향을 주기 때문이다.

한꺼번에 많이 쏟아지는 물은 바위에 구멍을 낼 수 없지만 오랜 세월을 쉬지 않고 꾸준히 똑똑 떨어지는 물은 바위에 구멍을 낼 수 있듯이, 영향력은 약하지만 매일 섭취하는 음식은 오장(五臟)의 균형과 조화를 쉽게 잃게 할 수 있는 것이다.

신경을 많이 썼다거나 과로하였다거나 몸을 덥게 혹은 차게 하였다거나 한 후에 병이 일어났다 해도 그 근본원인은 먹는 것에서 비롯되는 경우가 대부분이다. 왜냐하면 평소에 음식과 건강식품 그리고 약을 자기체질에 맞게 섭취하여 오장의 균형과 조화가 잘 이루어져 있으면, 어지간히 신경을 많이 써도 신경성 병이 오지 않으며, 어지간히 몸을 과로하여도 관절염이나 신경통이 오지 않으며, 어지간히 몸을 덥게 하거나 차게 하여도 병이 잘 오지 않게 되기 때문이다.

물론 아주 신경을 많이 썼다거나, 심하게 과로하였다거나, 심한 무더위나 추위 또는 바람에 노출되었다거나 하면 그것만으로도 오장의 균형과 조화가 파괴되어 병이 올 수 있다. 그런 특별한 경우를 제외한 대부분의 경우에는 신경을 썼다거나 과로하였다거나 땀을 내었다거나 차게 하였다거나 하는 것은 어떤 병이 일어나게 만드는 방아쇠 역할을 하는 것뿐이다. 병이 일어날 조건, 즉 오장의 기의 불균형은 이미 몸 안에 만들어져 있었던 것이다.

그러나 우리의 현실은 이렇게 중요한 음식과 건강식품과 약에 대하여 너무나 무관심하다. 알러지, 위장병, 간염, 신경통, 관절염, 협심증, 고지혈증, 대장염, 당뇨, 고혈압 등이 생기고 심지어 중풍이나 암에 걸려도 우리는 이런 병이 그냥 우리의 몸에서 저절로 생겨난 것으로 알고 있다.

그러나 모든 병은 자신의 체질을 모른 채 오장(五臟)의 불균형과 부조화를 초래하는 것들을 많이 섭취하고 접한 결과로 일어나는 것이다.

'하늘건강법'이란 태어날 때에 하늘로부터 부여받은 자신의 체질을 정확히 파악한 다음, 그 체질의 특성과 이치에 맞게 일상생활을 하고, 맞는 음식과 약을 먹고, 맞는 운동을 하여 자신의 건강과 행복을 지켜나가는 건강법이다. 더 나아가 '하늘건강법'이란 그렇게 균형과 조화를 이룬 자신의 몸을 우주의 기(氣)에 동조시켜 육체의 건강뿐 아니라 영(靈)적으로 더 큰 균형과 조화를 이루어 나가는 건강법이다.

이제 이 책에서는 '하늘건강법'에 있어서 가장 기초적이면서 가장 중요한 것, 즉 우리가 먹는 음식과 건강식품과 약에 대해 중점적으로 다루어 보도록 하자.

5부

가족 건강을 지키는 하늘건강법

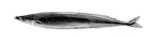

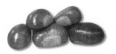

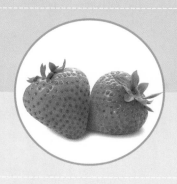

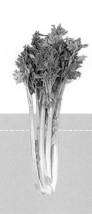

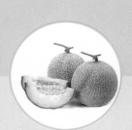

지금부터는 이 책의 주목적, 즉 우리 주위에서 너무나 흔하게 일어나는 일인데도 불구하고 우리가 모르고 지나치는 여러 가지 안타까운 일들을 다루어 보기로 하자. 가끔 우리는 체질이란 것을 모르기 때문에 사랑하는 남편, 아내, 아이들, 부모님께 감히 상상도 할 수 없을 만큼 큰 피해를 입히고 있는 것이다. 가족들의 체질을 모르게 되면 그들의 건강을 해치는 것뿐만 아니라 심하면 생명까지 잃게 할 수도 있다는 것을 우리는 잘 모르고 있다. 이제 왜, 어떻게 해서 그런 일이 발생하게 되는지 여러 가지 사례를 들어 다같이 알아보기로 하자. 이 책의 본론에 들어가기 전에 독자 여러분들은 다음과 같은 사실에 유념해 주기 바란다.

첫째, 이 책에 적힌 내용은 모두 필자가 진료중 겪었던 사실 그대로이며 다만 환자들의 권익과 사생활 보호를 위해 이름과 개인적인 사항들은 일체 기술하지 않았음을 밝혀 둔다.

둘째, 이 책에는 필자가 환자들에게 행한 의료 행위로서의 치료법을 기술하지는 않았다. 그런 의료상의 치료 방법은 체질에 관하여 일반인들에게 널리 알리고자 하는 이 책의 출판 의도와 맞지 않는다. 다만 필자가 행한 여러 가지 치료법은 권도원 선생님의 팔체질의학을 근거로 한 체질침법 외에 전통적인 체침법과 사암침법 그리고 약침법을 팔체질의 특성에 맞게 다시 정확하게 분류하여 이루어낸 치료법이며, 한약도 이제마 선생님의 체질 처방과 후세방과 고방 등을 각 체질에 맞게 다시 분류하여 투여하는 것이므로, 여타의 방법과는 다른 치료법이라는 것을 밝혀 둔다.

셋째, 이 책에서 예를 든 환자들의 경우는 가능하면 특수한 경우가 아닌 흔히 경험할 수 있는 일반적인 것들을 예로 들었다. 그 이유는 이 책은 어떠어떠한 어려운 병을 치료하여 나았다는 것을 알리기 위한 책이 아니며 의학에 대해 잘 모르는 일반인들에게 체질에 대해 쉽게 이해할 수 있도록 돕기 위한 목적으로 출판되는 책이기 때문이다. 그러므로 이 책에서 볼 수 있는 여러 가지 예들은 특수한 경우가 아닌 우리 주위에서 흔히 볼 수 있는 것들이지만 우리가 여태껏 모르고 지나쳤던 것들이다.

넷째, 독자 여러분들은 이 책에서 예를 든 여러 가지 사례를 읽고 나서 체질 치료를 하면 마치 모든 병이 다 낫게 된다는 잘못된 생각을 가지지 말기 바란다. 체질치료법은 기존의 치료법보다 뛰어난 치료법인 것은 사실이지만 어떠한 뛰어난 치료법도 병보다 앞서가는 치료법은 없는 것이다.

건강을 논하자면 병이 나고 나서의 뒤늦은 치료보다 병이 오기 전에 미리 예방하는 것이 제일 좋은 방법이다. 체질을 알면 병의 치료와 관리도 수월해지지만 무엇보다도 병을 미리 예방하는 방법을 알 수 있게 된다. 그보다 더 좋은 것이 있을까?

녹용과 당뇨

녹용(鹿茸)은 보약 중에서도 으뜸으로 치는 보약이다. 예로
부터 허약한 몸을 보하는 데는 녹용을 최고로 여겨왔다. 녹용은 남
성들의 피로와 양기부족에, 여성들의 빈혈과 출산 후 허약에, 소
아들의 발육 부진과 허약에, 그리고 노인들의 기력 보충에 두루 쓰
이는 보약 중의 보약이다. 그리하여 사랑하는 자기 아이에게 녹용
한번 제대로 못 해먹이는 부모는 그 때문에 자녀에게 안타까운 마
음이 들게 마련이고, 연로하신 부모님에게 녹용 한 제 못 지어드리
는 자녀들 역시 부모님에게 죄스런 마음을 금할 수 없었던 것이다.

예로부터 녹용이 그렇게 몸을 돋우는 보약으로 애용된 이유는
녹용이 귀하기도 했거니와 그만큼 보약으로서의 효과가 좋았다는
뜻이 된다. 그러나 녹용의 효과가 좋다고 해서 누구나 먹어도 그런
좋은 효과가 나는 것일까? 그건 아니다. 오히려 우리 주위에서는
녹용을 복용해서 건강이 더 나빠진 경우도 발생하고 있다. 많은 경
우가 있지만 그 중 한 가지 예를 들어보자.

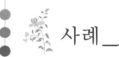 사례____

화창한 봄날 어느 중년 부부가 진료실을 찾았다. 중후한 분위기의 남편과 옷을 곱게 차려 입은 예의바른 부인. 그 두 부부는 둘 다 얼굴 가득 수심이 차 있었다.

남자는 어느 큰 회사의 중역으로 사회적으로 상당히 높은 지위에 있는 분이었으나 최근에 당뇨가 갑자기 악화되어 회사를 그만 둬야겠다고 생각할 정도로 몸 상태가 좋지 않다고 했다. 당시 나이는 45세. 한참 일을 할 나이인데도 당뇨 때문에 피로와 무력감이 심하여 오후에는 일을 하지 못하고 바로 집으로 돌아와 자리에 눕는다고 했다. 요 근래 혈당 수치는 400 이상을 보이고 있었다.

약 3년 전부터 당뇨가 조금씩 있어서 혈당 수치가 200 전후로 오르락내리락 했는데 한 달 전쯤부터 당뇨가 갑자기 심해져서 이제는 경구용 혈당강하제로는 혈당을 조절하는 효과가 없다고 한다. 병원에서는 당뇨가 심하니 이제는 먹는 혈당강하제가 아닌 혈당을 강하시키는 주사를 매일 맞아야 한다고 했다. 그러나 본인은 주사 맞는 것을 한사코 거부하고 이리저리 수소문한 끝에 찾아온 것이라 한다.

왜 혈당주사 맞는 것을 거부했냐고 물으니, 당뇨로 혈당주사를 맞을 정도면 인생 다 산 것 아니냐며, 이 나이에 그런 인생은 싫다면서 씩 웃는다. 간단히 예비 진료를 마치고 침대에 눕혀 진맥을 해보니 금음체질의 맥이 나왔다. 금음체질이라… 무언가 짚이는 데가 있어서 질문을 했다.

"얼마전 당뇨가 악화되기 전에 혹시 몸 돋우는 약 드신 것 없으

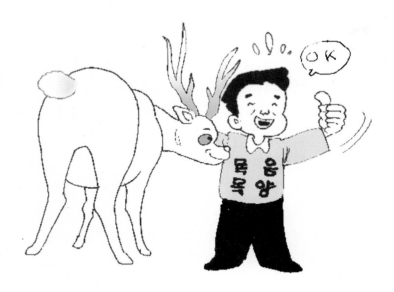

세요?" 하고 물어보니 부인이 대답하기를 두 달 전쯤에 허약해진 남편의 몸을 돋운다고 시중에서 녹용을 사서 생강, 대추를 넣어서 달여 먹었다고 한다.

"그래요? 남편분의 체질은 금음체질인데 금음체질이 녹용을 복용하게 되면 당뇨가 있는 사람은 당뇨가 심해지고 당뇨가 없는 사람도 당뇨가 걸리기 쉽습니다. 그걸 모르고 녹용을 복용하셨군요." 하니까 남편은 '그러면 그렇지' 하는 표정으로 고개를 끄덕였고 부인은 어안이 벙벙한 듯 놀란 표정을 짓는다. 부인이 확인하듯 물었다.

"아니, 몸에 좋으라고 녹용을 해드렸는데 그 때문에 당뇨가 심해졌다는 말씀인가요?"

"네, 그렇습니다."

부인은 아무래도 믿지 못하겠다는 듯한 표정인데 가만히 앉아 있던 남편이 조용히 말을 꺼냈다. 여태까지는 당뇨가 있다 해도 그럭저럭 조절이 잘되고 있었는데, 얼마전 부인이 좋은 것이라며 어디서 녹용을 가져왔는데 그 녹용을 먹고 나서부터 현저하게 피로가 심해지고 갈증도 심해질 뿐만 아니라 체중도 많이 줄었다고 한다.

그래서 남편은 녹용이 자기 몸에 맞지 않는다는 것을 느꼈었는데 부인에게 그런 이야기를 하니 부인은 그럴 리가 없다며, 얼마나 비싸게 주고 산 녹용인데 그런 일이 있겠느냐며 다만 효과가 늦게 나타나는 것일 뿐이니 중단하지 말고 계속 복용하기를 고집했다. 할 수 없이 부인의 주장대로 녹용을 다 복용한 남편은 몸이 좋아지기는 커녕 건강이 악화되어 드디어는 회사를 다니지 못할 정도가 되었다. 그리하여 이리저리 수소문해서 여기를 찾아오게 되었다며 그간의 질병 내력을 이야기했다.

남편과 부인으로부터 병의 내력을 다 듣고 나니 체질을 몰라 질병을 불러들인 안타까운 사연에 가슴만 답답해졌다.

이야기를 정리하면 다음과 같다.

남편은 젊어서부터 능력도 뛰어나고 일 욕심도 많아서 회사에서 일찍부터 인정받았다. 그 덕분에 회사 내의 다른 사람들에 비해 항상 앞서서 출세가도를 달렸다. 그래서 일찍 30대 후반에 회사의 중역에 발탁되어 회사의 핵심적인 일을 보게 되었는데 그때부터 건강을 지키기 위해 일 년에 두 번은 잘 아는 곳에서 녹용을 사서 복용하였다. 그러나 녹용을 복용해도 몸이 좋아진다는 느낌은 별로 없었다. 남들은 녹용을 복용하고 나서 피로도 덜해지고 몸도 좋아지는 것을 느낀다는데 본인은 먹은 둥 만 둥했던 것이다. 그래도 녹용이 좋은 약이라는 믿음 때문에 해마다 끊이지 않고 녹용을 계속 복용했다.

그로부터 3~4년 후에 우연히 직장 신체검사에서 당뇨가 나왔다. 그 후로 식이요법으로 어느 정도 당뇨를 조절하여 왔으나 해마다 조금씩 당뇨가 심해져 갔다. 결국 2년 전부터는 혈당이 250을 오르내리게 되어 병원에서 경구용 혈당강하제를 처방 받아 복용하게 되었다. 그러던 것이 얼마 전에 회사에 큰일이 생겨 신경을 많이 쓰게 되었는데 그 후로 몸이 예전 같지 않고 많이 약해진 것 같아서 부인이 시중에서 녹용을 구해와서 허약해진 남편의 몸을 돋우고자 했다.

부인은 당뇨에도 좋고 허약한 몸도 돋우기 위해 아주 비싼 값을 치르고 제일 좋은 녹용을 샀다. 남편이 그 녹용을 먹고 나니 우연인지 아니면 그 녹용 때문인지는 모르겠지만 당뇨가 갑자기 악화되었다. 놀라서 병원에 갔더니 당뇨가 심하여 이제는 경구용 혈당강하제로는 혈당을 조절하기 어려우니 당뇨 주사를 매일 맞으라고 하여 실망한 채 그냥 돌아왔다.

그때부터 주위에 있는 아는 사람들에게 이리저리 물어보아 당뇨에 좋다는 누에와 뽕나무 등을 달여먹고 당뇨가 좋아지기를 기대했으나 유감스럽게도 전혀 호전되지 않았다. 그간의 병 내력을 듣고 있던 필자는 금음체질과 녹용과의 관계를 설명해 주었다.

"환자분의 체질은 금음이란 체질인데 이 금음체질은 녹용을 복용하면 처음 얼마간은 힘이 나고 좋은 듯하다가 계속 복용하게 되면 오히려 몸이 안 좋아지고 당뇨, 고혈압, 고지혈증, 중풍 등이 오게 됩니다. 그 영향이 서서히 오기 때문에, 약을 복용하고 난 후 몇 개월 또는 몇 년이 지난 뒤에야 그 부작용이 나타나므로 사람들은 자기의 병이 녹용을 먹어서 생기게 되었다는 사실을 잘 모르게 됩니다. 처음에 당뇨가 오게 된 것은 물론 육식, 과로, 음주 등 다른 원인도 어느 정도 작용했겠지만 녹용의 과다 복용이 제일 큰 원인이었을 겁니다. 그리고 최근에 당뇨가 갑자기 악화된 것도 녹용이 가장 큰 원인이라고 보아야 합니다."

조용히 듣고 있던 부인이 신경을 곤두세우며 말을 한다.

"그러면 여태까지 남편에게 먹인 녹용이 건강에 도움이 되지 못하고 오히려 병을 일으키는 원인이 되었다는 말씀이군요?"

"유감스럽게도 그렇습니다." 하니까 남편은 수긍을 하는데 부인은 표정이 불만스럽다. 하긴 그 비싸고 좋다는 녹용을 정성스레 남편에게 해 올렸는데 그것 때문에 병이 났다고 하니까 오죽 속이 상했을까?

치료에 들어갔다. 피로가 풀리고 녹용이 해독되는 금음체질의 처방으로 침을 놓고 한약을 처방해 주면서 경과를 잘 살펴보고 내일 오라고 했다. 다음 날, 오후 늦게 그 환자분이 내원했는데 얼굴이 많이 밝아졌다. 요 근래 들어 이렇게 몸이 가벼운 적이 없었다며 오늘은 회사에서 하루 종일 근무를 했는데도 피로를 많이 느끼지 않았다고 좋아했다. 기뻐하는 환자에게 침치료를 해주고, 가릴 음식을 다시 일러주면서 잘 지키라고 당부하고는 보냈다.

그 뒤로 그 환자는 계속 약을 복용하면서 침 치료를 받았는데 보름쯤 후에는 몸이 많이 회복되었다. 그후 계속적인 치료로 점차 몸이 조금씩 좋아져서 여섯 달 뒤에는 혈당 수치가 130 전후로 떨어져서 환자의 당뇨는 완전하지는 않았지만 많이 좋아지게 되었다. 그리하여 계속 복용하던 경구용 혈당강하제도 끊고 생활할 수 있었고 몸도 예전처럼 가벼워져서 모든 신체기능이 좋아진 채로 치

5부 가족 건강을 지키는 하늘건강법

114

료를 마쳤다.

그로부터 일 년쯤 뒤의 일이다. 그 환자에 대한 기억이 희미해져 갈 즈음 그 환자분이 다시 내원했는데 뇌경색으로 중풍이 와서 왼편 수족이 마비가 되어 있었다. 깜짝 놀라서 어찌된 일이냐고 부인에게 물어보니 부인은 말을 못하고 옆에 서서 울고만 있다. 그 환자분이 중풍 걸린 어둔한 말투로 더듬더듬 말하기를, 자기는 체질에 관한 지시사항을 잘 지켜 음식과 약을 체질에 맞게 가려먹어서 그 동안 건강이 아주 좋았었는데, 부인이 지시를 잘 지키지 않아서 이렇게 되었다 한다.

다름이 아니라 부인이 얼마 전에 옛날부터 녹용을 사오던 곳에 가서 남편 체질인 금음체질에는 녹용이 안 맞는 게 사실이냐고 물었더니 그것은 터무니없는 말이라며 사람은 사람일뿐이지 체질이란 것이 어디 있느냐며 녹용은 아무에게나 좋은 보약이니 아무 걱정 말고 복용해도 된다고 대답하더란다. 그러면서 녹용을 복용하고 나서 당뇨가 악화되었다는 것은 있을 수 없는 일이라며 어떻게 몸을 돋우는 보약이 사람에게 병을 일으킬 수 있겠느냐며 다시 한번 녹용을 복용해 보면 자기 말이 진실임을 알 수 있을 것이니 한번 더 복용해 보라고 권했다.

이런 말을 듣게 되자 그 부인은 평소에 남편에게 녹용이 해롭다는 말이 믿어지지 않던 차에 그 동안 자신이 우겨서 남편에게 달여 먹인 녹용이 당뇨를 일으킨 주원인이 되었다는 필자의 말이 틀렸다는 것을 증명함으로써 자신의 죄책감도 씻어내고 싶어 그 집에서 녹용을 다시 사오게 되었다. 이번에도 좋은 효과를 위하여 아주 비싼 녹용을 샀다. 그리고는 녹용이 든 약이라면 남편이 복용을 거부할까봐 영지버섯을 조금 넣어 맛을 변화시킨 다음, 남편에게는 녹용이 든 약이라는 사실을 숨기고 복용시켰다.

　며칠간 남편에게 녹용을 복용하게 하니 별 이상이 없었다. 조금 기력이 나는 듯하게도 보였다. 그러나 그 약을 복용하고 나서 열흘 가량 지난 어느 날 아침에 일어나 보니 남편이 갑자기 왼쪽 수족이 마비되며 중풍 증세가 왔다는 것이다. 그때서야 부인은 그 약의 복용을 중단하게 했지만 때는 이미 늦었다. 급히 병원으로 가서 MRI로 뇌 촬영을 해보니 오른쪽 뇌에 혈관이 막혀서 뇌경색을 일으킨 곳이 두 군데였다. 그리하여 다시 급하게 여기를 찾은 것이라 한다. 이 얼마나 안타까운 일인가?

　다행히 예전에 당뇨를 치료한 기록이 있어 그 환자의 체질이 금음체질이라는 것을 미리 알고 있었으므로 즉시 금음체질의 뇌경색 치료침을 놓고 약을 처방했다. 며칠간의 치료 후에 환자는 발걸음과 손놀림이 조금 좋아졌다. 열흘이 지나자 둔하고 힘든 발걸음이지만 혼자 걸어서 내원하게 되었다.

　"부인과 같이 오시지 왜 혼자 오셨습니까?" 하고 물으니 이제는 혼자 걸을 수 있을 만큼 회복이 되었고 또 자기한테 해로운 약을 줘서 병을 일으키게 한 마누라는 이제 쳐다보기도 싫어서 혼자 왔다고 농담을 한다.

　"발걸음이 온전하지 못한 지금은 잘 넘어져서 다치기 쉬우니 반드시 보호자와 같이 다니셔야 합니다. 그러니 부인과 꼭 같이 다니십시오. 부인도 잘하시려다가 그런 것이지 나쁜 마음으로 그러셨겠어요?"

　"…그렇겠죠."

　수긍하는 그 환자의 말에 힘이 없었다.

　진료실에 앉아 여러 환자들을 진료하면서 이런 경우 말고도 어처구니없는 많은 일들을 보게 된다. 아내가 남편의 건강을 위한다며 남편 체질에 해로운 음식과 약을 정성껏 해 올리다가 여태껏 없던 병이 생기거나 아니면 있던 병이 악화되거나, 심지어는 그 해로운 음식과 약의 영향으로 남편의 생명까지 잃게 만드는 경우를 가끔 보아 왔기 때문에, 의료인의 한 사람으로서 안타까운 마음과 함께 책임감을 금할 수가 없다. 위의 경우도 만일 남편이 그만하기 다행이지 중풍이 심해져서 생명을 잃기라도 했었다면 부인은 자신도 모르는 사이에 남편을 죽게 만든 것이 되니 얼마나 무서운 일이 될 뻔했는가?

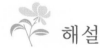 해설 _____

우리나라 사람들의 녹용에 대한 선호도와 믿음은 가히 절대적이다. 그것은 전세계에서 생산되는 녹용의 80% 정도를 우리나라 사람들이 소비하고 있다는 사실 한 가지만 보아도 잘 알 수 있다. 이것은 무엇을 말하는 것일까? 우리나라 사람들이 생각하듯 녹용이 그렇게 좋은 약이라면 중국이나 일본, 대만 등 다른 아시아 국가에서는 왜 녹용의 소비량이 우리나라보다 월등히 적고 또한 유럽이나 미국 등 서구의 다른 나라에서는 거의 녹용을 소비하지 않는 것일까? 다른 나라 사람들은 녹용의 효능을 몰라서 복용하지 않는 것일까? 그게 아니라면 왜 알고서도 녹용을 복용하지 않는 것일까? 값이 비싸서일까? 아니면 녹용이란 약은 우리나라 사람들에게만 효과가 있고 다른 나라 사람들에게는 효과가 없는 약일까?

여러분 중에는 사랑하는 가족에게 녹용을 지어 먹이고 싶으나 경제적으로 어려워 녹용을 해먹이지는 못하고 속으로 애만 태우는 분도 있을 것이다. 또한 경제적으로 여유가 있는 분 중에도 사랑하는 남편과 자녀들에게 비싼 값을 치르고 해먹인 녹용이 아무런 효과가 없거나 오히려 녹용을 복용하고 나서 몸이 더 나빠졌다는 이야기를 종종 들었을 것이다. 그리고 그와는 반대로 아무 치료 효과가 없던 자신이나 가족의 오래된 질병이 녹용을 복용하고 나서는 거짓말처럼 감쪽같이 나은 예도 있을 것이고, 사랑하는 자녀가 힘이 없고 야위고 밥도 잘 먹지 않을 때 몇 첩의 녹용으로 아주 건강하게 된 사례도 많이 있을 것이다.

왜, 어떤 이유로 녹용은 이런 다양한 현상을 불러일으키는 것일까? 이제 우리는 녹용에 대해 정확한 진실을 알아야 한다. 그래야만 비싼 값을 지불하고 몸에 좋으라고 복용하는 녹용이 오히려 자신의 병을 악화시키는 최악의 사태를 미리 막을 수 있을 뿐만 아니라, 자기 체질에 맞지 않은 녹용을 지어먹느라고 쓸데없는 경제적 손해를 보는 것을 피할 수 있기 때문이다.

녹용은 정말로 좋은 약이다. 주로 호흡기 계통의 허약을 보하는 약인데 호흡기 허약뿐만 아니라 보혈제, 자양강장제, 성장 촉진제 등의 용도로 모든 허약 증상에 두루 쓰이는 명약이다. 이런 좋은 효과를 가진 녹용이 유독 우리나라에서만 보약으로서 최고의 명성을 얻고 있는 데는 다음과 같은 이유가 있다.

사람의 체질은 금음체질, 금양체질, 목음체질, 목양체질, 수음체질, 수양체질, 토음체질, 토양체질 등의 여덟 가지로 나누어진다. 이 중에서 육식이 몸에 좋은 체질은 대표적으로 목음체질과 목양체질이고 채식이 몸에 좋은 체질은 대표적으로 금음체질과 금양체질이다. 녹용은 육식이 몸에 좋은 목음체질과 목양체질에는 아주 좋은 보약이 되고 채식이 몸에 좋은 금음체질과 금양체질에는 오히려 병을 일으키는 약이 된다.

우리나라에서는 예로부터 식생활이 채식 위주였다. 그래서 우리나라에서 살아왔던 사람들은 자기가 금음체질이나 금양체질이었다면 그 체질은 채식이 몸에 좋은 체질이므로 비교적 건강하게 살아왔던 반면, 반대로 자기가 목음체질이나 목양체질이었다면 그 체질은 채식이 몸에 해롭고 육식이 몸에 좋은 체질이므로 자꾸만 허약해지고 여러 가지 병으로 고생하며 살아왔던 것이다.

그런 이유로 우리나라에서는 예로부터 채식이 몸에 좋은 금음체질, 금양체질보다 육식과 녹용이 몸에 좋은 목음체질, 목양체질이 허약과 질병으로 고생하여 왔다. 그러니 채식 위주의 옛날 사회에서 어떤 사람이 몸이 허약하다거나 큰 병이 있었다고 할 때에는 그 사람이 금음체질이나 금양체질이 아닌 목음체질이나 목양체질일 가능성이 더욱 많았으므로 목음체질, 목양체질에 맞는 보약인 녹용을 달여 먹이면 큰 효과를 보았던 것이다. 목음체질, 목양체질에 좋은 것은 녹용뿐만이 아니고 모든 육식이 좋으므로 우리의 선조들은 구할 수 있는 육식이면 모두 다 약으로 썼던 것이다.

예를 들어 소를 잡아먹으면 당장 농사를 짓지 못하게 되므로 소가 아닌 다른 동물, 즉 염소, 개, 닭뿐만 아니라 오소리, 개구리, 뱀 심지어 쥐까지도 잡아서 허약한 환자들에게 먹였던 것이다. 녹용이나 소, 닭, 돼지, 개, 염소, 오소리, 개구리, 뱀, 쥐 등의 육식 종류는 목음체질, 목양체질에 좋은 것인데 그런 원리를 모르고 남이 먹어서 좋다고 하니까 그런 것들이 몸에 해로운 금음체질, 금양체질들이 따라 먹고서는 건강이 악화되는 예가 흔하게 일어나고 있다.

반면 외국의 경우는 어떠할까? 유럽이나 미국 등의 서양 사회에서는 주식이 육류이므로 그 나라에서 질병이 일어나는 체질은 육식이 몸에 좋은 목음체질, 목양체질이 아니라 우리나라와는 반대로 채식이 몸에 좋은 금음체질, 금양체질이 된다. 그러므로 유럽이나 미국에서 생활하는 목음체질, 목양체질은 체질에 맞는 육식을 주식으로 하므로 항상 건강한 상태를 유지하게 되고 그런 건강한 상태에서는 녹용이 좋은 체질이라도 녹용을 먹을 필요가 없고 또한 녹용을 먹어도 건강한 상태에서 먹게 되면 크게 효과를 느끼지도 못한다.

그리고 육식 위주의 사회에서 질병이 나기 쉬운 금음체질, 금양체질은 녹용을 먹으면 오히려 질병이 더욱 악화되기 때문에 질병이 생겨도 녹용은 아무런 도움도 되지 못하고 오히려 해가 될 뿐이다. 그런 이유 때문에 우리나라 사람들이 그렇게 좋아하는 녹용도 서양이나 미국에서는 아무런 매력도 없는 무가치한 것이 되고 마는 것이다.

중국이나 대만 역시 서양 사람들만큼 육식을 많이 하지는 않더라도 육식과 기름기 있는 음식을 제법 많이 먹기 때문에 녹용이 그다지 큰 인기를 끌지는 못한다. 같은 동양권이며 같은 한의학 문화권이면서도 중국과 대만의 녹용 소비량이 우리나라보다 월등히 적은 까닭이 거기에 있다.

그와는 경우가 틀리지만 일본의 경우는 음식문화 자체가 육식은 거의 없고 채식과 생선 위주의 식사가 주류를 이룬다. 그러므로 일본에서 질병과 허약으로 고생하는 체질은 육식이 몸에 좋은 목음체질과 목양체질이 분명하지만 일본은 육식을 거의 하지 않는 그들의 오랜 음식문화 때문에 육식이 몸에 좋은 목음체질과 목양체질은 거의 도태되어 인구의 대부분이 금음체질과 금양체질로 구성되어 있다. 그러므로 일본에서도 역시 인구의 대부분이 육식과 녹용이 해로운 금음체질 금양체질인 관계로 녹용은 그다지 인기가 없는 것이다. 녹용이 다른 나라에서는 인기가 없고 오직 우리나라에서만 인기가 있는 이유가 바로 거기에 있다.

지금의 우리나라에서는 전통적인 채식과 서구로부터 들어온 육식이 서로 혼합되어 중간의 과도기적인 식생활을 하고 있다. 그러므로 질병의 상태가 너무도 다양하여 여덟 가지 각 체질에서 무척 복잡하게 나타나므로 질병을 치료하는 의사들은 정신을 바짝 차리지 않으면 안된다. 진정한 의사는 시대의 상황과 식생활의 변화를 세심히 관찰하여 치료에 임해야 할 것이다. 물론 제일 중요한 것은 환자의 체질을 정확히 판별하여야 하는 것임은 두말할 필요도 없다.

녹용은 목음체질, 목양체질, 수음체질에서는 아주 좋은 효과를 발휘한다. 특히 목음체질과 목양체질에서는 가히 만병 통치약이 된다. 허약에서부터 천식, 기관지염, 당뇨, 저혈압, 고혈압, 중풍, 부인병, 양기부족, 노인성 질환, 퇴행성 질환, 빈혈, 결핵, 소아 경기 등 거의 모든 질환을 치료하고 또한 허약해진 몸을 보한다. 그러나 금음체질, 금양체질, 수양체질, 토음체질에서 과다한 녹용은 해롭게 작용한다.

특히 금양체질의 경우에는 녹용을 조금만 복용해도 두통과 상열감 등 이상 증세가 나타나기 쉽고 금음체질은 녹용을 복용할 초기에는 몸이 좋아지고 힘이 나는 듯하다가 점점 많이 복용할수록 피부병, 위장병, 천식, 기관지염, 당뇨, 고혈압, 지방간, 고지혈증,

중풍 등을 일으킨다. 금음체질은 녹용을 처음 몇 번 먹어보고 몸이 좋아진다고 해서 계속 먹다가는 결국 큰 병이 오게 되는 것이다.

녹용은 가격이 비싸기 때문에 일반인들이 함부로 복용하기가 쉽지 않다. 그러나 녹용이 맞는 체질이라면 비싸더라도 녹용을 복용하는 것이 일반 약을 복용하는 것보다 훨씬 효과가 좋다. 흔히 말하기를 어린아이에게 녹용을 잘못 먹이면 바보가 된다는 말이 있는데 이는 잘못된 말이다.

어린이에게 녹용을 먹여서 오는 반응은 각 체질마다 틀리게 나타나는데 가령 목음체질, 목양체질, 수음체질의 어린이에게는 녹용을 아무리 많이 써도 몸에 좋게 작용하므로 경제적인 여유가 있다면 녹용을 많이 먹일수록 머리도 좋아지고 몸도 튼튼해진다. 반면에 수양체질, 토음체질의 어린이는 소량의 녹용(자기 나이의 절반 정도의 첩수)은 관계가 없겠지만 과량의 녹용은 건강을 나쁘게 할 수도 있다.

금음체질, 금양체질의 어린이에게는 녹용을 먹이지 않도록 한다. 녹용이 해롭게 작용하기 때문이다. 녹용을 먹여서 머리가 나빠진다는 말은 바로 금음체질과 금양체질의 아이들에게 과량의 녹용을 먹였을 때에 일어나는 현상이다. 그러니 금음체질과 금양체질의 아이들은 녹용의 복용을 삼가야 한다.

아이들은 체질을 알기가 쉽지 않다. 아이들의 체질을 잘 모를 경우는 어떻게 하면 좋을까? 아이들의 체질을 잘 모를 때에 할 수 있는 제일 안전한 방법은 자기 나이의 절반 정도의 녹용 첩수를 먹이는 것으로 생각하면 된다. 그러면 만약에 아이가 녹용이 해로운 체질이라도 해로움이 거의 없다. 그러나 다음과 같은 경우에는 반드시 녹용의 복용을 피해야 한다.

첫째, 육식(소, 닭, 돼지)을 하거나 우유를 먹고 나면 몸에 알러지가 생기거나 두드러기가 나는 경우.

둘째, 팔꿈치 안쪽이나 무릎 뒤쪽 오금 등 몸의 접혀지는 부위에 피부염이 심한 경우(가끔 해당되지 않는 경우도 있음).

셋째, 진물이 나고 두터운 껍질이 있는 심한 아토피 피부염의 경우.

넷째, 예전에 녹용을 복용했을 때에 피부에 알러지나 두드러기가 난 적이 있는 경우.

이상과 같은 증세가 있는 아이들은 일단 녹용을 복용하지 말아야 한다.

어릴 때 녹용을 먹으면 커서 비만이 된다고 말하는 사람들도 있으나 이것 또한 잘못된 말이다. 어른이 되어서 비만이 되는 것은 자기 체질에 따른 것이지 녹용 때문이 아니라는 것을 알아야 한다. 모두들 자기 자식이 귀할진대 자신은 끼니를 거를지라도 어린 자녀들에게 녹용 몇 첩 안 먹여 본 부모는 없을 것이다. 모두들 어릴 때 녹용을 몇 첩씩은 먹어 보았지만 어른이 되어서 뚱뚱해진 사람만 어릴 때 먹은 녹용 탓을 하는 것이다. 다른 체질에서도 비만이 오지만, 비만이 되기 쉬운 체질은 목양체질과 금음체질이며 이는 녹용과는 관계가 없다.

녹용 이야기가 나왔으니 녹용에 대하여 조금만 더 알아보자. 녹용 중에서 제일 좋은 상품(上品)은 연노란색이나 상아색 계통의 희고 노란 색깔을 띤다. 그러나 우리나라 사람들은 유감스럽게도 녹용이라면 사슴의 피 성분을 섭취하는 것으로 잘못 알고 효과도 없는 사슴피를 마시기도 하고 녹용 또한 빨간 핏빛을 띠면 좋은 것으로 알고 있다. 빨간색은 녹용의 건조 과정이 좋지 않았거나 질이 조금 떨어지는 녹용일 때 나오는 색깔이다. 우리나라 사람들이 워낙 빨간색 핏빛 녹용을 좋아해서 생긴 웃지 못할 하나의 사례가 있다.

우리나라가 해외여행 자유화를 처음 시행하던 80년대 말에는 동남아로 여행가서 녹용가게에 들러 제일 좋은 녹용을 내놓으라고 하면 연노란색이나 상아색의 분골 녹용을 내어 왔다. 그러면 그것을 본 우리나라 사람들은 대부분 '이 사람들이 아주 질 낮은 녹용으로 나를 속이려고 하는구나' 하고 생각하면서 빨간 핏빛 녹용만을 찾았다. 한국인들이 계속적으로 빨간 녹용만을 찾자 그것이 건조과정이 좋지 않았거나 질이 조금 떨어지는 녹용이지만, 요즘 동남아의 녹용가게에서는 먼저 손님에게 어디서 왔냐고 물어보고 한국에서 왔다고 하면 질이 조금 떨어지는 빨간 녹용을 내어놓고 있다.

현재 시중에 유통되는 녹용은 중국산, 소련산, 뉴질랜드산, 북미산 등 여러 가지 제품이 있지만, 원래 예로부터 한방에서 녹용으로 사용한 것은 다름 아닌 중국산 꽃사슴의 녹용이다.

녹용 하나만 가지고도 한 권의 책을 쓸 수 있을 정도로 녹용에 관련된 일화나 이야기는 매우 많다. 그런 이야기들을 모두 적어서 녹용에 대해 자세히 알려 드리고 싶지만 이 책은 녹용에 대한 것이 아니고 체질에 관한 것이니 그것은 다음 기회로 미루어야겠다.

필자는 녹용이란 약이 금음체질, 금양체질의 환자에게 위장병, 피부병, 알러지 질환, 천식, 고혈압, 당뇨, 중풍 등 여러 가지 병을 일으킨 경우를 많이 찾아내었다.

심지어 금음체질의 고혈압 환자분이 필자의 경고를 무시하고 녹용을 사서 복용하다가 중풍으로 세상을 떠난 일도 있다. 그런 경우 녹용을 판매한 사람도, 그리고 녹용을 복용한 사람도, 녹용 때문에 중풍이 왔다는 사실을 심각하게 깨닫지 못한다. 그들은 체질을 모르는 것이다.

녹용이 그렇게 위험한 것인가?

전혀 그렇지 않다. 녹용이 위험한 것이 아니라 오히려 자신의 체질을 모르거나 잘못 알고 있는 것이 위험한 것이다. 필자는 진료실로 찾아온 환자들에게 녹용을 처방하여 난치병이나 고질병을 고친 예가 많이 있다. 몇십 년을 고생하던 허리디스크를 녹용 3제로 완치시킨 일, 편두통으로 진통제를 하루 열 알씩 먹던 사람을 녹용 두 제로 완치시킨 일, 일주일이 멀다 하고 수십 번 경기(驚氣)를 하여 부모 속을 태우던 아이에게 두 첩의 녹용으로 경기를 재발하지 않게 한 일, 어떤 치료에도 효과가 없던 류머티스 관절염을 녹용 다섯 제로 완치시킨 일, 수년을 끌어오던 천식을 녹용 네 제로 완치시킨 일 등 녹용으로 어려운 병을 완치시킨 많은 치료 경험을 갖고 있다.

그러나 그런 성공적인 치료는 그 환자의 체질을 정확히 알기 전에는 불가능하다. 비싼 녹용을 똑같이 복용하고 나서 누구는 병이 낫고 건강해지며 누구는 건강이 악화되고 병이 더 생기는 것이다. 그러니 여러분들은 건강을 위한다고 비싸고 좋은 약만 찾을 것이 아니라 먼저 자신과 가족들의 체질을 정확히 알아야 할 것이다.

흑염소와 산후풍

예로부터 흑염소는 여성들이 몸이 안 좋을 때나 출산 후에 허약해진 몸을 보하는 용도로 꾸준히 애용되어 왔다. 민간에서는 흑염소의 효험을 높이 평가하여 아기를 출산한 산모는 으레 친척이나 친구 등 주위의 권유로 흑염소 중탕을 복용하는 것이 일반화되어 있다. 며느리나 딸이 출산의 고통과 산후 허약으로 고생하는 것을 보고 시어머니나 친정어머니는 안쓰러운 마음에서 여러 가지 산후에 좋다는 약을 해먹이게 되는데, 그 중 흑염소는 자주 애용되는 품목인 것이다.

그러나 여자라고 해서 아무나 출산 후 또는 허약할 때 흑염소를 해먹는다고 다 좋은 것일까? 그렇다면 흑염소를 잘못 먹으면 중풍이 온다는 말은 왜 생겨났을까? 우리 주위를 조금만 신경써서 살펴보면 안타깝게도 흑염소를 먹고 난 후에 건강이 더욱 나빠져서 여러 가지 질병에 시달리는 사람들이 무척 많다는 것을 알 수 있다.

무엇 때문에 그럴까? 왜 시어머니나 친정어머니가 정성을 다해 마련한 흑염소가 며느리나 딸의 건강을 도와주지는 못할 망정 도

리어 몸을 더 아프게 만드는 것일까? 거기에는 분명한 이유가 있
다. 다음의 예를 읽고 다같이 한번 생각해 보자.

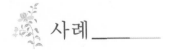 사례_____

어느 날 젊은 산모와 산모의 시어머니가 진료실을 찾았다. 산모
는 석 달 전에 건강한 남자아이를 정상적으로 출산했다. 그 남자아
이는 3대 독자인 남편과의 사이에서 태어난 귀한 아이였다. 3대 독
자인 아들이 첫 출산에 남자아이를 갖게 되자 시어머니는 너무나
기뻤다. 막상 그 아이의 부모보다 더 크게 기뻐하시던 시어머니는
며느리의 산후 조리와 손자의 뒤치다꺼리를 즐거운 마음으로 도맡
아했다. 그리고 시어머니는 자손이 귀한 집안에 떡두꺼비 같은 손
자 아이를 건강하게 출산해준 며느리가 고마워서 동네 흑염소집에
가서 산후조리용 흑염소 중탕을 비싼 값에 주문했다. 그리고는 손
수 흑염소 중탕을 매 식사 후에 따뜻하게 데워서 며느리에게 정성
들여 먹였다.

이런 시어머니의 정성어린 수발 덕분에 며느리는 손 하나 까딱
않고 산후 조리를 할 수 있었다. 시어머니가 마련해준 흑염소 중탕
을 복용하며 찬바람 쐬지 않고, 찬물에 손 담그지 않고, 힘든 일
하나 하지 않고, 따뜻한 데서 땀을 충분히 내며 조리를 하던 며느
리에게 이해하기 어려운 이상한 일이 벌어졌다. 그렇게 좋은 조건
으로 거의 완벽하다시피 산후 몸조리를 했는데도 이상하게 며느리
의 몸은 좋아지기는커녕 오히려 점점 나빠져만 가는 것이었다.

출산 후 보름 정도가 지나자 며느리는 하루 종일 온몸이 몽둥이

로 두들겨 맞은 것같이 쑤시고 아팠다. 그리고 잠을 충분히 자는데도 불구하고 아침이면 몸이 물먹은 솜같이 무겁고 피곤하여 잠자리에서 쉽게 일어나지를 못하는 것이었다. 며느리의 몸이 안 좋아지자 시어머니는 출산으로 인해 며느리의 몸이 너무 허약해져서 회복이 더딘 것으로 생각했다.

며느리의 몸이 너무 허약해서 흑염소 한 마리로는 회복이 잘 안 되나 보다 하고 생각한 시어머니는 동네 흑염소 집에 다시 가서 재차 산후 조리용 흑염소를 한 마리 더 부탁했다. 그리하여 며느리는 두 마리째 흑염소를 먹었다. 그러나 그렇게 하여도 며느리의 몸은 조금도 나아지지 않았다. 나아지지 않은 것이 아니라 예전보다 더 몸이 아프고 무거워져서 하루 종일 누워지낼 정도가 되었다.

이상하게 여긴 시어머니는 흑염소집에 가서 왜 그런가 하고 문의를 했다. 그러자 그 흑염소 업자의 말이 원래 흑염소를 복용하면 초기에는 몸이 여기저기 아픈 현상이 일어나는데, 그 아픈 시기가 지나가고 나면 여러 군데 아프던 곳이 어느 날 씻은 듯이 사라지면서 몸이 좋아지게 될 것이니, 지금 중단하지 말고 흑염소를 한 마리만 더 복용하면 얼마 있지 않아 몸이 깨끗이 좋아질 것이라는 대답이었다. 그 말에 솔깃한 시어머니는 그 자리에서 흑염소를 한 마리 더 부탁했다.

그때쯤 며느리는 무언가 이상함을 느껴 혹시 본인이 먹고 있는 흑염소가 자신의 산후 회복을 더디게 하고 몸을 더 악화시키는 것이 아닌가 하는 생각이 들기 시작했다. 며느리는 그런 자신의 생각을 시어머니께 이야기했으나 시어머니는 그럴 리 없을 거라며 흑염소집에서 이제 한 마리만 더 먹으면 몸이 깨끗이 좋아질 것이라고 하니 마저 한 마리를 더 먹어보자고 했다. 시어머니의 말씀을 거역하지 못한 며느리는 마지못해 세 마리째 흑염소를 먹게 되었다.

세 마리째 흑염소를 복용한 지 얼마 되지 않아 드디어 큰 일이 벌어지고 말았다. 이제는 며느리의 몸이 쑤시고 아픈 정도를 지나 온몸의 관절이란 관절은 모두 벌겋게 열이 나고 붓기 시작했다. 예전과는 비교가 안될 만큼 극심한 통증이 손가락, 손목, 팔꿈치, 어깨, 척추, 고관절, 무릎 등 온몸에서 일어났다.

일이 이 지경에까지 이르자 며느리와 시어머니는 부랴부랴 병원을 찾았다. 병원에서는 혈액검사, X-선 검사, 소변검사 등 여러 가지 검사를 시행했으나 별다른 이상을 발견하지 못하고 다만 혈액검사에서 약간의 염증 소견만 찾아냈다는 것이었다. 병원에서 일단 치료를 해보자고 하여 며느리는 치료를 시작했다. 주사와 약 그리고 물리치료 등을 시행했다. 그러나 치료를 하여도 증세가 더 이상 악화되지는 않았지만 병이 좋아지는 기미 역시 나타나지 않았다.

일주일이 지나고 이주일이 지나도 마찬가지였다. 그리하여 며느리는 예전에 심한 산후 하혈로 고생하다 체질치료를 받아 완치된 적이 있는 친구의 소개로 여기를 찾아오게 되었다고 한다.

질병의 경과를 듣는 중에 그 환자의 체질을 짐작할 수 있었지만 정확성을 기하기 위하여 그 환자를 진찰 침대에 눕혀 진맥해 보았다. 역시 예상한 대로 금음체질의 맥이 나왔다. 금음체질이라면 며느리의 생각대로 자신이 복용한 흑염소 중탕이 병을 일으키는 주범이 되었던 것임을 금방 알 수 있는 일이었다.

"며느님의 체질은 금음이란 체질입니다. 금음체질이 흑염소를 먹게 되면 처음에는 힘이 나고 좋은 것 같은 느낌이 들지만 곧 여

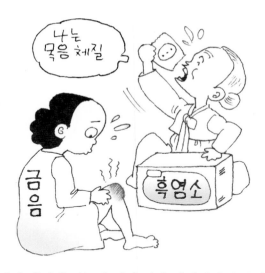

러 가지 병이 생기게 되는데 먼저 피가 탁해져서 온몸이 무겁고 쑤시고 아픈 증세가 옵니다. 그리고는 관절염 같은 증세가 오게 되는데 흔히 산후풍이라고 불리는 여러 종류의 신경통과 관절염도 이때 잘 걸리게 됩니다. 그뿐 아니라 여러 가지 피부의 염증과 알러지 현상이 오게 되어 난치성 피부염이 생기기도 하고 특히 탁해진 혈액은 혈전을 형성하여 심할 경우 간혹 뇌 속의 작은 혈관을 막아서 중풍을 일으키기도 합니다. 지금 며느님이 고생하고 있는 산후풍 증세 역시 흑염소가 맞지 않는 금음체질이 흑염소를 복용한 후혈액이 탁해져서 유발되는 전신 관절통증입니다. 이만하기 다행이지 중풍까지 왔더라면 어떡하려고 해로운 흑염소를 세 마리나 해먹였는지 정말 큰일날 뻔했습니다."

그러자 시어머니는 그것이 정말이냐고 재차 물어본다.

왜 그러냐니까 정작 시어머니 본인은 젊었을 때 출산 후 흑염소를 복용하고 나서 건강이 좋아지는 경험을 분명히 했다는 것이다. 그래서 잠깐 시어머니를 침대에 눕혀 진맥을 해보니 과연 시어머니는 목음체질의 맥이 나왔다.

"시어머니께서는 목음체질이신데 목음체질은 흑염소가 몸에 맞는 체질입니다. 그러니까 산후에 흑염소를 복용하셨다면 몸이 좋아지는 것은 당연한 결과입니다."

옆에서 가만히 듣고 있던 며느리가 묻기를 본인은 흑염소를 복용하고 나서 몸이 더 나빠지는 것을 확실히 경험했는데, 왜 주위의 여러 사람들은 산후에 흑염소를 먹으면 좋다고들 하는지 그 이유를 모르겠다며 궁금해한다.

"사람에 따라 출산이나 큰 수술 등을 하고 난 후 몸이 허약해졌을 때 흑염소를 해먹으면 몸이 좋아져서 건강이 빨리 회복되는 체질이 있습니다. 그런 사람들은 자기 자신이 흑염소를 복용하고 나서 큰 효과를 보니까 사람마다 체질이 다르다는 사실은 모른 채 남에게도 흑염소가 무조건 좋은 것으로 착각하게 됩니다. 그러니 그런 사람들은 자연히 주위에 있는 사람들에게도 흑염소가 좋다고 권하게 되고, 그런 연유로 산후에는 흑염소를 해먹으니까 좋더라 하는 이야기가 생겨난 것입니다. 산후나 큰 수술 후 몸이 허약할 때 흑염소를 해먹게 되는 경우에, 그 사람의 체질이 다행히 흑염소가 맞는 체질이라면 흑염소의 효과를 보겠지만 그 사람의 체질이 흑염소가 맞지 않는 체질이라면 효과는커녕 건강이 더욱 악화되어 몸 여기저기에 아픈 곳이 더 많이 생기게 되는 것입니다."

설명을 마치자 시어머니는 자신이 잘못하여 며느리의 몸을 악화시켜 놓았다며 몇 번이고 후회하는 말을 했다. 이왕 벌어진 일이니 지금 와서 후회한들 무슨 소용이 있겠는가.

"며느리의 몸이 나빠지라고 일부러 그러신 일도 아니고 시어머니께서도 모르고 하신 일인데 어쩌겠어요. 며느님의 체질을 알았으니 이제 후회의 말씀은 하지 마시고 앞으로 조심하시면 됩니다. 며느님의 병은 흔히 말하는 '산후풍'인데 고치기 어려운 병도 아니니 치료하면 잘 회복될 수 있습니다. 걱정 마시고 치료를 해보도록 하세요."

그 말을 듣고서야 시어머니는 밝은 표정을 지으며 안도하였다. 치료 기간은 대충 두세 달 정도 걸리는데 계속 한약을 복용하면서 침치료를 받으러 다닐 수 있는지 물어보았다. 환자분이 말하기를 지금 자신의 몸 상태로는 살아 있어도 살아 있다고 할 수 없을 정도이니 자기 몸이 깨끗이 완치만 된다면 6개월 아니 1년이라도 치료를 받으러 다니겠다고 굳은 의지를 보였다.

치료에 들어갔다.

금음체질의 혈액을 맑게 하고 관절염을 치료하는 침을 놓고 체질에 맞는 한약을 처방했다. 다음 날 내원한 환자에게 경과를 물어보니 관절 아픈 것이 조금 나은 것 같기도 하고 그대로인 것 같기도 하여 잘 모르겠다고 했다. 계속 금음체질에 관한 치료를 했다. 이틀째 역시 환자는 별 다른 변화를 느끼지 못하겠다고 했다. 삼일 째, 드디어 환자는 관절에서 열이 나고 붓는 것이 예전보다 덜해졌다고 했다. 통증도 많이 줄었고 무엇보다도 아침에 일어나서 온몸이 부서질 것처럼 아프고 뻣뻣하던 관절이 훨씬 덜하다고 좋아했다.

좋아하는 환자에게 금음체질에 관한 체질표를 주고 나서 표에 적힌 대로 음식과 일상생활을 꼭 지킬 것을 당부했다. 나의 체질에 해로운 것이 이렇게 많으냐고 하면서 환자는 놀라는 표정을 짓는다. 음식을 지키기가 어렵겠느냐고 물으니 몸이 좋아진다면 이까짓 음식 가리는 것쯤은 아무것도 아니라며 잘 지키겠다고 대답했다.

과연 그 환자는 지시한 대로 금음체질에 관한 체질음식을 잘 가렸다. 환자를 치료하다 보면 그 환자분이 지시사항을 잘 따르는지 잘 따르지 않는지를 정확히 알 수 있다. 이상하게도 느리게 낫거나 잘 낫지 않을 때 환자에게 자세히 물어보면 거의가 체질에 관한 지시사항을 잘 지키지 않는다는 것을 금방 알 수 있다. 반면에 오래도록 치료를 해야 할 질병이 의외로 속히 치료가 될 때는 예외 없이 그 환자분이 체질에 관한 지시사항을 철저히 잘 지킨 경우이다.

이 환자의 경우도 애초에 두세 달 정도를 치료기간으로 잡았으나 치료를 시작하고 나서 한 달 반이 경과되자 깨끗이 완치되어 버렸다. 물론 하루도 빠지지 않고 열심히 치료를 받은 것과 한번도 거르지 않고 열심히 한약을 복용한 것도 환자의 병을 조기에 완치시키는 데 큰 도움이 되었던 것이 사실이지만 무엇보다도 환자 자신이 체질에 관한 지시사항을 철저히 지켰기 때문에 그렇듯 빠른 치료가 이루어질 수 있었던 것이다.

체질 치료는 질병만 치료되는 것이 아니다. 그 환자의 모든 건강 상태가 모두 좋아지는 것이 체질 치료이다. 이 환자는 산후풍뿐만 아니라 오래된 편두통으로 몇 년을 고생하고 있었는데 체질 치료와 체질음식요법을 시행하고 난 후 그렇게 자신을 오래도록 괴롭혀 왔던 편두통도 저절로 사라졌다며 신기해했다. 그것은 신기한 것이 아니고 체질 치료에서는 그렇게 되는 것이 당연한 것이며 그렇게 되지 않으면 오히려 이상한 일이라고 말해 주었다. 그렇지만 본인의 체질에 나쁜 음식이나 약을 많이 섭취하게 되면 언젠가는 편두통과 산후풍이 재발하게 될 것이니 병이 나았다고 방심하지 말고 계속 조심하라고 당부하면서 치료를 끝마쳤다.

해설____

　3대 독자 집안에 떡두꺼비 같은 손자를 낳아준 며느리에게 해로운 것을 먹여서 며느리의 몸을 더 아프게 할 시어머니가 이 세상에 어디 있겠는가. 앞에 예를 든 경우는 며느리의 체질을 몰랐기 때문에 시어머니의 며느리에 대한 사랑이 오히려 며느리의 건강을 해친 결과가 되고만 경우이다. 그 정도에서 흑염소를 그만 먹기 다행이지 흑염소 업자의 말만 믿고 계속 먹었었다면 큰일을 당할 뻔했다.

　금음체질이 흑염소를 먹게 되면 초기에는 몸이 좋아지는 듯, 힘이 나는 듯하다가 나중에는 여기저기 온몸이 신경통, 관절염처럼 아프고 더 나아가 위장장애와 알러지 질환, 피부병 등이 오며 심한 경우 천식과 당뇨, 중풍 등을 일으키기도 한다. 그뿐 아니라 여러분은 이해하기 어렵겠지만 금음체질에서는 흑염소 과다 복용이 원인이 되어 유방암이나 대장암 또는 자궁암 등이 유발되기도 한다.[5] 이 얼마나 무서운 일인가. 이런 사실을 모르고 누구나 단순히 출산 후에는 흑염소가 좋다느니, 수술 후나 몸이 허약할 때에는 흑염소가 좋다느니, 여자에게는 흑염소가 제일이라느니, 손발이 차가운 사람에게는 흑염소 이상 없다느니 하는 엉터리 지식이 난무하는 것이 요즈음 현실이다. 왜 이런 잘못된 지식들이 사람들을 현혹하고 있는 것일까? 그것은 체질에 관한 무지 때문이다.

　흑염소는 그 성질이 온열(溫熱)한 육고기다. 그러므로 여덟 가지

---

5) 유방암과 대장암은 유전적인 면과 독성 물질도 영향을 주지만 대부분 금음체질이 과다한 육식을 한 결과로 발생한다. 금음체질이 아닌 다른 체질에서는 유방암과 대장암의 발생률이 낮은 편이다.

체질 중에서 토음체질, 토양체질, 금음체질, 금양체질에서는 흑염소가 몸에 전혀 맞지 않고 오히려 병만 일으킬 뿐이다. 흑염소가 맞는 체질은 수음체질, 수양체질, 목음체질, 목양체질뿐인 것이다. 그러나 흑염소가 맞는 수음, 수양, 목음, 목양체질에서도 흑염소를 단순히 고기로 먹었을 때는 흑염소가 몸에 좋게 작용하지만 동네 흑염소집에서 흑염소를 중탕해서 복용하면 오히려 몸에 맞지 않는 것을 흔히 경험하게 된다.

그 이유는 흑염소집에서는 흑염소 중탕을 만들 때에 '십전대보탕'이라는 한약을 넣어서 만들게 되는데 이 약이 문제를 일으키기 때문에 흑염소가 맞는 체질도 십전대보탕을 넣은 흑염소 중탕을 먹고서는 탈이 잘 나게 되는 것이다. 즉, 십전대보탕이라는 약은 목양체질에는 전혀 맞지 않는 해로운 약이며 목음체질에서도 소화장애 등을 일으키기가 쉽다. 또한 십전대보탕 안에 들어가는 숙지황이라는 약은 수음, 수양체질에게는 맞지 않아 탈을 일으키기가 쉬우니 이래저래 흑염소 안에 넣는 십전대보탕이라는 약은 흑염소가 맞는 체질에게도 흑염소의 효과를 안 좋게 만드는 원인이 되는 것이다.

그러니 실제로 흑염소 중탕을 먹고 나서 몸이 좋아지는 사람은 목음체질과 수양체질 중에서 소화기능이 좋은 몇 사람 밖에는 없는 것이다. 전체적으로 보아 10명을 기준으로 할 경우에 그 중 1~2명 정도는 흑염소를 복용하고 나서 몸이 좋다는 것을 느낄 수 있을 것이고, 3~4명 정도는 흑염소를 복용하고 나서도 먹은 둥 만둥 아무런 표가 없을 것이며, 나머지 5명 정도는 해롭게 작용하는데 그 해로움이 당장 나타나는 것이 아니고 서서히 나타나기 때문에 잘 느끼지 못하고 있을 뿐이다.

그러면 십전대보탕을 넣은 흑염소가 가장 해롭게 작용하는 체질은 어느 체질일까? 그 해로움을 가장 많이 받는 체질은 당연히 금양체질, 토양체질, 토음체질이 된다. 금양체질은 십전대보탕을 넣은 흑염소를 복용하면 금방 위장장애나 두통 또는 열이 오르는 느낌 등의 거부반응이 온다. 토양체질, 토음체질의 경우에는 위장장애 없이 두통, 상열감, 무력감 등이 오기 쉽다.

그러나 금양, 토양, 토음체질의 경우에는 본인들이 흑염소 중탕을 복용하여 보면 그 해로움을 이내 경험할 수 있으므로 저절로 거부하여 흑염소를 복용하지 않게 된다. 즉 금양, 토양, 토음체질에서는 그 체질의 특성상 흑염소 중탕을 오래 복용할 수가 없기 때문에 장기적으로 복용하여 큰 질병을 불러들이는 경우가 좀처럼 드물다는 것이다. 그런 이유 때문에 흑염소가 제일 문제가 되는 체질은 금음체질이 된다. 금음체질이 흑염소를 복용하고 나면 초기에는 별 부작용이 없이 아무렇지도 않은 경우도 있고 혹은 몸이 좋아지는 느낌이 일시적으로 들기도 하는데, 그런 느낌 때문에 오래도록 계속 복용하게 되어 나중에는 크게 몸을 상하게 된다.

금음체질이 흑염소를 과다 복용하여 초래하는 질병은 너무나 많다. 앞에서 예를 든 산후풍뿐만 아니라 위장병, 피부병, 비만, 알러지 질환, 고지혈증, 고혈압, 당뇨, 중풍, 관절염, 신경통, 간염, 협심증, 류머티스, 근무력증, 파킨슨씨병, 치매, 천식, 유방암, 대장암 등 많은 병들을 일으키고 있다. 진료실에서 진료를 하고 있으면 하루에도 몇 명씩이나 이런 경우를 접하게 된다. 유감스럽게도 정작 병이 생긴 본인들은 자신의 질병이 흑염소를 복용한 것 때문에 유발되거나 악화되었다는 사실을 대부분 모르고 있다.

흑염소에 관한 잘못된 지식들은 흑염소를 복용하고 효과를 본

몇몇 사람들이 다른 사람들의 체질이 본인과 서로 다르다는 것은 모른 채 '내가 흑염소를 복용하니까 이렇게 좋으니 너도 한번 복용해 보라'는 식으로 잘못 권유하는 데서 시작된 것이다.

여러분은 혹시 '40대 이후에 흑염소를 먹으면 중풍이 잘 오니 조심해야 한다'는 말을 주위에서 들어 본 일이 있을지도 모른다. 또 그와 같은 뜻으로 '흑염소를 복용하려면 30대에 해야 한다'는 말도 들어보았을지도 모른다. 이 모든 말들은 사람들이 체질이란 것을 모르니까 아무렇게나 이야기하는 잘못된 말들이다. 왜 이런 말들이 생겨나게 되었을까?

위에서도 언급했다시피 흑염소를 복용하고 나서 몸이 좋아지고 건강이 회복될 수 있는 사람은 10명에 고작 1~2명 정도이다. 나머지 대부분의 사람들은 효과가 없거나 몸이 더 나빠진다. 흑염소가 해로운 이런 사람들이 흑염소를 복용하게 되었다고 가정해 보자. 흑염소가 해로운 체질의 사람이라도 만일 10대나 20대에 흑염소를 복용하게 된다면 그 사람은 흑염소의 해로운 영향을 심하게 받지는 않는다. 그 이유는 10대나 20대의 한창 나이에서는 자기 몸에 해로운 것이 들어와도 그것을 이겨내는 힘이 아직 몸에 강하기 때문에 흑염소의 해로운 기운을 어느 정도 극복하여 이길 수 있는 것이다.

그러나 30대에 들어서면 자기 몸에 해로운 것을 이겨내는 힘이 떨어지기 시작하게 되므로 흑염소를 복용했을 때 그 해로움이 몸에서 눈에 띄게 나타나기 시작한다. 더 나아가 40대에는 자기 몸에 해로운 것을 이겨내는 힘이 현저히 떨어지므로, 예로부터 흑염소를 복용한 후 중풍 같은 병에 바로 걸리게 되는 경우가 자주 일어났다. 그런 연유로 40대 이후에 흑염소를 복용하면 중풍에 걸리기 쉬우니 조심해야 한다는 말이 생겨난 것이다.

즉, 흑염소가 해로운 체질의 사람은 언제 흑염소를 먹어도 그것이 해로운데 젊을 때일수록 그 해로움을 이겨내는 힘이 강하므로 해로운 표시가 덜 나게 되고 나이가 들면 그만큼 그 해로움을 이겨내는 힘이 약해져서 흑염소의 해로움이 몸에 바로 나타나게 된다. 그런 원리를 알 리 없는 일반 사람들이 40세가 넘으면 흑염소를 복용하지 못한다고 생각하여 체질에 맞지 않는 흑염소를 20대나 30대에 서둘러 복용하여 건강을 망치고 병을 불러들이는 것을 보고 있노라면 그 답답한 마음을 견줄 데가 없다.

더군다나 흑염소를 복용하고 나서 여기저기가 아프고 여러 부작용이 나고 있는데도 나이 들면 흑염소를 못 먹는다고 미련하게 계속 먹기를 고집하는 사람들을 보면 할말을 잃게 된다. 게다가 몸에 해롭다고 분명하게 가르쳐 주었는데도 비싼 돈을 주고 만들어 놓은 흑염소이니 그것이 아깝다고 계속 복용하여 병을 불러들이는 사람들을 보면 만물의 영장이라는 인간의 어리석음이 이렇게까지 깊을 수가 있는지 한탄하게 된다.

반면에 흑염소가 몸에 좋은 목음, 목양, 수음, 수양체질의 경우에는 나이에 관계없이 어느 때나 먹어도 좋은 것이 흑염소이니 이런 체질들은 나이 들면 흑염소를 먹지 않는 것이라며 먹기를 거부하는 잘못을 범하지 말아야겠다.

단, 이때 조심할 것은 절대로 동네 흑염소집에서 십전대보탕이라는 약을 넣고 흑염소 중탕을 만든다든지 생강이나 대추 같은 것을 닥치는 대로 아무거나 넣고 중탕을 만든다든지 해서는 안된다는 것이다. 흑염소가 몸에 맞는 체질이라도 자기 체질에 맞지 않는 약재를 넣어서 흑염소 중탕을 만들면 부작용이 나기 쉽다.

　그러니 자기 체질을 올바르게 알고 그 체질에 맞게 정확히 처방
된 약재를 넣어서 흑염소 중탕을 만들어야 한다. 그렇게 하지 않을
바에야 차라리 흑염소 불고기처럼 흑염소를 직접 먹는 것이 오히
려 몸에 더 좋다.

　결론적으로 흑염소는 금음, 금양, 토음, 토양체질에게는 맞지 않
으니 그런 체질을 가진 사람들은 아예 복용하지 않도록 한다. 특히
금음체질은 흑염소를 복용한 후 일시적으로 몸이 좋아진다고 계속
복용하다가는 큰 병이 오기 쉬우니 조심해야 한다. 목음, 목양, 수
음, 수양체질에서는 흑염소가 몸에 좋게 작용을 한다. 그러나 함
부로 아무 약이나 넣어 중탕을 만들지 말고 반드시 자기 체질과 몸
의 증상에 맞게 정확히 처방한 약을 넣어서 중탕을 만들도록 한다.

　요사이는 농협과 연계하여 농민들이 기업형으로 흑염소 중탕을
만들어 판매하기도 하는데 그런 것들을 구입하기에 앞서서 먼저
자신의 체질을 정확히 알아야 한다. 그리고, 판매하는 흑염소 중
탕 안에 어떤 것이 첨가되어 있는지 정확히 살펴본 후 그것이 자기
체질과 맞으면 구입을 결정해야지, 섣불리 건강식품이라고 선뜻
구입을 했다가는 그것을 복용한 본인이나 가족들이 큰일을 당하기
쉬우니 조심해야 한다.

　흑염소를 복용하는 중에 몸이 아프거나 무겁거나 좋지 않은 반
응이 올 때에는 대부분 흑염소가 몸에 맞지 않는다는 신호이므로
계속 복용하지 말고 건강이 더 악화되기 전에 우선 자신의 체질부
터 확인해 보아야 한다.

　건강의 비결은 좋고 비싼 보약에 있는 것이 아니라 자신의 체질
을 정확히 아는 것에 있다는 것을 명심하자.

장어와 양기부족

장어는 일반 사람들에게 스태미나 식품으로 알려져 있다. 많은 사람들이 장어는 기력을 보충하고 특히 남자들의 양기를 돋우는 데 효과가 좋은 것으로 생각하고 있다. 그래서 남자들이 몸이 허약하거나 정력이 부족하여 고민일 때 보통 손쉽게 장어를 구하여 복용하게 된다. 장어가 양기를 돋운다는 말이 사실일까? 만일 그것이 사실이라면 모든 남자들이 장어를 복용하게 되면 몸이 건강해지고 양기가 좋아지는 것일까? 그렇지가 않다. 장어도 그것을 복용하는 사람의 체질에 맞지 않으면 오히려 건강이 악화되고 양기가 더욱 떨어지는 반대 작용이 일어난다는 것을 알아야 한다. 진료실에서 있었던 많은 사례들 중 한 가지만 예를 들어보자.

사례 ____

어느 날 30대 후반의 부부가 진료실을 찾았다. 남편이 말하기를 지난 1~2년 사이에 눈에 띄게 자신의 체력이 저하됨을 느꼈는데, 특히 양기가 약해져서 요 근래 몇 달 사이에는 예전과는 달리 한 달에 한두 번 성관계를 가지는 것도 힘들고 귀찮게 생각되며 성관계 후에는 극심한 피로를 느낀다고 했다. 그뿐만 아니라 어쩌다 가지는 아내와의 성관계 시에도 좋다는 느낌은 거의 없고 사정을 할 때에도 통증 비슷한 불쾌한 느낌이 든다고 했다. 거기다가 날이 갈수록 조루 증세도 심해져서 아내의 불만이 보통이 아니라고 했다.

그러자 부인이 말하기를, 어느 때인가부터 남편이 매사에 피곤해하고 항상 무기력하며 일상생활에 아무 의욕도 없어 보인다고 했다. 아침에도 늦도록 잘 일어나지 못하는가 하면 저녁에는 저녁밥을 먹기가 무섭게 잠을 자면서도 하루종일 피로하다는 소리를 입에 달고 다닌다고 했다.

부인은 남편이 1~2년 전부터 피로를 호소하기 시작하면서 남편의 양기가 조금씩 약해지는 것을 느끼자, 어디서 들었는지 남자들의 양기부족에는 장어가 좋다며 민물장어를 구하여 집에서 직접 탕으로 만들어 남편에게 날마다 두 그릇씩 마시게 했다. 그렇게 정성을 기울이기를 몇 달. 매일 그렇게 민물장어를 복용시켜도 남편에게서는 아무런 반응도 없었다. 더군다나 남편이 장어를 복용하기 전보다 장어를 복용하고 난 후 몸이 더욱 피로하고 안 좋아졌다고 말하자 부인은 마음이 불안해졌다. 남편이 단순히 몸이 허약한 것이 아니고 몸 어딘가에 큰 병이 있어서 피로와 허약과 양기부족이 오는 게 아닐까? 하고 생각되어졌기 때문이었다.

그래서 모처럼 돈을 들이고 시간을 내어서 시내의 큰 병원에서 정밀 종합검사를 받아보았다. 그러나 결과는 혈압이 약간 낮을 뿐 큰 이상은 없다는 것이었다. 남편의 몸에 큰 이상은 없다니 한편으로는 다행스럽기도 했지만, 한편으로는 그러면 도대체 무엇 때문에 남편의 몸이 그렇게 안 좋은지 의문스럽지 않을 수 없었다. 더군다나 남자 몸에 좋다는 장어를 몇 달이나 연이어 복용을 시켜도 몸이 더 안 좋아졌다니 부인으로서는 알 수 없는 노릇이었다.

'왜 그럴까?' 하고 이런저런 의문을 품던 부인은 남편이 복용했던 장어가 자연산이 아니라 양식한 것이어서 효과가 없었던 것이 아니었을까 하고 생각하게 되었다. 그런 생각을 하자 이번에는 좋은 자연산 장어를 구해서 남편에게 한번 달여 먹여 주고 싶었다. 그래서 아주 비싼 값을 치르고 특별히 부탁하여 자연산 민물장어를 어렵게 구해 남편에게 먹였다.

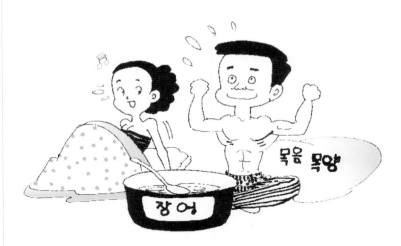

그러나 남편은 자연산 민물장어를 한 달이나 복용했는데도 불구하고 몸이 좋아졌다는 아무런 효과도 느끼지 못했다. 마침내는 민물장어를 복용하는 중에 몸이 더욱 무겁고 피곤해질 뿐 아니라 장이 점점 나빠져서 매일 서너 번씩 대변을 보며 배가 아프고 설사를 하게 되었다. 설사는 쉽게 그치지 않았고 특히 육식을 하거나 밀가루 음식을 먹고 나면 더욱 설사가 심해졌다.

　장이 안 좋아지니까 체력도 더욱 떨어져서 더더욱 양기가 말이 아니었다. 최근에는 삶에 대한 아무런 의욕도 생기지 않고 양기부족뿐 아니라 발기부전 현상까지 오게 되어 고민하던 차에 주위 사람들의 소개로 이렇게 찾아왔노라고 말한다.

　진찰 침대에 눕혀 진맥을 해보니 맥이 정확하게 나오지 않았다. 그래서 첫날에는 목음체질의 침치료를 하고 체질 감별약을 처방하고는 경과를 잘 살펴보라고 하였다. 그 다음 날 내원한 환자분이 말하기를 어제와 오늘 아침 사이에는 대변이 더욱 물러져서 설사가 심하고 피로가 많이 오고 잠이 깊이 들지 않았다고 한다.

　다시 진맥해 세밀히 맥을 관찰하고 난 후 금음체질의 침치료를 하고 체질 감별약을 처방하였다. 그랬더니 그 다음 날 환자분이 내원해서 말하기를 약간 좋아진 것 같은데 기분인지 진짜로 좋아진 것인지 잘 모르겠다고 한다. 그래서 다시 한번 금음체질의 치료를 하고 나니 다음 날에는 많이 좋아졌다며 설사도 덜해지고 피로도 덜 느끼고 몸도 조금 가볍다고 말을 한다. 금음체질로 확인된 것이다.

　"여태까지 먹은 민물장어는 전부 손해만 봤군요. 민물장어는 환자분의 체질인 금음체질에는 맞지 않습니다. 금음체질이 민물장어를 복용하게 되면 건강이 더욱 안 좋아질 뿐만 아니라 양기도 더 약해지게 됩니다. 1~2년 전 환자분이 처음에 몸이 허약해짐을 느꼈을 때 본인의 체질을 정확히 알고 자기 체질에 맞게 약을 잘 썼더라면 벌써 건강이 좋아져서 이런 고생을 하지 않아도 되었을 텐데 자기 체질에 맞지 않는 민물장어를 과다하게 오래도록 복용해서 몸이 계속 나빠지고 양기도 바닥난 지경에 이른 겁니다. 지금까지 먹은 것이야 지금 와서 어쩔 수 없는 일이지만 이제부터라도 민물장어는 절대로 먹으면 안 됩니다."

어리둥절해진 환자와 부인은 눈을 동그랗게 뜨며 놀란 표정으로 물어본다.

"민물장어를 먹어서 더 몸이 나빠졌다고요?"

"네, 그렇습니다."

"비싼 값을 치르고 자연산 민물장어를 먹었는데도요?"

"환자분의 체질에는 양식장어도 나쁘지만 자연산 장어는 더욱 나쁩니다."

"네? 어떻게 그럴 수가 있죠?"

"장어가 몸에 좋은 체질에게는 장어를 복용했을 때에 물론 자연산 장어가 양식장어보다 훨씬 효과가 좋습니다. 그것은 자연산 장어가 양식장어보다 그 기(氣)가 강하기 때문입니다. 그러나 장어가 해로운 체질에게는 반대로 기(氣)가 강한 자연산 장어가 양식장어보다 더욱 해롭게 작용합니다. 어느 것이나 좋은 것일수록 그것이 맞는 체질에서는 더 좋은 효과가 나지만 맞지 않는 체질에게는 해로움이 더 심해지는 법입니다."

설명을 마치고 금음체질에 관한 표를 환자에게 주면서 민물장어 외에도 가릴 것이 많이 있으니 빨리 몸이 회복되고 싶으시면 해로운 음식과 약을 열심히 가릴 것과 금음체질에 좋은 음식을 많이 섭취하도록 부탁했다.

그 후로 그 환자는 금음체질에 관한 한약을 복용하면서 치료를 꾸준히 받았다. 열흘 후에는 대변이 아주 좋아져서 하루에도 몇 번씩 화장실에 다니던 것이 아침 식전에 정확히 한 번 쾌변을 본다고 했다. 무기력과 피로도 점점 좋아졌다.

다른 것은 빨리 좋아졌지만 양기는 빨리 돌아오지 않고 서서히 좋아져서 석 달간을 금음체질에 관한 약을 복용하고 나서야 예전처럼 정상적으로 회복되었다. 환자의 조루증세는 'G.S. 산'[6]이라는 조루 치료제로 치료했다. 환자분이 부끄럽게 웃으면서 말하기를 얼마 전에 몸이 좋지 않을 때에는 '이제 좋은 시절은 다 갔나보다' 하고 생각했었는데 지금은 한참 때인 이십대 초반의 상태로 몸이 돌아온 것 같다며 양기도 양기지만 무엇보다 일과 생활에 의욕이 생겨서 기쁘다고 했다.

양기란 것은 몸이 좋아지면서 즉 오장육부가 조화롭게 서로 협조하며 원활히 그 영위기능을 잘 이루어나갈 때에 그 잉여 에너지가 모여서 생기는 것이다. 그러니 몸의 전반적인 건강이 모두 회복되고 난 연후에는 저절로 돌아오게 되어 있다. 그런 원리를 모르고 사람들은 '무엇무엇이 양기를 돋우는 데 좋다더라'면서 이것저것 체질에 맞지 않는 것들을 무작정 먹고서는 양기가 더 떨어지고 병이 더 생기는 것이다.

한마디로 양기를 돋우는 약이나 음식은 정해진 것이 없다. 없어서 없는 것이 아니라, 각 체질마다 몸을 좋게 하고 양기를 돋우는 역할을 하는 음식과 약이 틀리니 먼저 자기 체질을 알아야 하는 것이다.

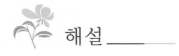 해설 ____

민물장어는 우리나라 개천 어느 곳에서나 널리 자생하던 물고기

---

6) 본원에서 개발한 조루 치료제임.

였으나 요즈음은 오염이 심해지면서 자연적으로 서식하는 곳도 많이 줄어들었다. 특히 민물장어는 남자들의 양기를 돋우는 데 좋은 효과가 있는 것으로 사람들에게 알려져 있어서, 그나마 여태까지 오염되지 않고 있던 몇몇 민물장어 서식지들도 사람들에 의해 파괴되고 남획되어 이제는 자생하는 민물장어를 찾기가 점점 어려워졌다. 그래서 자연산 장어를 찾기가 힘든 요즈음은 대부분 민물장어를 양식하여 판매한다. 민물장어는 과연 소문대로 남자의 양기를 돋우는 강장 효과가 있는 것일까?

결론부터 이야기하면 민물장어를 복용한 후 그런 효과가 있는 사람도 있고 전혀 효과가 없는 사람도 있다. 오히려 양기가 더 약해지고 몸이 더 안 좋아지는 사람도 있다. 그런 차이는 그 사람의 체질에 연유한다. 민물장어를 복용하는 사람의 체질에 따라 그 사람이 민물장어가 맞는 체질이면 건강도 증진되고 양기도 좋아지게 되나 민물장어가 맞지 않는 체질이면 건강이나 양기가 좋아지는 것이 아니라 오히려 조금 남은 양기마저 고갈되고 건강이 더욱 나빠지는 것이다.

민물장어는 폐와 대장의 허약을 돋우는 효과가 있다. 그래서 목음체질, 목양체질에는 아주 좋고 수음체질, 토양체질에도 비교적 좋은 편이다. 그러나 금음체질, 금양체질, 수양체질, 토음체질에는 초기에는 별 반응이 없지만 오래 복용하면 할수록 해로움이 나타난다. 금음체질에는 많이 해롭다.

사람들 특히 남자들은 정력제에 대해 잘못된 생각을 가지고 있다. 마치 어떤 특정 식품이나 어떤 특정한 약이 정력을 돋우는 효과가 있는 것처럼 생각하고 있는 것이다. 그러나 이런 생각은 크게 잘못된 것이다. 먼저 최음제라는 약을 예로 들어보자. 최음제란

말 그대로 성적 흥분을 촉진시키는 약을 말하는데 건강한 사람은 전혀 필요가 없는 약이다. 최음제를 사용할 정도의 사람은 자기도 모르는 사이에 전체적인 건강이 나빠져 있고 정력이 약화되어 있는 상태인 것이다.

건강이 좋지 않은 사람이 양기가 약하다고 최음제를 사용하게 되면 그나마 조금 남아 있던 힘과 정력을 일회용의 성관계에 죄다 끌어다 써버리는 결과가 오게 된다. 그러므로 최음제를 복용했을 당시에는 일시적으로 양기가 솟아나는 듯하다가 그 후에는 예전보다 더 양기가 떨어지게 되고 만다.

이런 일시적인 최음 효과가 나는 약은 한약으로는 양기석(陽起石)이 대표적이고 양약으로는 성호르몬제가 대표적이다. 최음제는 쓰면 쓸수록 사람의 진기(眞氣)가 고갈되어 건강은 점점 악화되고 생명도 단축되게 되니 주의하지 않으면 안된다.

근래에 화제가 되고 있는 '비아그라'라는 약에도 문제가 많다. 그 약은 건강의 증진 없이 일시적으로 성관계만 가능하게 만들어 주는 작용을 하여 자주 사용하다 보면 체력은 더욱 약화되고 건강은 점점 더 나빠지게 된다. 당뇨, 고혈압, 중풍 환자나 또는 몸이 약하여 양기가 떨어진 사람들은 자신의 몸에서 잉여 에너지가 모자라 양기가 저절로 생기지 않을 정도로 건강이 안 좋다는 것을 뜻하는데, 이럴 때 '비아그라'를 사용하여 일시적인 성관계를 가지게 된다면 성관계 중에 건강의 균형이 무너져서 생명이 위험해질 수도 있고 또한 성관계 이후에도 건강은 더더욱 나빠지게 된다.

'비아그라'를 복용하고 성관계를 가지다가 사망하는 경우는 거의가 그런 경우이다. 모름지기 양기란 건강의 잉여 에너지로 저절로 생성되어야 하는데 '비아그라'는 일시적으로 성관계만 가능하게 해주니 그 부작용이 없을 수가 없는 것이다.

최음제 외에 정력제라고 하여 먹으면 건강이 증진되고 양기가 좋아진다는 음식과 약에 대해 알아보자.

대부분의 사람들은 양기를 돋우는 음식과 약에 대하여서도 역시 잘못된 생각을 가지고 있다. 가령 민물장어가 양기를 돋우는 효과가 있다고 하면 민물장어가 마치 성욕을 촉진시키고 생식기 기능의 허약을 돋우는 성분을 많이 함유하고 있는 것으로 착각하는 것이다. 그러나 그렇지 않다. 민물장어가 성욕을 촉진시키고 약해진 생식기능을 돋우기 때문에 양기가 좋아지는 것은 절대로 아니라는 것이다. 그러면 왜 민물장어가 정력에 좋다는 말이 있는 것일까? 사람들이 잘못 알고 있는 것일까? 거기에는 그럴 만한 이유가 있다.

모든 체질에는 각자의 체질에 따라 선천적으로 타고난 허약한 장기가 있는데, 그 허약한 장기를 도와주면 그 체질의 약한 부분이 보충되어 오장육부가 서로 조화롭게 균형을 이루게 된다. 이런 오장육부의 조화로운 균형이 인체의 건강을 증진시키게 되는데, 그런 건강 증진 상태가 잉여 에너지를 충만시키고 그 잉여 에너지가 모여서 양기가 좋아지는 형태로 표출되는 것이다.

그러므로 폐와 대장이 선천적으로 지나치게 약한 편인 목음체질, 목양체질이 민물장어를 복용하게 되면 자신의 약한 부분이 보충되어져서 전체적인 건강이 증진되므로 잉여 에너지가 충만 되어 양기가 좋아지는 효과로 나타나는 것이다. 반대로 폐와 대장이 선천적으로 지나치게 강하여서 항상 문제인 금음체질과 금양체질이 민물장어를 복용하게 되면, 오장육부의 전체적인 균형이 더욱 어긋나게 되어 건강은 점점 더 나빠지고 양기 또한 더 떨어지게 되어 있다.

　이런 원리는 사람의 정력에 좋다는 모든 식품이나 약에 적용된다. 그래서 어떤 사람은 이것을 먹으면 건강이 좋아지고 정력이 솟아나며 어떤 사람은 저것을 먹으면 건강이 좋아지고 정력이 솟아나게 되는 것이다. 일반적으로 금음체질과 금양체질은 조개류와 전복류를 섭취하면 정력이 좋아지고 목음체질과 목양체질은 녹용, 보신탕, 장어 등을 섭취하면 정력이 좋아지고 수음체질과 수양체질은 인삼과 꿀 등을 섭취하면 정력이 좋아지고 토음체질과 토양체질은 새우, 해삼, 돼지고기 등을 섭취하면 정력이 좋아진다.

　무엇무엇을 먹으니까 정력이 좋아지더라는 남의 말만 믿고 이것저것을 먹다가 건강도 나빠지고 양기도 더욱 고갈되는 어처구니없는 일들이 우리 주위에서는 많이 일어나고 있다. 자기 체질에 맞지 않는 것들을 섭취했을 때 그 부작용은 서서히 나타나기 때문에 본인이나 가족들은 전혀 그 원인을 눈치채지 못하게 된다.

　앞에서 예를 든 경우도 남편이 피로하다 하여 체질에 맞지 않는 민물장어를 해먹임으로써 건강이 더 악화되고 양기도 더 떨어진 경우이다. 민물장어가 해로운 체질은 양식 민물장어보다 자연산 민물장어가 더 해롭게 작용한다. 그것은 인삼이 해로운 체질은 그보다 약효가 뛰어난 산삼이 더 해롭게 작용하며 녹용이 해로운 체질에는 좋은 녹용일수록 더 몸에 해롭게 작용하는 것과 같은 원리이다. 자신의 체질이 장어가 해로운 체질인데도 장어를 먹었더니 별 부작용이 없더라 하는 경우가 있는데 이는 그 장어는 질이 떨어지는 양식 장어라는 것을 뜻한다.

　좋은 제품일수록 맞는 체질에는 뛰어난 효과가 있지만 맞지 않는 체질에는 그만큼 부작용도 크고, 반면에 질이 떨어지는 제품일수록 맞는 체질에도 조금밖에 효과가 없고 맞지 않는 체질이라도 부작용이 작다고 하겠다.

민물장어이든 바다장어이든 기(氣)가 강하고 약한 차이는 있겠지만 장어의 효능은 비슷하다. 민물장어와 거의 효능이 같은 것으로는 미꾸라지와 메기 등의 생선이 있다. 장어와 더불어 미꾸라지와 메기 등은 모두 대장과 폐 계통의 허약을 돋우는 식품이므로 목음체질, 목양체질, 수음체질, 토양체질에는 효과가 좋고 금음체질, 금양체질, 수양체질, 토음체질에는 해로울 뿐이다. 필자는 그 동안에 민물장어를 복용하고 난 후 고혈압이 생기고 중풍이 걸리고 대장염이 생기고 몸이 허약해지는 많은 사례를 관찰하였다.

왜 우리나라 사람들은 예로부터 민물장어를 선호했을까? 그것은 녹용 편에서 설명한 바와 같이 민물장어는 목음체질, 목양체질의 경우에 좋은 보약이 되는데 주로 채식을 위주로 생활했던 옛날의 우리나라에서는 목음체질, 목양체질들이 대부분 질병과 허약으로 고생했기 때문이다. 즉, 옛날에는 민물장어를 복용하고 난 후 몸의 병이 낫고 건강이 좋아지는 경우가 많았던 것이다. 그런 원리를 모르고 남이 민물장어를 먹어서 좋다니까 너도나도 덩달아 따라서 먹다가 몸이 더욱 나빠지는 경우가 비일비재하니 정말 안타까운 일이 아닐 수 없다.

인삼과 결핵

인삼이라고 하면 녹용과 더불어 보약의 대명사로 통한다. 우리의 조상들은 건강이 좋지 않거나 몸이 허약할 때 즐겨 인삼을 달여서 복용했다. 한의학의 고전인 『본초강목』이라는 책을 보면 인삼의 효능에 대하여 자세히 설명하고 있는데, 아무리 어려운 병일지라도 인삼을 복용하면 이 세상에서 못 고치는 병이 없겠구나 하는 생각이 들 정도로 정말 많은 효능을 열거해 놓았다. 과연 인삼이야말로 만병 통치약이구나 하는 느낌이 저절로 드는 것이다.

인삼은 그만큼 효능이 뛰어난 '명약 중의 명약' 인 것이다.

세계에서 가장 품질이 우수한 인삼이 우리나라 인삼이다. 그 만큼 우리나라 인삼은 효과가 뛰어나다. 그것은 우리나라 인삼의 종자가 외국 인삼의 종자와 다른 특별난 것이어서 그런 것이 아니다. 우리나라 인삼의 씨를 가지고 중국이나 미국 등 다른 나라에서 재배를 하게 되면 겉보기에는 크고 보기 좋은 인삼이 된다. 그렇지만 그런 곳에서 재배된 인삼의 효과는 우리나라 인삼에 비해 훨씬 뒤떨어진다. 그렇게 되는 이유는 우리나라의 훌륭한 기후조건이 인삼의 품질을 좋게 만들기 때문인 것으로 풀이된다. 그래서 우리나라 인삼이 세계 제일의 약효를 가지고 있는 것이다.[7]

인삼이 그렇게 좋다면, 특히 우리나라 인삼이 그렇게 효능이 뛰어나다면 인삼은 과연 모든 사람에게 효과가 좋은 것일까? 병들고 허약한 사람에게는 누구에게나 다 좋은 것일까? 인삼이 누구에게나 좋은 것이라면 인삼보다 몇 배나 효과가 좋은 산삼은 천하에 둘도 없는 명약임에 틀림없을 것이다.

그런데 조선시대 역사기록을 보면 어느 왕자가 병들고 몸이 약해 치료약을 구하다가 어느 날 귀한 산삼을 구해서 먹었는데 산삼을 복용한 연후에 병이 더욱 심해지고 몸이 더욱 약해져서 곧 죽었다는 기록이 나온다. 그 좋은 산삼이 왜 존귀한 왕자를 죽게 했을까?

이제 그 이유를 다음의 예를 읽고 다같이 생각해 보자.

사례____

어느 날 20대 후반의 젊은 남자가 어머니와 함께 내원했다. 남자는 깡마른 체구에 얼굴이 창백해 언뜻 보기에도 건강이 말이 아닌 듯이 보였다. 필자는 온 얼굴에 근심이 가득한 그의 어머니의 긴 하소연에 한동안 안타까운 마음을 금할 수가 없었다. 내용은 이러했다.

법대를 졸업한 그의 아들은 법대 재학 중에 여러 번 고시에 도전했으나 그때마다 낙방했다. 그러던 중 군대에 입대해 사병으로 군

---

7) 인삼의 약효가 강하다는 것은 그 기(氣)가 강하다는 뜻이다.

생활을 마치고 제대했다. 군대에서 제대를 한 이후 아들은 다시 고시에 도전했는데 또 한 번의 낙방 끝에 드디어 고시에 합격을 하게 되었다. 고시 합격 후 사법연수원 생활을 앞두고 있을 즈음, 결혼을 위해 맞선도 보고 신부감도 구해 놓는 등 모든 일이 순조롭게 풀려 나갔다. 그러던 중 그의 어머니는 결혼과 연수원 생활을 앞둔 아들에게 그 동안 소홀히 한 몸을 돋우기 위해 시중에서 인삼을 구해 계속 달여 주었다. 아들은 어머니의 사랑을 친밀히 느끼며 어머니의 정성이 깃든 인삼을 복용하게 되었다.

아들은 인삼을 복용하고 난 뒤 처음 얼마간은 몸이 좋아지는지 좋지 않은지 별 반응을 느끼지 못했다. 그러나 인삼을 복용하고 나서 약 보름 뒤에 감기몸살 같은 증세가 오더니, 그 다음 날 갑자기 기침을 하다가 피를 토하며 쓰러졌다. 온몸이 쑤시고 아프고 열이 나며 기침이 심하고, 기침을 할 때마다 목에서 피가 나왔다. 급하게 병원에 가서 X-ray를 찍어 보니 놀랍게도 폐결핵이라는 진단이 나왔다. 그리고 지금의 상태는 결핵균에 의한 급성 폐렴 증세라는 것이다.

눈앞이 캄캄했지만 요즘엔 결핵약이 좋아서 6~9개월이면 완치된다는 의사의 말에 한가닥 위안을 가졌다. 그의 어머니는 모든 것을 뒤로 미루고 아들의 병 치료에 온 힘을 기울였다. 아들에게 결핵약을 하루도 빠짐없이 계속 복용시키고 또 결핵에 좋다는 개소주를 몇 마리나 해서 먹였다. 아들은 결핵약을 복용하기 시작한 후 초기 두 달간은 몸이 많이 나아지는 것을 느꼈다. 객혈이 멈추고 기침은 많이 완화되었으며 집에서 하루종일 푹 쉬어서 그런지 피로도 많이 없어졌다. X-ray 상에도 많이 호전된 것으로 확인되었다.

그의 어머니는 그에게 계속해서 개소주와 소고기, 민물장어, 녹용 등을 번갈아 가며 먹였다. 아들은 체중이 불어나고 얼굴빛도 좋아져 모든 것이 잘 되어 가는 것 같았다. 그러나 결핵약을 복용한 지 4개월쯤 지나서 위장에 이상 증세가 왔다. 이상하게 속이 쓰리고 아프기 시작한 것이다. 병원에서는 결핵약이 위장장애를 조금 일으켜서 그럴 것이니 위벽보호제와 제산제 등을 결핵약과 같이 복용하라고 대수롭지 않게 일러주었다. 그러나 그런 위장약을 같이 복용해도 위장 증세는 가라앉지 않았고 시간이 갈수록 오히려 속쓰림만 심해져 갔다.

　　결핵 치료를 한 후 6개월이 지나자 이제는 조금만 자극성 있는 음식을 먹어도 속이 아파서 먹지를 못했다. 고춧가루가 들어간 매운 음식과 소금이 많은 짠 음식은 먹을 수가 없었다. 음식에 양념이 조금만 들어가도 속이 쓰리고 아파서 모든 음식이 그림의 떡이었다. 결국 나중에는 안심하고 먹을 수 있는 음식이 밥과 오이밖에 없었다. 밥 이외에 어머니가 해주시는 개소주, 흑염소, 장어 등만 조금씩 먹었는데 그런 것들을 복용하고 나면 위장이 아주 좋지 않았다. 물론 결핵약은 위장이 나쁜 중에도 이를 악물고 계속 복용했다.

　　9개월이 지났다. X-ray를 찍어보니 결핵은 완치되었다고 한다. 의사는 이제 결핵은 깨끗이 나았으니 결핵약을 끊어도 된다고 했다. 그러나 본인은 전혀 몸이 좋아졌다고 느낄 수가 없었다. 체중은 다시 줄어들었고 얼굴색은 병색이 완연했고 더구나 위장 상태가 너무 좋지 않았기 때문이었다. 그래서 위장 내시경 검사와 X-ray 검사를 몇 번이나 받았지만 결과는, 본인의 견디기 어려운 통증과는 달리 위염증세가 좀 있다는 말뿐이었다. 어떤 곳에서는 위축성 위염이라는 진단을 내리고 어떤 곳에서는 신경성 위염이라고 했다. 그러나 그의 생각으로는 꼭 암이라도 있을 것 같았다.

병원에서 주는 이런저런 위장약을 복용해 보았으나 몇 달을 연달아 복용해도 별로 도움이 되지 않았다. 위장의 고통은 날이 갈수록 심해 갔다. 결핵약을 끊고 나니 초기에는 위장이 조금 나아지는 것 같았으나 그것도 잠시였다. 시간이 지날수록 위장은 점점 악화되어 이제는 쓰리고 아픈 것뿐만 아니라 위장 깊은 곳에서 기분 나쁜 은근한 통증이 끊이지 않고 이어졌다. 식사를 걸러도 하루종일 배가 고프다는 느낌이 전혀 없었고 식사만 하고 나면 속이 후벼파는 것처럼 아팠다. 식사량도 예전의 삼분의 일 정도로 줄었다. 조금만 먹으면 위장이 더부룩해 더 이상 먹지를 못했다. 그러던 어느 날부터인가는 온몸 여기저기에 피부병이 생겨 가렵고 아침에 일어날 때면 온몸이 두들겨 맞은 것같이 무거웠다.

더 이상 나빠질래야 나빠질 것도 없을 만큼 건강이 악화되어 사는 것이 괴로울 즈음에 그는 어머니 손에 이끌려 진료실을 찾아온 것이다. 결핵은 나았다는데 몸은 결핵에 걸리기 전보다 더 안 좋아졌으니 이 일을 어찌하면 좋겠느냐며, 이제는 처녀 집에서 건강을 문제삼아 결혼시키지 않겠다고 하는데, 우리 아이는 절대로 어릴 때부터 병이 있어 온 게 아니고 이번에 우연히 병이 걸린 거라며 처녀집의 언사에 몹시 기분이 상한다고 했다.

제발 우리 아이 좀 고쳐 달라는 어머니의 부탁 말씀을 몇 번이나 들으며 그를 진찰 침대에 눕혀 진맥을 해보니 확실한 금음체질의 맥이 뛰고 있었다.

"아드님의 병은 고쳐드릴 수가 있는데 그냥 치료만 받는다고 쉽게 낫는 것이 아니고 대신 제가 지시하는 지시사항을 철저히 따라야 나을 수 있습니다. 어렵더라도 제가 지시하는 여러 가지 사항을 잘 따를 수 있겠습니까?"

"병만 고칠 수 있다면 아무리 어려운 지시사항이라도 잘 지키겠으니 병이 낫는 방법만 가르쳐 주십시오."

"그러면 여기 본인의 체질에 관한 체질표를 드리겠으니 이 표에 적힌 대로 철저히 음식을 가리고 생활을 조심하십시오."

그 환자에게 금음체질에 관한 체질표를 건네주었다. 체질표를 조금 읽어보던 그 환자는 놀란 얼굴로 말을 했다.

"세상에… 여태껏 해로운 것은 다 먹었군…. 여기에 해롭다고 적힌 음식은 내게 좋지 않다는 말씀이죠?"

"좋지 않은 정도가 아니라 질병을 일으킨 근본 원인입니다. 본인이 결핵에 걸린 것은 어머니께서 몸에 좋으라고 달여주신 인삼이 제일 큰 원인으로 작용했던 겁니다. 지나간 이야기지만 만일에 인삼을 복용하지 않았더라면 결핵에는 걸리지 않았을 겁니다. 결핵에 걸리지 않았더라면 체질에 해로운 개소주, 민물장어, 녹용 등을 많이 먹지 않았을 것이고 그런 것을 먹지 않았다면 위장이 지금처럼 나빠지지는 않았을 겁니다. 본인의 병은 피치 못하게 걸린 것이 아니고, 이렇게 체질을 몰랐기 때문에 아무 보약이나 함부로 먹어서 스스로 자초한 질병입니다. 그러니 그런 음식을 가리지 않으면 치료가 어렵게 되고 거기에 적힌 체질에 해로운 음식과 약만 잘 가려주시면 병이 낫게 될 겁니다. 잘 지킬 수 있겠습니까?"

옆에서 가만히 이야기를 듣고 있던 환자의 어머니가 놀라 물어본다.

"아니, 그럴 리가…. 어떻게 사람의 몸에 좋다는 인삼, 개소주, 장어, 녹용이 우리 아이에게 결핵을 일으키고 위장병을 일으킬 수

5부 가족 건강을 지키는 하늘건강법

156

가 있겠습니까. 원장님이 무언가를 잘못 알고 그러시겠지요. 설마 어미 된 제가 자식에게 좋게는 못해줄 망정 병을 일으키게 만드는 것들을 주었을라구요. 이는 분명히 뭔가가 잘못된 겁니다. 원장님 말씀은 사실이 아니겠지요. 그렇죠?"

환자의 병을 고치려면 환자와 보호자에게 그 병이 일어난 원인을 정확히 인식시켜 주어야 앞으로 해로운 것을 피하게 되어 치료가 잘 되는 법이다. 그러나 이런 경우처럼 어머니의 지극한 정성과 사랑으로 어머니가 아들에게 해먹인 온갖 보약이 도리어 아들의 병을 일으킨 주원인이라는 것을 인식시켜 주어야 할 때에는 당사자인 그 어머니의 죄책감을 무릅쓰고 설명을 해야 하기 때문에 여간 고역이 아니다. 그렇다고 그런 사실을 인식시켜 주지 않으면 앞으로도 자꾸만 해로운 것들을 섭취하게 되어 병을 치료할 수가 없으니 안 알려 줄 수도 없는 일이다. 한참을 걸려서 환자의 어머니에게 아들의 체질에 관한 설명을 해 어느 정도 납득을 시켰다.

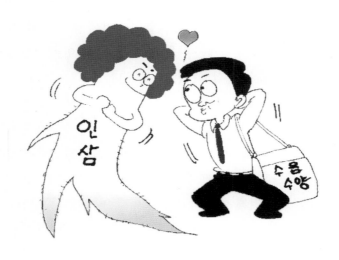

"환자분 스스로가 체질 음식과 여러 가지 생활상의 유의점만 잘 지켜주시면 병은 치료가 쉬워집니다. 그러므로 환자분이 어느 정도만큼 스스로 노력을 하느냐에 따라서 병이 빨리 낫고 늦게 낫고 하는 것이 결정되니 지시 사항을 잘 지키도록 하십시오."

"병으로 얼마나 고생을 했는데 병이 낫는다면 이 정도야 못 지키겠습니까. 사실 지금의 몸 상태로는 여기에 적힌 해로운 음식은 먹었다 하면 탈이 나는 음식만 한데 모아 놓은 것이로군요. 체질에 맞지 않으니까 여태껏 먹을 때마다 속에서 그렇게 받아주지 않았나 봅니다. 체질에 맞다고 되어 있는 음식은 제 경험상으로 살펴보아도 먹고 난 후 속에서 별 탈이 일어나지 않고 소화에 부담이 없는 것으로 보아 확실히 좋은 것 같습니다. 원장님의 지시사항은 열심히 지킬 테니까 아무쪼록 치료를 잘 부탁드립니다."

환자분이 치료에 적극 협조하겠다는 다짐을 했다. 치료에 들어갔다. 체질침 시술을 하고 한약을 처방했다. 다음 날 내원한 환자는 얼굴 가득 웃음이다. 한 번의 치료로 많이 좋아졌다는 것이다. 오늘은 거의 일 년 동안 느껴보지 못했던 식욕을 조금 느낄 수 있었다는 것이다. 그래서 이제는 나을 수 있다는 확신이 생겨서 정말 오랜만에 식사를 즐겁게 할 수 있었다고 했다.

"몸이 많이 좋지 않을 때에 처음으로 올바른 체질 치료를 받게 되면 몸에서 느끼는 반응은 매우 놀랍습니다. 즉, 첫날에 굉장한 효과가 나므로 그대로 계속 치료하면 몇 번 치료하지 않아서 병이 다 나을 것 같은 기분이 들게 됩니다. 그렇지만 뿌리깊은 병의 치료란 것이 그렇게 쉬운 것은 아닙니다. 이제 며칠 내로 곧 병과 치료의 힘겨루기 상태가 오게 되는데 그렇게 되면 어떤 날은 아주 다 나은 것같이 몸이 좋을 때도 있을 것이고 어떤 날은 예전처럼 상태가 아주 안 좋은 날도 있을 겁니다. 그렇게 좋아졌다 나빠졌다 하는 과정을 여러번 겪은 후에야 비로소 완치가 되는 겁니다. 그러니 오늘처럼 좀 좋아졌다고 병을 가볍게 여기고 방심해서도 안 되고 또한 며칠 후 치료중에 증세가 조금 악화되었다고 내 병은 못 고치나보다 하고 실망해서도 안 됩니다. 그런 장애를 헤쳐나가야 나중에 깨끗이 완치가 되는 겁니다."

그 환자는 본인이 병으로 인해 여태껏 정신적 육체적 고통을 너무나 심하게 받아왔던 터라 여러 가지 지시사항을 잘 따라주었다. 치료중 몇 번 일시적으로 나빠지는 상태가 있었지만 그 고비를 무난히 잘 극복하고 석 달 후에는 깨끗이 완치가 되었다. 위장병이 나은 것뿐만 아니라 환자의 얼굴도 몰라볼 정도로 좋아지고 그렇게 무겁던 몸도 가벼워지고 피로도 거의 없어졌다며 고마워한다. 그 환자분이 말하기를 속이 비었을 때 느끼는 적당한 배고픔의 느낌은 무엇과도 바꿀 수 없는 정말 기분 좋고 소중한 느낌이라며, 그 느낌을 다시 느낄 수 있다니 마치 생을 다시 시작하는 기분이라고 했다.

심한 위장병으로 고생한 경험이 있는 사람은 그 환자분이 말한 적당한 배고픔의 기분 좋은 느낌에 대해 충분히 이해하고 공감할 것이다. 정상인에게는 당연하고 또한 조금도 고마울 것이 없는 것이 배고픔일 것이다. 그러나 건강을 한번 잃어 본 사람들은 그런 정상적인 몸의 느낌과 상태가 얼마나 소중하고 고마운 것인지를 뼈저리게 느끼게 된다. 앞으로 체질에 맞지 않는 음식과 약을 조심하고 체질에 맞는 음식과 약을 쓰면 위장병은 재발하지 않고 평생 건강하게 살아갈 수 있을 것이니 계속 체질표대로 잘 지키라고 당부하고 난 뒤 치료를 끝마쳤다.

어머니의 자식 사랑이 깊기만 한들 무슨 소용이 있겠는가? 자식의 체질을 모르고 자식에게 맞지 않는 해로운 것만 해먹이니 오히려 사랑하는 자식에게 병만 일으키게 할 뿐이다.

 해설____

고전을 찾아보면 인삼은 정말로 놀라운 약으로 기재되어 있다. 쉽게 이야기하면 머리끝부터 발끝까지 못 고치는 병이 없는 만병통치약으로 적혀 있다. 현대의 의학·약학 계통 논문에서도 마찬가지이다. 거의 모든 질병과 암, 에이즈에까지 효과가 있다고 논문으로 발표되어 있다. 심지어 어떤 논문에서는 고혈압 환자의 혈압을 내리는 효과가 있다고 나타나 있고 어떤 논문에서는 저혈압 환자의 혈압을 올리는 효과가 있다고 하는 상반된 주장도 나타나 있다. 즉, 인삼은 옛날이나 지금이나 효과가 뛰어난 신비로운 약이라고 계속 발표되고 있는 것이다. 그러나 과연 그런가?

인삼을 복용하고 나서 부작용을 경험한 사람은 우리 주위에 매우 많다. 부작용도 다양해 가슴이 뛰는가 하면 열이 오르고, 두통이 생기고, 혈압이 오르고, 피부병이 생기고 ,위염이 생기고, 여드름이 나고, 편도염이 오고, 간염에 걸리고, 중풍이 오고, 당뇨에 걸리고, 그리고 앞에 예를 든 환자처럼 결핵에 걸리는 등 실로 여러 가지이다.

일반적으로 한의사들은 인삼의 부작용을 여러번 경험해 잘 알고 있으므로 아주 조심해서 쓰게 된다. 그래서 환자의 상태를 세밀히 살핀 후에 인삼을 쓸 것인가 말 것인가를 결정한다. 인삼의 복용

여부는 폐장(肺臟) 췌장(膵臟) 심장(心臟)의 허실(虛實)을 알아야 하니 이 세 장기가 허(虛)하면 인삼을 복용해도 좋으나 이 세 장기가 실(實)하면 인삼은 복용하지 말아야 한다. 이것을 정확히 아는 길이란 체질을 아는 수밖에 없다.

그런데 앞의 환자와 같은 금음체질은 체질적으로 폐가 지나치게 강해서 항상 문제를 일으키는 상태인데 폐장과 췌장의 기운을 돋우는 인삼을 복용했으니 몸에 문제가 안 생길 리가 없다. 언뜻 생각하기에 인삼을 복용하는 것과 결핵이 무슨 관계가 있겠느냐 하고 여기겠지만 이는 그렇지가 않다.

폐결핵을 일으키는 결핵균은 우리가 숨쉬는 공기 중에 무수히 떠다니면서 우리의 호흡을 따라 공기 속에 섞여 폐로 자연적으로 들어가는 것이다. 폐로 들어간 결핵균은 어떤 사람의 폐에서는 살지 못해 죽고 어떤 사람의 폐에서는 무한히 번식해 폐결핵을 일으키게 된다.

금음체질이 인삼을 오래도록 복용하면 금음체질의 폐는 사열(邪熱)을 받아 외부로부터 들어오는 균이 아주 잘 번식할 수 있는 조건이 만들어진다. 즉 균에 대한 저항력이 떨어지게 되는 것이다. 그러므로 외부로부터 침입한 결핵균에 쉽게 감염되어 폐결핵으로 이환되어 버리는 결과가 온다.

그러면 인삼을 복용해서 해로운 체질이 금음체질밖에 없는가? 그렇지 않다. 오히려 금음체질 중에는 인삼을 복용하고 몸이 좋아졌다는 경험을 한 사람도 제법 많이 있다. 이것은 인삼을 오래도록 복용하지 않고 잠깐 복용했을 때 나타나는 현상이다. 오래도록 복용하면 그 부작용이 서서히 온다. 각 체질의 인삼(건삼)에 대한 반응은 다음과 같다.

금음체질 중에서 질병이 있는 사람은 건삼을 복용하면 증세가
심해진다. 건강한 사람은 초기에는 몸이 좋아지는 반응이 오지만
몇 달 계속 복용하면 점점 나쁜 신호가 온다. 목음체질 중 심장에
화(火)가 있는 사람이 건삼을 복용하면 증세가 심해진다. 심장에
화(火)가 없는 사람은 초기에는 몸이 좋아지는 반응이 오지만 몇
달 계속 복용하면 점점 나쁜 신호가 온다. 토음체질과 토양체질은
별 부작용이 오지 않는 사람도 가끔 있지만 건삼을 복용하면 대개
열이 오르고 가슴이 갑갑하고 머리가 아프며 오래 계속 복용하면
혈압이 오르고 특히 오랜 시일이 지나면 당뇨가 잘 오게된다.

금양체질은 건삼을 조금만 복용해도 머리가 아프며 부작용이 심
한 편이다. 목양체질은 속에 열이 많아 보이지만 건삼을 복용하면
의외로 효과가 좋다. 목양체질의 열은 간열(肝熱)이지만 인삼은 폐
를 도와 간의 열을 억제하는 작용을 하기 때문이다. 그래서 가끔
몸에 열이 많다는 사람도 인삼을 복용하고 난 후 전혀 부작용 없이
효과가 좋다는 사람이 있는데 그런 사람이 이런 목양체질에 속한
다.

수음체질과 수양체질은 인삼을 복용하고 나면 식욕이 좋아지고
힘이 나며 머리도 맑아지고 몸도 가벼워지고 차가웠던 몸이 따뜻
해지며 더운 몸도 적당히 식는다. 수음체질, 수양체질의 고혈압
환자분이 인삼을 복용했을 때는 혈압이 내려와 정상이 되고 수음
체질, 수양체질의 저혈압 환자분이 인삼을 복용했을 때는 혈압이
적당히 올라가 정상이 된다. 수음체질, 수양체질에 있어 인삼은
그야말로 만병통치약이다. 한의학의 여러 서적에 적혀 있는 인삼
에 대한 신비한 효과는 이 수음체질과 수양체질에서 나타나는 효
과를 적어 놓은 것이다.

그런 체질적 원리를 모르는 사람들은 수음체질, 수양체질이 인삼을 복용해 몸이 좋아지는 것을 보고 남에게도 무조건 권하게 된다. 이럴 경우 다행히 인삼이 체질에 맞는 사람이라면 인삼을 복용하고 득을 보겠지만 불행히도 인삼이 체질에 맞지 않는 사람이면 몸이 좋아지기는커녕 오히려 손해보는 경우가 비일비재(非一非再)하다.

우리나라에는 아직까지 결핵의 유병률이 상당히 높다. 잘 먹는 나라 사람은 잘 안 걸린다는 결핵이 못살지도 않는 우리나라 사람에게 왜 아직까지 많은 것일까? 그 해답 중의 하나가 바로 인삼이다. 여태껏 진료를 하면서 체질에 맞지 않게 인삼을 복용해 결핵에 걸리는 경우를 종종 보아 왔다.

결론적으로 금양체질, 토음체질, 토양체질은 절대로 인삼을 복용해서는 안되며 목음체질, 금음체질도 역시 인삼이 좋지 않다. 인삼은 목양체질, 수음체질, 수양체질의 약인 것이다.

흔히 말하기를 산모가 인삼을 먹으면 젖이 잘 나오지 않고 줄어든다고 해 출산 후에는 인삼을 잘 먹지 않는다. 그러나 이것도 잘못 알려진 사실이다. 인삼이 해로운 금양체질, 토음체질, 토양체질, 목음체질, 금음체질에서는 산후에 인삼을 먹으면 젖이 말라 줄어들고 산후 조리에도 나쁜 영향을 끼쳐 몸이 더 나빠지고 아프게 된다. 그러나 그와는 반대로 목양체질, 수음체질, 수양체질이 출산 후에 인삼을 복용하게 되면 오히려 젖이 많이 나와 아기한테 모유를 먹이는 데 도움이 될 뿐만 아니라 산후 조리에도 도움이 되어 회복이 훨씬 빨라진다.

전체적인 인구 비율을 볼 때 인삼이 이로운 수음, 수양, 목양체질의 인구수보다 인삼이 해로운 금양, 토음, 토양, 목음, 금음체질

의 인구수가 훨씬 많으니 산모가 인삼을 복용한 후 자연히 젖이 줄
어드는 경우가 확률적으로 더 많이 발생하므로 그런 말이 생겨나
게 된 것이다.

　인삼의 껍질과 잔뿌리를 제거해 말린 인삼을 보통 건삼(乾蔘)이
라 하는데 그러면 수삼(水蔘)과 홍삼(紅蔘)은 어떨까? 수삼은 건삼보
다는 열성(熱性)이 많이 약하다. 그러므로 건삼을 복용하고 부작용
이 있는 사람도 수삼은 괜찮다는 사람이 많다. 홍삼은 인삼을 쪄서
말린 것인데, 인삼을 찌는 과정에서 인삼의 성분과 기운이 많이 빠
지므로 인삼의 성질이 약화되고 전체적으로 인삼의 기(氣)가 부드
럽게 완화된다. 마치 우리나라 인삼을 만주나 미국 등에서 재배하
면 인삼의 기(氣)가 약해져 약효가 떨어지는 인삼이 나오게 되는데
홍삼은 그런 인삼과 비슷한 효능을 낸다고 보면 된다. 그러므로 인
삼이 맞는 체질이 홍삼을 복용하면 건삼보다 효과가 떨어지는 단
점이 있지만 대신에 인삼이 맞지 않는 체질이 홍삼을 복용하더라
도 부작용은 훨씬 약하게 나타난다. 소위 홍삼으로 만든 것은 기
(氣)가 강한 우리나라 인삼을 약효가 떨어지는 중국이나 미국 인삼
쯤으로 만드는 것이라고 생각하면 된다.

　건삼은 맞지 않는 체질에 쓰면 부작용이 심해 두루 쓰기가 어렵
지만 홍삼은 약효가 약화 내지 완화되었으니 부작용이 덜해 두루
쓰기가 편하다. 그래서 인삼은 건삼으로는 외국에 수출이 잘 안되
고 홍삼으로 가공되어 수출되고 있다. 홍삼은 부작용이 덜하다 뿐
이지 맞지 않는 체질에는 역시 해로우니 인삼이 해로운 체질은 가
급적 복용하지 않도록 한다.

　산삼은 인삼보다 그 약효가 수십 배 강하다. 그러므로 인삼이 체
질에 맞는 수음체질, 수양체질, 목양체질에서는 죽어 가는 사람도

살려낼 수 있을 만큼 산삼의 효과가 뛰어나지만 인삼이 체질에 맞지 않는 금양체질, 토음체질, 토양체질, 금음체질, 목음체질에서는 산삼을 복용했을 때 아주 심각한 부작용을 겪게 된다. 심하면 앞에서 언급한 조선시대의 왕자처럼 산삼으로 인해 생명을 잃게 되는 경우까지 발생한다.

폐결핵에 걸린 후 결핵약을 복용하고 나서 위장이 나빠진 경우를 우리 주변에서 흔히 볼 수 있다. 대부분의 환자들은 결핵약 자체가 위장을 나쁘게 만들었다고 생각하겠지만 이것은 조금 잘못된 시각이다. 물론 결핵약 자체도 어느 정도 위장을 나쁘게 만드는 것은 사실이다. 그러나 그보다는 결핵에 걸렸다고 해서 복용하는 여러 가지 몸을 돋우는 보약들, 즉 개소주, 흑염소, 곰탕, 장어 등이 금음체질, 금양체질에게 위장병을 일으키는 원인이 되는 경우가 대부분이다.

폐결핵에 걸려서 개소주나 흑염소, 곰탕, 장어 등을 많이 복용한 사람들 중에서도 위장병으로 고생하는 사람들은 거의가 금음체질과 금양체질이라는 사실이 이런 관계를 잘 말해 준다. 목음체질과 목양체질은 폐결핵에 걸린 후로 결핵약과 여러 가지 약들을 복용해도 위장병이 잘 오지 않거나 오더라도 상태가 심각하지는 않다.

인삼이란 약은 결핵을 일으키기만 하는 못된 약일까? 그렇지 않다. 의학을 잘 모르는 일반인들도 폐결핵에 걸린 사람은 인삼을 복용하면 안된다고, 마치 상식이라도 되는 것처럼 말한다. 그러나 수음체질과 수양체질에서는 인삼을 복용하고 나면 도리어 몸이 좋아지고 결핵에 잘 걸리지 않는 튼튼한 몸으로 변하게 된다. 그리고 수음체질과 수양체질은 설령 결핵에 걸렸다 하더라도 인삼을 복용하게 되면 결핵이 속히 낫게 된다.

사람들이 폐결핵에 걸렸을 때 인삼을 복용하지 말라고 하는 것도 인삼을 먹어서 결핵이 낫는 사람의 비율보다 인삼을 먹어서 결핵이 악화되는 사람의 비율이 월등히 많기 때문에 생겨난 말인데, 이렇듯 원리를 모르는 잘못된 말 때문에 수음체질과 수양체질이 결핵에 걸렸을 때에는 인삼을 복용하지 않게 됨으로써 오히려 병이 늦게 낫는 피해를 보게 된다.

여러분 중에 누군가가 아니면 여러분과 가까운 사람이 폐결핵에 걸렸다고 가정해 보자. 그러면 어떤 치료를 받아야 좋을까? 대부분의 사람들은 우선 결핵약을 복용해야 한다고 생각할 것이다. 그러나 그보다 더 뛰어나고 부작용이 없는 치료법이 있다면 믿겠는가?

체질 치료에서는 결핵균을 죽이는 침 치료법과 약이 아주 잘 개발되어 있다. 그런 침 치료법과 한약 처방으로 필자는 임상에서 여러 명의 결핵 환자를 3~4개월 내에 완치시켰는데, 거의 모두가 결핵약에 내성이 생겨서 약을 몇 년씩 복용해도 잘 낫지 않는 사람, 그리고 위장이 좋지 않아 결핵약을 못 먹는 사람, 그리고 몸이 너무 약해 결핵약 복용이 어려운 사람 등이었다. 결핵에 걸린 후에 잘 낫지 않아서 고생하는 분들은 항결핵제와 더불어 체질 치료를 겸하면 틀림없이 속히 나을 것이다.

호박과 산후비만

노랗게 익은 둥그스름하고 펑퍼짐한 늙은 호박은 도시생활
에 찌든 현대인들에게는 쳐다보기만 해도 시골의 여유 있는 전원
생활과 대자연의 풍요로움을 느끼게 해주는 정겨운 농산물이다.
그래서 울퉁불퉁하게 생긴 늙은 호박 하나를 아무 장식도 없이 덩
그러니 선반 위에 올려놓기만 해도 그 집안은 따뜻함과 여유가 흐
르는 다정한 공간으로 분위기가 바뀌게 된다. 그런 이미지에서 연
상되었는지는 몰라도 호박 하면 요새는 대표적인 건강 식품의 하
나로 꼽히게 되었다. 그래서 예전에 궁핍하던 시절에 질리도록 먹
었던 호박죽이 요사이는 별미에다가 건강식품으로도 인기가 좋다.
우리가 아무렇지도 않게 건강식품으로 대하는 호박이 과연 누구에
게나 좋은 식품인 것일까? 이제 그 허(虛)와 실(實)을 살펴보자.

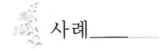 사례_____

둘째 아이를 출산한 지 두 달이 갓 지난 산모가 시어머니와 함께

내원했다. 산모는 출산 후에도 부기가 빠지지 않아 체중이 임신 전보다 무려 20kg 가까이 증가했다고 했다. 그리고 몸이 무겁고 힘이 없을 뿐 아니라 허리, 어깨, 팔, 손목, 다리가 쑤시고 저린다고 하소연했다. 아침에 일어날 때는 전신이 부서질 듯이 아프고 얼굴과 손발뿐 아니라 온몸이 부어서 일어난 후 한두 시간 몸을 움직인 후에야 비로소 부기가 조금 빠지고 통증도 조금 덜해진다는 것이었다. 시어머니는 옆에 서서 조금 못마땅한 표정으로 말을 한다.

"우리가 옛날에 시집살이 할 때는 아기를 놓고 나서 산후 조리할 여가도 없이 다음 날 바로 밭에서 일을 했고, 그리고 제대로 된 산후 조리약도 한 첩 써보지를 못했습니다. 우리들이야 그렇게 조리를 못해서 몸이 아프다고 하지만, 우리 며느리는 지금까지 출산한 후 두 달 동안 꼼짝하지 않고 누워서 산후 조리만 했고, 출산 후에도 좋다는 호박을 수도 없이 해서 먹었는데, 여기저기 안 아픈 데가 없다고 하니 이게 어찌된 일입니까?"

시어머니는 며느리가 산후에 여기저기 아프다는 것이 심히 불만인 것 같았다.

"호박을 많이 해먹었다고요?" 하고 산모에게 묻자 산모는 호박이 부기를 빼준다기에 출산 후부터 지금까지 줄곧 먹고 있다고 했다.

"호박을 복용하고 나니까 부기가 빠지던가요?"

"아뇨! 부기가 빠졌으면 몸이 왜 이렇겠어요? 임신 전에는 51kg이었는데 지금은 70kg이나 나갑니다."

"첫 아이를 출산하고 나서도 이렇게 부었었습니까?"

"첫 아이를 출산하고 나서는 전혀 붓지 않았습니다. 그때는 출산 후 두 달이 지나자 임신 전의 평상시 몸무게로 바로 돌아갔습니다."

환자와 대화중에 짐작되는 바가 있어서 환자를 진찰 침대에 눕혀 진맥을 해보니 생각했던 대로 금음체질의 맥이 나왔다.

"첫째 아이를 출산하고 나서는 호박을 복용하지 않았지요?"

"네. 그때는 호박을 먹지 않았어요. 호박을 먹지는 않았지만 지금처럼 몸이 안 좋거나 아프지는 않았습니다."

"그랬을 겁니다. 치료를 하려면 지금 복용하고 있는 호박을 당장 끊으셔야 되겠네요."

"네?"

환자와 옆에 서 있던 시어머니가 함께 놀란다.

"호박은 출산 후에 좋은 것이고 몸의 부기를 빼는 데 뛰어난 효과가 있다고 해서 먹고 있는데 보시다시피 몸이 이렇게 부어 있는 마당에 호박마저 안 먹으면 부기를 어떻게 빼라고 호박을 먹지 말라고 하십니까?"

"호박이 부기를 빼는 효과가 있긴 있으나 그런 효과는 목음체질과 목양체질에서만 나타나는 효과입니다. 며느님의 체질은 금음체질인데 이 체질이 호박을 먹게 되면 부기가 빠지는 것이 아니라 부기가 빠지지 않거나 오히려 더 붓게 되어 있습니다. 붓는 것만 더 붓는 것이 아니고 아픈 곳도 여기저기 더 생기며 몸이 무겁고 더 괴로워지게 되어 호박을 먹으면 먹을수록 손해를 보게 됩니다. 이번 출산 후에도 호박만 먹지 않았더라면 이렇게까지 몸이 붓고 악화되지는 않았을 겁니다. 병을 치료하려면 호박은 반드시 끊어야 하니 돈 들여서 만들어 놓은 것이라고 아깝게 생각하지 마시고 오늘부터 반드시 호박을 끊어야 합니다. 그래야만 치료가 쉽게 됩니다."

시어머니는 며느리에게 산후조리를 잘해 준다고 어렵게 호박을 구해서 달여 먹였는데 그것 때문에 며느리의 몸이 더 나빠졌다는 말을 들으니 기분이 좋지 않은 모양이었다.

치료에 들어갔다. 금음체질의 침을 놓고 한약을 처방했다. 다음 날 내원한 환자는 한 번의 치료로는 별 변화를 느끼지 못하겠다고 말하면서도 약간 몸이 가벼운 느낌이 든다고 했다. 다시 금음체질의 침을 놓았다. 다음 날 내원한 환자는 어제부터 한약을 같이 복용해서 그런지 오늘 아침에 일어나 보니 몸이 훨씬 가볍고 부기도 많이 빠져서 기분이 좋다며 기뻐했다. 또 그 동안 옛날의 몸매로 돌아가는 것이 불가능하게 여겨져서 우울했었는데 이제는 옛날의 몸매로 돌아가는 것에 희망이 생겼다며 좋아했다. 그러면서 체중을 줄이는 비만치료를 같이 해 줄 것을 부탁했다. 환자는 15kg 정도 체중을 줄여서 55kg만 유지할 수 있다면 더 원할 것이 없겠다고 했다.

비만 치료를 겸해 질병 치료를 했다. 질병 치료가 우선이지만 환자분이 워낙 체중을 줄이기를 원해 질병 치료와 비만 치료를 겸하기로 한 것이다. 치료가 쉽지만은 않았다. 몇 번의 고비가 있었다. 치료를 시작한 지 약 한달 후쯤 되어 체중이 4kg 정도 빠지고 출산 후에 여기저기 아프던 것이 거의 나아갈 무렵의 어느 날이었다.

환자는 처음 한의원에 왔던 날처럼 얼굴이 퉁퉁 부어서 내원했다. 오늘 아침에 일어나 보니 얼굴이 달덩이처럼 부어 있고 거의 다 나아가던 몸이 여기저기 쑤시고 아파서 도저히 견딜 수가 없다는 것이었다. 환자는 잘 나아가던 몸이 하루아침에 이렇게 악화되었으니 이것이 어찌된 영문인지 항의하듯이 물었다. 직감적으로 환자분이 어제 저녁에 육식을 했다는 것을 알 수 있었다. 예전에는 그렇지 않았다 하더라도 질병 치료중에는 해로운 음식에 아주 예민하게 반응하게 된다. 금음체질이 치료중에 그렇게 악화가 되려면 반드시 육식 등 해로운 음식과 관련이 있는 것이다.

치료를 하면서 환자의 경과를 자세히 살펴보면 지시사항을 잘 따르는지 그리고 치료중에 어떤 음식을 먹는지까지 알 수 있게 된다. 그렇지만 환자는 시치미를 뚝 떼고 왜 갑자기 악화되었는지를 불만스럽게 묻고 있는 것이다.

"분명히 어제 저녁에 지시사항을 어긴 것이 있을 것인데 잘 생각해서 말씀해보세요."

"원장님이 지시하신 것은 다 지켰습니다. 어제 저녁에도 지시사항을 어긴 것은 없습니다. 그런데 갑자기 왜 이렇게 악화되었죠? 혹시 내 병은 못 고치는 것 아닙니까?"

환자분이 치료에 협조를 하지 않으면 무척 힘들고 서운해진다. 최선을 다해 치료에 임하고 있는데 환자분이 의사를 속이는 것이 뻔히 눈에 보이니 치료 의욕이 떨어지고 만다. 그냥 환자와의 대화를 포기하고 치료만 할까 생각하다가 이번에 해로운 것에 대한 인식을 새롭게 해주지 않으면 다음에도 같은 잘못을 반복할 것이고 그러면 결국에는 치료가 실패할 것이라는 생각에 환자와의 대화를 재시도했다.

"어제 저녁에 분명히 체질에 해로운 무엇인가가 환자분에게 영향을 주었습니다. 그러니 잘 생각해 보시고 그것이 무엇인지를 말씀해 주십시오. 그것을 찾지 못하면 앞으로도 계속 그 해로운 것을 피해갈 수 없을 것이니 결국은 치료가 어렵게 됩니다."

치료가 어렵다는 말에 환자분이 마음을 바꾸었을까? 환자분이 어렵게 입을 열었다.

"어제가 남편 생일이었는데 시집 식구들이 다 모여서 갈비집에서 생일 파티를 했습니다. 남들은 다 먹는데 혼자 안 먹을 수도 없고 해서 같이 소고기 갈비를 먹었습니다. 소고기도 그렇게 해로운가요? 소고기는 그렇게 해롭지 않잖아요."

"소고기가 금음체질에 좋다면 왜 굳이 해롭다고 적어 놓았겠습니까? 맛있는 음식인데 그냥 먹게 내버려두지요. 그만큼 해롭기 때문에 먹지 말라고 적어 놓은 겁니다."

"어쩌다 한 번 먹었는데도 그렇게 표가 나나요?"

"어쩌다 한 번이 아니라 한 젓가락을 먹어도 표가 나게 되어 있습니다. 병이 잘 나아가고 체중도 잘 빠지고 있다고 조금 방심해서 음식을 가리지 않게 되면 치료가 더 이상 진전이 없게 되니 앞으로도 계속 조심하셔야 합니다."

환자들은 병이 조금 나아가면 자칫 방심하기 쉽다. '아무리 해롭다지만 조금 먹어보는 것이야 어떠랴' 또는 '예전에도 많이 먹고 아무 일 없었는데 설마 무슨 일이 있겠는가' 등의 생각으로 쉽게 음식을 어기게 된다. 그리고 주위의 사람들도 병 치료를 위해 체질 음식을 지키는 환자들에게 '너 혼자 얼마나 오래 잘살려고 그러느냐' 또는 '그렇게 하다가는 병 고치기 전에 굶어 죽겠다' 등의 말로 무안을 주기도 한다.

막상 그런 무안을 주는 사람들이 자기 몸에 병이 나기라도 하면 생명에 대한 애착으로 너무나 열심히 해로운 음식을 가리면서도 남이 그렇게 하는 것을 보고는 도와주고 용기를 북돋워 주지는 못할 망정 놀리면서 무안을 주고 있는 것이다. 그것은 마치 간경화에 걸려서 고생하는 친구에게 사람이 살면 얼마나 살겠냐며, '사람의 생명은 하늘에 달렸으니 마음껏 먹고 마시며 놀자'는 말과 함께 술을 강권하던 친구가 막상 자기가 간염에라도 걸리게 되면 죽을까봐 벌벌 떨며 멀리서 술을 쳐다만 봐도 도망가는 것과 같은 것이다.

환자에게 체질 음식에 대한 주의를 다시 환기시켜 주며 지시사항을 잘 지키면 앞으로 이렇게 악화되는 일은 없을 거라고 말해 주었다. 그 일이 있고 나서 약 한 달 후 환자는 출산 후에 여기저기 아프던 데가 완전히 나았다. 그리고 다시 한 달 후 환자는 자기가 원하던 체중 55kg에는 못 미치지만 59kg에 가까스로 도달할 수 있었다. 치료시작 후 석 달 만의 일이었다. 그 소고기 사건이 있은 후 환자는 체질 음식과 여러 가지 본인의 체질에 해로운 것을 철저히 피했다. 체질에 맞지 않는 그런 음식이 자신에게 얼마나 해로운지를 몸소 체험해 보고 나서야 깨달았던 것이다.

마지막 치료날이었다. 첫날에 환자와 같이 왔던 환자의 시어머니가 환자와 같이 내원했다. 그 시어머니는 호박 때문에 며느리에게 산후병이 생겼다고 말을 해주자 기분 나빠했던 분이었다.

"원장님, 아무래도 체질이란 게 있긴 있나봐요. 우리 며느리가 요즘은 시집올 때보다 얼굴이 더 좋아요. 원장님이 시키는 대로 육식을 전혀 하지 않고 체질 음식만 먹는데도 아픈 데 하나 없이 몸이 다 좋아지고 비만도 치료가 되었네요." 하면서 자기 체질이 무엇인지 궁금하니 좀 가르쳐 달라고 부탁한다. 그런데 그 시어머니는 맥이 잘 잡히지 않아서 체질을 찾는 데 무려 보름이나 시간이 걸렸다. 체질침과 체질 감별약으로 보름 후에야 목음체질임을 알아내고 목음체질표를 주면서 조심할 점을 일러주었다. 그러니까 호박은 며느리가 아니라 바로 시어머니가 복용을 했어야 좋았던 것이었다.

해설_____

　언제부터인지 몰라도 산후에는 늙은 호박을 중탕해서 먹는 것이 유행처럼 되어 버렸다. 마치 출산 후에 호박을 달여먹지 않는 사람은 산후 조리를 잘 못하는 것 같은 생각이 들 정도이다. 물론 호박을 먹어서 산후 조리에 도움을 받는 사람도 있겠지만 호박이 체질에 맞지 않는 사람은 엉뚱하게도 호박 때문에 몸이 더 안 좋아지게 된다. 이럴 경우 호박 때문에 몸이 더 안 좋아지는 것은 모르고 내가 산후 조리를 잘못해서 그렇겠지 하고 대부분 그냥 넘어가 버린다.

　호박은 대장(大腸)의 허약을 보(補)하는 역할을 하는데 한방적으로 볼 때 인체에서 대장은 조습(燥濕)을 조절하는 기능을 갖고 있다. 즉 대변의 무르고 단단한 정도뿐만 아니라 인체 내의 습한 정도[濕氣]를 조절한다. 그래서 대장이 약한 목음체질, 목양체질은 출산 같은 신체의 큰 변화가 있고 나면 약점인 대장이 더욱 약해지므로 인체 내의 습기를 조절하는 능력이 현저히 떨어져서 잘 붓게 된다.

　이런 경우 목음체질, 목양체질이 호박을 먹으면 자기의 약한 대장을 돋우게 되어 습기가 빠지며 체중이 정상으로 돌아오고 산후 조리에도 도움이 된다. 반면에 호박이 해로운 금음체질, 금양체질이 산후에 호박을 먹으면 여기저기 아픈 곳이 생길 뿐 아니라 부기도 빠지지 않고 몸이 더 무거워질 뿐이다. 그래서 비만, 류머티스, 산후풍, 신경통 등의 병으로 발전해 오래도록 고생하는 경우를 주위에서 흔히 볼 수 있다.

호박은 목음체질, 목양체질, 수음체질, 토양체질에는 좋고 금음체질, 금양체질, 수양체질, 토음체질에는 나쁘니 가려서 써야 한다. 특히 출산 후나 큰 수술 후 또는 큰 병 후의 회복기 등 몸이 허약해져 있을 때는 호박이 몸에 끼치는 좋고 나쁜 영향이 더욱 크니 조심해야 한다. 환자를 보고 있노라면 체질에 맞지 않게 호박을 먹고 나서 여러 가지 질병에 시달리는 모습을 흔히 보게 된다.

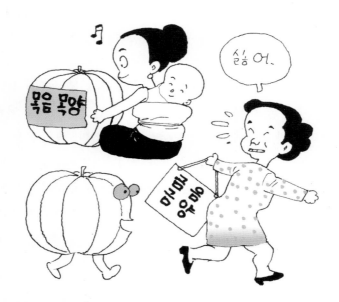

이해를 돕기 위해 호박에 관련된 이야기를 하나 소개해 보기로 하자. 1994년 히로시마 아시안 게임 레슬링 부문에서 불굴의 투지로 금메달을 딴 우리나라의 모 선수를 기억할 것이다. 그는 당시 심한 복통을 참고 시합에 출전해 금메달을 목에 걸었다. 시합 후 극심한 복통으로 병원에서 진찰을 받았는데 결과는 위암이었다. 급히 수술이 필요하다는 것이었다.

위암에 걸린 채 시합에 출전해 금메달을 목에 건 그는 인간승리의 표본으로 온 국민으로부터 칭송 받았다. 그는 귀국 후 곧 서울의 큰 병원에서 위암 수술을 받았다. 당시 수술을 담당했던 의사는 수술 후에 기자들에게 말하기를 몇 달만 쉬면서 조리하다가 다시 운동을 시작해도 될 정도로 수술이 잘되었다고 만족해했다. 집도의사의 말대로 수술이 아주 잘되었는지 아니면 개복 후 손을 쓸 수 없이 넓게 퍼진 암세포를 보고 그대로 덮어버렸는데도 환자를 위로하느라 그렇게 말을 했는지 필자는 잘 모른다. 그러나 위장을 절제했든 안 했든 관계없이 그 뒤에 그는 보통 사람이 이해하기 힘든 병의 경과를 밟았다.

그는 젊은 운동 선수라 그런지 위암수술 후 회복 속도가 상당히 빨랐다. 수술 후 며칠 지나지 않아 그는 곧 건강한 얼굴로 퇴원했다. 그의 퇴원 소식에 국민들 모두가 기뻐했었다. 병원 문을 나서는 그의 환한 얼굴이 그지없이 밝아 보였다. 그러나 불과 며칠이 지나지 않아 그는 참을 수 없는 극심한 복통으로 급하게 다시 입원했고 입원한 지 얼마 지나지 않아 슬프게도 저 세상으로 떠나고 말았다. 왜 그토록 다급하게 그는 저 세상으로 떠나갔을까? 그의 사망 소식은 온 국민을 슬프게 했다.

그가 암에 걸린 부위를 절제했건 절제하지 못하고 그냥 덮었건 간에 그의 죽음은 다른 위암 환자에 비해 너무나 빨리 찾아왔다. 평생을 운동으로 단련된 그의 몸이 그렇게 쉽게 허물어진 데는 분명히 무슨 이유가 있었을 것이다. 그 이유가 무엇이었을까?

사람에 따라서는 자기 체질의 특징이 밖으로 잘 드러나 있는 경우가 있는데 그럴 때는 생긴 외모와 하는 행동만 보고서도 체질을 판단할 수 있게 된다. 필자는 그가 경기하는 모습과 생김새와 언행 등을 보고 그가 금음체질임을 미리 알고 있었으므로 분명히 금음 체질에 해로운 무엇인가가 그에게 작용해 그의 생명을 급속도로 단축시켰다는 것을 짐작할 수 있었으나 그것이 무엇인지는 그를 가까이서 지켜보고 관찰하지 않았으므로 알 수가 없었다. 그런 의문은 그가 세상을 떠난 지 얼마 지나지 않아 곧 풀어졌다. 그것은 그의 인간 드라마 같은 감동적인 삶과 죽음을 취재한 여러 언론의 보도를 통해서였다.

위암 수술을 마치고 퇴원하던 그에게 수술을 담당한 의료진은 아직 그의 위장이 기능을 회복하려면 시일이 필요하니 당분간은 유동식, 즉 죽을 쑤어서 먹는 것이 좋겠다고 권했다. 그래서 그의 어머니는 고향의 들판에 지천으로 널린 늙은 호박을 많이 가져다가 밤낮으로 호박죽을 쑤어서 먹였다고 한다. 언론에서는 어머니의 그런 지극한 정성에도 불구하고 너무나 일찍 세상을 떠난 그를 추모하고 애도한다는 내용이었으나, 필자는 그 기사를 읽고 나서 그런 어처구니없는 일이 벌어진 데 대해 한탄을 금할 수 없었다.

원인은 어머니가 지극 정성으로 쑤어서 먹인 호박이었다. 건강한 금음체질이야 자기 몸에 해로운 호박을 좀 많이 섭취하더라도 몸에 힘이 빠지거나 설사를 몇 번 하는 것으로 그치겠지만, 위암 수술까지 한 허약한 금음체질에게는 자기 체질에 맞지 않는 호박이 조금이라도 몸에 들어오면 치명적인 해로움을 입게 된다. 그것은 마치 벼랑 끝에 서 있는 사람을 손가락으로 툭하고 미는 것과 같은 효과가 나는 것이다. 툭하고 미는 손가락에 그는 벼랑 아래로 떨어진 것이다. 만일에 그가 호박만 먹지 않았더라면 위암 부위를 잘라냈건 잘라내지 않았건 간에 한참 동안을 잘 지낼 수 있었을 것이다.

이는 병든 아들에게 정성을 다한 어머니의 잘못도 아니요 수술에 최선을 다한 집도의의 잘못도 아니다. 이는 인류가 오늘날까지 알지 못했던 미지의 부분, 즉 인간의 체질 문제인 것이다.

오늘도 인간의 각기 다른 체질 때문에 여러 가지 이해 못 할 상황이 여기저기서 벌어진다. 어떤 사람은 페니실린을 맞으면 병이 낫고 어떤 사람은 쇼크를 일으켜서 죽는다. 어떤 사람은 금니를 해 넣은 후 몸이 보약 먹은 것처럼 좋아지고 어떤 사람은 도리어 몸이 아프다. 어떤 사람은 아스피린을 먹고 나서 병이 낫고 어떤 사람은 나으라는 병은 낫지 않고 위장병만 생긴다. 마취를 하면 어떤 사람은 다른 사람과 똑같은 양의 마취약에도 마취가 잘 되지 않고, 어떤 사람은 다른 사람과 똑같은 양의 마취약에도 마취에서 깨어나지 못하고 죽어버린다. 어떤 사람은 스트렙토마이신을 쓰면 병이 낫는데 어떤 사람은 도리어 귀가 먹어 버린다.

이 모든 것이 체질에서 오는 현상이다. 만일에 그 레슬링 선수가 목음체질이나 목양체질이었다면 호박죽을 먹고 나서 한참 동안은 건강했을 것이다.

우리는 주위에서 가끔, 병원에서 사망선고를 받았던 암환자분들이 자연식 요법으로 기적적으로 되살아나 건강하게 살아가는 사람들을 볼 수가 있다. 사망선고 후 자연식 요법을 시행하는 사람은 많지만 그 중에 성공하는 사람의 비율은 그다지 높지 않다. 그 이유는 자연식 요법을 시행하는 사람들이 자기 체질을 모르고 무턱대고 시행하기 때문이다. 암이나 다른 어떤 불치병에 걸리더라도 자기 체질에 맞는 치료와 자연식을 하면 기적적으로 회복이 되고, 아무리 훌륭한 자연식을 해도 자기 체질에 맞지 않는 자연식을 하면 아무런 효과도 없고 오히려 생명만 단축시킬 뿐이다.

암으로 사망선고를 받고도 다시 살아난 사람들을 만나보면 하나
같이 우연히 자기도 모르게 자기 체질에 맞는 식이요법을 시행한
사람들이다. 자연식에 관한 내용만 해도 몇 권의 책을 쓸 수 있을
정도로 엄청나게 분량이 많으므로 머지 않은 장래에 여러분에게
암이나 간경화 등 사망선고를 받은 불치병 환자도 자연식으로 병
을 고칠 수 있는 희망의 메시지를 담은 책을 곧 선보일 수 있도록
노력하겠다.

필자는 가끔씩 이런 생각을 한다. 체질이란 영역은 신이 인간을
다스리는 도구이자 방법이기 때문에 인간은 영원히 이것을 몰라야
되지 않을까 하고. 그것은 병이 생겨야 할 사람이나 생명을 거둬들
여야 할 사람은 무언가의 힘에 의해 자꾸만 자기도 모르게 자기 체
질에 해로운 것들을 섭취하게 되고, 병이 나아야 할 사람 역시 무
언가의 힘에 이끌려 자기도 모르게 자기 체질에 좋은 것들을 섭취
하게 되는 까닭이다. 사람들이 태어나고 병이 나고 생명을 잃고 하
는 여러 가지 현상들을 세밀히 관찰하면 인간의 생로병사를 신이
보이지 않는 손으로 치밀하게 다스리고 있다는 생각을 버릴 수가
없다.

또 한편으로 이런 생각도 한다. 만물의 영장이며 지구상에서 지
능이 제일 우수하다는 인간이 이런 기초적인 지식인 인간의 체질
에 대해서도 아직까지 모르고 있다는 건 인간의 능력과 지능의 한
계를 여실히 보여주고 있는 하나의 증거가 아닐까 하고.

마와 발기부전

마는 옛날부터 강장식품으로 알려져 왔다. 그래서 각 가정에서는 손쉽게 시장에서 마를 구입해 남편들과 자녀들에게 갈아 먹이고 있다. 마를 갈아보면 걸쭉한 액체가 되는데 그런 걸쭉한 액체의 모습이 남성의 정액을 연상시키기 때문에 일반인들은 더욱 마를 정력이 좋아지는 자양강장식품이라고 여기게 된 것 같다. 이런 생각이 맞는 것일까? 아니면 전혀 근거가 없는 것일까? 이 장에서는 우리 주위에서 손쉽게 구할 수 있는 마에 대해 알아보자.

사례____

어느 날 40대 중반의 신사가 진료실을 찾았다. 그 신사는 건장한 겉보기와는 달리 심한 발기부전으로 오래도록 고생하고 있었는데 여태껏 여러 가지 치료약을 다 써 보았으나 실패했다 한다. 그래서 거의 포기하다시피 하고 살아왔는데 주위의 권유를 받고 이제는 마지막이라는 생각으로 여기를 찾아왔다고 했다.

아직 이른 나이에 발기부전증이 왔다는 것은 분명히 그럴 만한 이유가 있을 것이므로 먼저 처음부터 지금까지의 상세한 경과를 말하도록 했다. 환자는 머뭇거리다가 이내 자세한 이야기를 풀어 놓았다.

환자는 젊었을 때부터 호주가(好酒家)로 무척 술을 좋아했다. 너무 술을 많이 마신 때문이었을까? 환자는 30대 중반에 접어들어서자 발기부전증(勃起不全症)과 양위증(陽痿症)이 가끔씩 나타났다. 즉 발기가 제대로 되지 않거나 성관계 도중에도 성기가 발기 상태를 유지하지 못하고 사그라지는 일이 잦았던 것이다. 그런 현상이 일어나자 그 환자의 부인은 남자의 양기에 좋다는 온갖 약들을 구해 환자에게 먹였다. 그러나 부인의 그런 노력도 큰 도움이 되지는 못했다. 환자의 발기부전증과 양위증은 해가 갈수록 더해져서 40대에 접어들자 성관계가 가능한 날이 한 달이면 한 번 정도밖에 되지 않았다. 그나마 요 근래 1~2년 사이에는 거의 성관계가 불가능해졌는데 이제는 자포자기 상태라는 것이다.

진찰 침대에 눕혀서 진맥을 해보니 금음체질의 맥이 나왔다.

"부인이 해주셨다는 여러 가지 약들이 무엇무엇인지 혹시 기억이 나십니까?"

"예전에는 녹용, 개소주, 보신탕 등을 많이 먹었었는데 별 효험을 보지 못했습니다. 그래서 근래 몇 년 사이에는 마를 계속 갈아 먹고 있습니다."

"마는 효과가 있던가요?"

"효과가 있긴요. 효과가 있었으면 이렇게 되었겠어요?"

"그렇죠? 계속 그렇게 해로운 것만 드셨으니 이렇게 양기가 빨리 고갈되어 버렸군요."

"네? 해로운 것만 먹었다고요? 그게 무슨 말씀이죠?"

"지금 말씀하신 녹용이나 개소주, 보신탕, 마 등은 금음체질이 먹게 되면 먹는 만큼 몸이 빨리 상하고 양기가 소진되어 버리는 것들입니다. 물론 그런 것들을 먹으면 몸이 좋아지고 양기가 회복되는 체질도 있습니다만 본인의 체질에서는 그런 것들이 나쁘게 작용하는 겁니다."

"그러면 제가 그런 것들을 먹어서 양기가 빨리 떨어졌다는 것입니까?"

"물론이죠. 당연히 그렇습니다. 만일 그런 것들을 먹지 않았더라면 지금쯤은 양기가 조금 약하더라도 지금처럼 발기부전증이나 양위증이 오지는 않았을 겁니다."

"왜 그렇죠? 다른 사람들은 녹용이나 개소주, 보신탕, 마 같은 걸 먹고 나면 힘이 나고 양기가 좋아진다던데요?"

"다른 사람의 이야기는 일단 접어두시고 본인이 그런 것들을 복용하고 나니까 힘이 나고 양기가 좋아지던가요?"

"아니오. 사실 비싼 돈을 주고 녹용을 지어먹어 보아도 별 효과가 없었고 개소주나 보신탕을 여러번 해먹어도 별 효과가 없었습니다. 마를 오랫동안 갈아먹고 있지만 그것도 마찬가지고요."

"항상 몸이 무겁고 피곤했을 텐데요?"

"네. 그랬어요. 몸이 가볍고 개운한 적이 없었죠."

"본인은 효과가 없었다고 이야기하지만 사실은 효과가 없었던 것이 아니라 몸을 더 망쳐 놓은 겁니다. 그런 것들을 복용하면 항상 몸이 무겁고 피곤한 상태가 되며 양기도 더 일찍 가버리게 되는 것이죠."

"마도 그런가요?"

"그렇습니다. 지금 마를 계속 복용하시면 조금이나마 남아 있는 양기의 불씨를 완전히 꺼버리게 되는 결과가 옵니다. 그러니 본인이 건강해지기를 원하고 양기를 회복하시고 싶으시다면 마도 이제부터는 끊어야 합니다."

그 환자는 여태까지 다른 곳에서 들었던 이야기와는 판이하게 다른 이야기에 놀라면서 어떻게 해야 좋을지 모르고 있었다.

"다른 사람들은 저에게 양기가 약하다고 녹용을 먹어야 된다고 해서 여러번 먹었고 개소주, 보신탕 등 고단백 식품을 많이 섭취하라고 해서 많이 먹었었는데 원장님의 진찰 결과는 제가 여태껏 들었던 말과는 많이 틀려서 어떻게 해야 좋을지 모르겠습니다."

나는 빙긋 웃고 말았다.

"본인이 알아서 하세요. 제 말이 믿어지면 한 번 치료를 해보시고 안 믿어지면 치료를 받지 마시고."

한참을 생각하던 그 환자는 일단 치료를 받아 보겠다는 의사를 표했다. 필자는 체질에 관한 설명과 함께 체질표를 환자에게 건네주며 반드시 지키라고 당부했다. 그리고는 치료에 들어갔다. 침은 일주일에 두 번 정도 놓고 금음체질의 약을 처방해 계속 복용하도록 했다. 환자는 비싸게 사먹은 녹용도 효과가 없었는데 이렇게 값싼 약이 효과가 있겠느냐며 의아해한다.

"비싼 약이 좋은 것이 아니고 싸더라도 자기 체질에 맞는 약이 좋은 약입니다. 값이 싸다고 효과가 못한 것은 아니니 다른 생각 마시고 정성 들여 복용하시면 좋은 결과가 올 겁니다."

"알겠습니다. 원장님 말씀을 따라서 한번 열심히 해보겠습니다. 그런데 치료에 도움이 되게 집에서 할 수 있는 방법이나 먹어서 도움이 되는 것은 없는지요."

"조개 종류와 전복 등을 많이 먹도록 하십시오. 그리고 음경을 차가운 물에 매일 아침저녁으로 오 분 정도 씻도록 하십시오. 도움이 될 겁니다."

치료가 쉽지만은 않았다. 처음 치료를 시작하고 나서 한 달쯤 지나자 그 환자는 조금씩 몸의 변화를 느끼기 시작했다. 즉, 한 달에 한두 번 부부관계가 가능해졌다. 두 달이 되었을 때 환자는 완전히 자신감을 회복했다. 부부관계의 횟수도 증가했지만 그보다도 발기부전증과 양위증이 현저히 사라졌다. 부부관계 후에 피로를 많이 느끼던 증세도 역시 현저히 줄어들었다.

그러나 석 달째에 접어들자 이상 반응이 왔다. 더 좋아지리라던 기대를 저버리고 환자는 답보 상태를 보이다가 이상하게도 오히려 나빠지는 것이었다. 일시적인 현상이겠지 하고 처음에는 대수롭지 않게 여겼지만 그런 현상이 장기화되면서 호전의 기미가 보이지 않자 필자는 필시 무슨 원인이 있다는 걸 알아채고 환자에게 여러 가지를 꼬치꼬치 캐물었다. 그랬더니 원인은 뜻밖에도 새우와 해삼이었다.

조개와 전복 등 해산물이 좋다고 많이 먹기를 권했더니 환자는 같은 해산물이니 좋은 것이겠지 하고 새우와 해삼을 많이 먹었던 것이다. 조개와 전복을 계속 먹으려니 질리기도 하고 사람들이 새우와 해삼은 양기부족에 좋은 식품이라고 말들을 하므로 아무 생각 없이 먹었다는 것이다. 새우와 해삼은 금음체질에는 맞지 않으니 당장 먹는 것을 중단하라고 했다. 그 후로는 환자의 회복이 순조로웠다. 환자분이 체질 음식에 대해 완전히 이해하고 습득하였으므로 음식으로서는 치료에 방해받을 일이 없어졌기 때문이다.

넉 달 후에 그 환자는 완전히 정상으로 회복될 수 있었다. 환자는 잃어버렸던 정력을 다시 되찾게 됐다고 무척이나 고마워했지만 그보다도 생활에 활력이 솟아나고 삶에 의욕이 생기게 된 것에 더 감사하고 있었다.

"원장님 감사합니다. 정력이 좋아지니 생활이 이렇게 활기차고 즐겁습니다."

환자는 필자가 정력이 좋아지는 약을 쓴 줄 알고 있었다. 그리고 그런 좋은 약이 있으면 숨기지 말고 세상에 발표하라고 야단이다.

"제가 환자분에게 처방한 약은 정력제가 아닙니다. 그리고 정력제라는 것은 없습니다."

환자는 어리둥절해 했다.

"정력제가 아니라면 그럼 저는 어떻게 해서 이렇게 좋아졌죠?"

"저는 단지 환자분의 오장육부의 불균형을 회복시켜 드린 것뿐입니다. 오장육부의 균형이 회복되고 나니까 건강이 좋아지고, 건강이 좋아지고 나니까 거기서 잉여 에너지가 생겨나서 저절로 양기가 회복된 것뿐입니다."

환자는 이해할 수 없다는 표정을 지었다.

해설 ____

마는 한방에서 산약(山藥)이라는 이름으로 널리 쓰이고 있는 약재인데 한약의 처방에 없어서는 안 될 소중한 자양강장제이다. 마는 한약뿐만 아니라 식품으로서도 일정한 역할을 담당하고 있는데 특히 일식집에서는 손님들에게 마를 갈아서 내놓는 곳이 많이 있다. 이렇게 흔하게 접할 수 있는 마도 아무나 먹어서 다 좋은 것은 아니다. 마는 오장육부 중에서 폐기능 계통의 허약을 돕우는 역할을 하고 있다. 그러므로 선천적으로 폐기능 계통을 약하게 타고난 목음체질과 목양체질에서는 마가 아주 좋은 식품 겸 보약 역할을 하지만 선천적으로 폐기능 계통이 지나치게 강해 항상 문제를 일으키는 금음체질과 금양체질에서는 마를 복용하면 할수록 몸을 더 상하게 할 뿐이다.

어떤 환자분이 진료실에 와서 말하기를 '마는 정말 좋은 정력제이다'라고 했다. 왜 그렇게 생각하는지 그 이유를 물었더니 마를 먹고 나면 소변 줄기의 힘부터 틀리다는 것이다. 마를 먹은 날은 힘있고 시원하게 소변을 볼 수 있으며 그날 밤의 잠자리는 여느 때와는 다르다는 것을 확실히 느낀다고 했다. 그 환자의 체질을 진맥으로 알아보았더니 그 환자는 마가 몸에 좋은 목음체질이었다.

어떤 다른 환자분이 와서 말하기를 마가 정력에 좋다는 것은 순 거짓말이라고 투덜대었다. 왜 그렇게 생각하느냐니까 마를 먹고 나서 관계를 가지면 평소에는 멀쩡하던 것이 발기도 잘 되지 않고 조루증세까지 온다는 것이다. 그 환자의 체질을 진맥으로 알아보니 그 환자는 마가 몸에 해로운 금음체질이었다.

어떤 환자분이 와서 말하기를 모과를 먹고 나니 정력이 좋아지고 평소 있던 조루증세도 없어졌다며 모과야말로 좋은 정력제인데 사람들이 그런 사실을 모르고 있어서 정말 안타깝다고 했다. 그 환자의 체질을 진맥으로 알아보니 그 환자는 모과가 몸에 좋은 금음체질이었다.

또다른 어떤 환자분이 와서 말하기를 모과는 정력을 소진시키는 아주 나쁜 약이므로 모과라는 약은 아예 쓰지 말아야 한다고 했다.

왜 그러냐니까 모과를 먹고 나니 양기가 아예 말라붙어 버렸다는 것이다. 그 환자의 체질을 진맥으로 알아보니 그 환자는 목음체질이었다.

진료를 하다 보면 그런 맞지 않는 말들을 하는 사람을 만날 수가 있다. 모두들 자기 경험만 내세워서 주장하는 것이다. 사람마다 체질이 다르고 각 체질마다 좋은 음식과 나쁜 음식이 틀리며 각 체질마다 좋은 약과 나쁜 약이 틀리다는 사실을 모르고 하는 말들이다.

자기 체질도 모른 채 마가 몸에도 좋고 양기를 돋우는 데는 그만이라는 잘못된 지식에 사로잡혀 오래도록 갈아먹고 나서 몸도 나빠지고 양기도 소진되는 어처구니없는 일들을 일으키는 사람들을 주위에서 흔하게 찾아볼 수 있다.

다들 체질을 모르니 어쩔 수 없이 겪게 되는 웃지 못할 해프닝이다. 해프닝으로 그친다면 얼마나 좋을까마는 마가 해로운 체질이 마를 지나치게 먹게 되면 정력이 감퇴되는 것에서 그치는 것이 아니라 천식, 당뇨, 고지혈증, 고혈압, 피부병, 알러지 질환 등 여러 가지 질병까지 서서히 생기게 된다.

마는 목음체질과 목양체질에게는 아주 좋고 수음체질과 토양체질에도 좋다. 그러나 금음체질과 금양체질에게는 아주 나쁘며 수양체질과 토음체질에서도 좋지 않다.

어떤 사람이 당뇨로 오래도록 고생하고 있었는데 어느 날 중풍으로 쓰러졌다. MRI를 찍어보니 오른쪽 뇌의 혈관 하나가 막혀 있었다. 뇌경색인 것이다. 그 환자분이 중풍에 걸려 쓰러지자 그의 부인은 환자를 병원에 입원시킨 채 필자에게 그 환자에 대해 문의하러 내원했다.

그 환자의 체질을 예전에 진맥과 치료를 해 알고 있었으므로 여러 가지 조심할 것을 그때 그의 부인에게 얘기해 줬던 터였다. 당뇨가 있으니 특히 음식을 조심해야 하며, 당뇨로 인해 중풍이 유발되기 쉬우니 큰 병을 피하려면 음식과 약을 유의해야 한다고 당부했다. 그런데도 중풍이 왔다면 지시사항을 무시하고 음식과 약을 가리지 않았다는 얘기여서 필자는 이것저것을 캐물어 원인이 될 만한 것들을 세밀히 탐색해 나갔다.

그러던 중 그 부인이 그 환자에게 약 일 년간에 걸쳐 계속 마를 갈아 먹였다는 사실을 알아냈다. 예전에 분명히 남편의 체질을 알려주고 마가 해롭다는 사실도 알려주었는데 왜 그랬느냐니까 입을 굳게 다물고 그저 멍하니 앉았다.

그 환자는 중풍을 이겨내지 못하고 병원에 입원한 지 얼마 지나지 않아 곧 세상을 떠나고 말았다. 슬픔보다 허무감이 앞섰다. 보석의 가치와 소중함을 모르는 사람에게 보석을 준다 한들 어떻게 그 보석이 소중히 간직되어지기를 바라겠는가? 지키지 않는 사람에게 체질에 대해 아무리 열심히 이야기해 본들 무슨 소용이 있을 것인가?

참기름, 계란과 무력증

일곱번째
이야기

요즈음 같이 음식이 풍부하지 못했던 옛날에는 몸을 보하기 위하여 주변에서 쉽게 구할 수 있는 것들을 활용했었다. 그 중에서 많이 활용되어진 것이 참으로 소박한 참기름, 계란 등이었는데 먹거리가 풍부해진 후부터는 자주 쓰이지 않게 되었다. 그러나 동물성 식품에 대한 거부감이 증대되고 식물성 식품에 대한 선호도가 높아지면서 다시 참기름 등의 식물성 기름에 대한 관심이 부쩍 많아졌다. 식물성 기름이라고 건강에 다 좋은 것은 아닌데 건강에 대한 관심이 높아지면서 모든 식물성 기름이 각광받게 되었다. 여기서는 식물성 기름에 대해 알아보기로 하자.

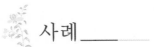 사례_____

무더운 여름 어느 날이었다. 고등학교 남학생과 그의 어머니가 진료실을 찾았다. 그 학생은 학교 야구선수였으며 외견상 건장한

189

체격을 가지고 있었으나 얼굴색이 창백하게 좋지 않았다. 그의 어머니가 말하기를 약 한 달 전에 학생이 운동장에서 야구 연습을 하던 도중에 갑자기 어지러워서 쓰러졌다고 한다. 다행히 몇 분 지나지 않아 의식이 깨어났고 아무 일 없었다는 듯 운동을 계속할 수 있었다.

그러나 그 날 이후로 학생은 몸이 예전 같지 않았다. 항상 무기력하고 몸이 무거웠으며 피로감이 심했다. 그리고 이따금씩 쓰러질 정도는 아니었지만 어지럼증도 있었다. 평소에 건강하던 학생이 갑자기 쓰러지고 또 쓰러진 이후로 몸의 컨디션이 예전 같지 않자 부모님은 걱정이 많았다. 특히 중요한 시합을 며칠 앞둔 시점이라서 학생이 속한 학교 야구부의 감독은 걱정이 말이 아니었다.

학생은 이 병원 저 병원을 다니면서 검사를 했는데 몸에서는 아무런 이상도 발견할 수 없었다. 검사상에는 이상이 없었지만 학생은 몸이 회복되지 않고 계속 무기력해 예전처럼 운동장에서 많이 뛸 수도 없었다. 야구 연습은 해야겠는데 몸이 무겁고 힘이 들어서 연습을 하는 둥 마는 둥했다. 그러던 중 이대로 있다가는 안되겠다 싶어서 이리저리 수소문 끝에 여기를 찾아왔다고 한다.

진찰 침대에 눕혀 진맥을 해보니 금음체질의 맥이 나왔다.

"요즈음 들어 땀을 많이 흘리고 과로한 일이 있었니?"

"계속하던 야구 연습 외에는 특별히 더 과로한 일은 없었어요."

다시 한번 주의 깊게 진맥을 해보았다. 맥을 아무리 짚어봐도 확실한 금음체질인지라 다시 물어보았다.

"혹시 요 근래에 몸을 돋운다고 특별히 먹은 것이 있었으면 이야기해 봐."

"야구부 동료들은 몸을 돋운다고 이런저런 보약들을 먹고 있지만 저는 집안 형편이 넉넉지 못해 보약이나 다른 몸 돋우는 것들은 해먹지 못했어요."

"그래? ….."

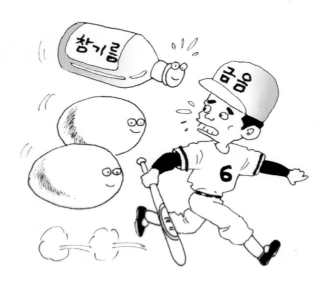

필자가 이상하다는 듯 설레설레 고개를 흔들자 그 학생의 어머니가 생각난 듯이 말하기를, 날씨도 더워지고 해서 운동하는 아들의 체력이 떨어질까 봐 두 달 전부터 아침마다 날계란과 참기름 한 숟가락을 먹이는 것 외에는 특별한 것이 없다고 했다. 그러면서 가정 형편이 좀 나았더라면 운동하는 아들을 위해 개소주나 흑염소 등을 사서 진작에 먹였을 거라며 그렇게 하지 못했던 것을 후회하고 있다고 했다.

"네? 날계란과 참기름을 먹었다고요? 바로 그것 때문이군요! 아드님이 운동장에서 쓰러지고 몸이 나빠진 것은 날계란과 참기름의 작용이 상당히 컸던 겁니다."

그 학생의 어머니는 그 말이 무슨 말인지 전혀 이해를 못하는 표정이다. 필자는 그 학생의 체질이 금음체질이라는 것과 금음체질이 날계란과 참기름, 즉 육식 종류와 기름기 음식 등을 많이 먹으면 몸에 힘이 나는 것이 아니라 힘이 더 빠지게 마련이라며 체질과 음식과의 관계를 이야기해 주었다. 그리고 개소주나 흑염소 등을 아들에게 못해 준 것은 어찌되었건 잘된 일이라고 말해 주었다.

운동선수는 몸을 쓰는 일을 하는지라 음식을 조금이라도 잘못 먹으면 운동할 때의 체력과 집중력 그리고 정확도가 현저히 떨어지게 된다. 그 학생에게 지금 먹고 있는 날계란과 참기름을 당장 끊고 체질에 맞는 음식을 잘 선택해서 먹으라고 이야기 해주고 나서 치료를 시작했다.

젊은 운동선수라 그런지 불과 몇 회의 치료와 체질약 한 제로 학생은 건강을 회복하게 되었다.

그 학생은 그 후에 자기의 경험을 내게 이야기해 주었는데 자신의 몸에서 일어난 몸의 변화가 그저 신기한 모양이었다. 그것은 체질에 맞는 식사를 하고 나서 운동을 하게 되면 우선 집중이 잘되고 아무리 뛰어도 피로를 많이 느끼지 않게 된다는 것이다. 반면에 체질에 맞지 않는 식사를 하고 운동을 하게 되면 몸이 무거워서 쉽게 피로해지고 정신이 맑지 않아 집중이 잘되지 않는다고 했다.

그런 반응이 오는 것은 당연한 결과라고 이야기해 주어도 본인은 체질 음식이 너무 정확하게 몸의 컨디션에 반응을 일으키니까 자꾸만 스스로도 놀라게 된다는 것이다. 이제는 시합이 있기 얼마 전부터는 스스로 체질에 맞지 않는 음식은 절대 먹지 않는다고 한다. 시합 직전뿐만 아니라 평소에도 체질에 맞지 않는 음식을 먹지 말아야 운동도 더욱 잘하게 되고 건강도 좋아지게 된다며 꼭 지킬 것을 부탁했다.

치료를 끝마치는 날 그 학생의 어머니가 학생과 같이 왔기에 당부의 말을 했다.

"보약이란 비싸다고 좋은 것이 아니라 아무리 값이 싸더라도 자기 체질에 맞으면 보약이 되는 것이고 아무리 값이 비싸더라도 자기 체질에 맞지 않으면 독약이 됩니다. 그러니 보약을 찾기 전에 먼저 자기 체질을 알아야 합니다. 사람들은 자기 체질도 모른 채 이것저것을 막 먹게 되는데 체질을 모르고 아무거나 먹게 되면 몸이 좋아질 확률보다 오히려 나빠질 확률이 더 높습니다. 특히 아드님의 경우는 운동을 하는 운동선수이므로 먹는 음식과 몸을 돋우는 보약이 컨디션에 결정적으로 영향을 끼치니 아주 조심해야 합니다. 제가 드린 체질표를 잘 보시고 앞으로 아드님에게 맞는 음식과 약을 해먹이면 장래에 아드님은 아주 뛰어난 기량을 발휘하는 큰 선수가 될 겁니다."

그의 어머니는 남들처럼 운동하는 아들을 위해 값비싼 보약을 해먹이지 못하는 것을 항상 가슴아파했었는데 그런 것들이 아들의 체질에 해롭다는 것을 알고 나자 아들에게 죄스런 마음이 이제는 깨끗이 사라졌다며 밝게 웃었다.

 해설 ____

참기름은 그 성질이 위열을 돋우고 기름 성분은 간과 쓸개에 부담을 준다. 그래서 위열이 많은 토음체질, 토양체질과 지방질의 분해 능력이 약한 금음체질, 금양체질에게는 해롭게 작용한다. 계란 흰자는 지방질이 없고 위열을 내리는 작용을 하지만 계란 노른자는 지방질 때문에 금음체질과 금양체질에게는 아주 좋지 않다. 그러므로 참기름에 날계란을 합친 것은 금음체질, 금양체질, 토음체질, 토양체질에는 해로운 작용을 하며 목음체질, 목양체질에는 좋은 작용을 한다. 그 때문에 금음체질이 날계란과 참기름을 먹고 운동시합에 임하면 평소 기량의 절반도 내지 못하게 된다. 운동선수들은 그 날의 컨디션에 따라 기량의 기복 차이가 심하다. 그래서 저마다 나름대로의 컨디션 조절법을 사용하고 있지만 가장 중요한 것이 음식이라는 것은 잘 모르고 있는 것 같다.

스포츠와 음식은 전혀 무관한 것 같지만 사실은 운동선수의 컨디션은 음식에 따라 좌우된다고 해도 과언이 아니다. 한동안 잘하던 운동선수가 갑자기 슬럼프에 빠지는 것, 어떤 때는 온종일 지칠 줄 모르고 뛰어다니다가도 어떤 때는 삼십 분도 못 뛰어서 기력이 다 소진되어 버리는 것, 힘과 투지와 용기가 때론 솟아났다 때론 수그러들었다 하는 것, 이 모든 것들은 거의 먹는 음식에 따라 좌우된다.

야구의 경우 투수의 공의 위력과 컨트롤, 타자의 타율과 힘, 수비수의 판단력과 민첩함 등 모든 것이 그날의 음식에서 영향을 받는다. 축구의 경우 전후반을 지칠 줄 모르고 뛰는 체력, 슈팅의 정확도, 패스의 정교함, 팀워크와 투지 등 모든 것이 그날의 음식에서 영향을 받는다. 농구의 경우 점프력, 체력, 투지, 팀워크, 패스의 정교함, 슈팅의 정확도 등이 그날 섭취한 음식과 연관이 매우 깊다. 레슬링, 권투, 유도, 태권도 등의 투기 종목에서는 경기 당일의 음식이 그날의 체력과 투지를 결정하고 육상, 마라톤, 스케이트, 스키, 사격 등의 기록 경기는 경기 당일 음식이 그날의 기록을 결정한다.

물론 경기 당일의 음식이 큰 영향을 끼치지만 경기 당일의 음식만 선수의 컨디션에 영향을 주는 것은 아니다. 평소의 식생활도 역시 상당한 영향을 끼친다. 특히 경기 당일의 음식이 그 날의 컨디션을 결정한다면 평소의 식생활은 운동 선수들의 기본 체력을 좌우하므로 오히려 평소의 식생활이 더 중요하다고도 볼 수 있다.

음식의 중요성은 운동선수들의 직접적인 경험으로 아주 분명하게 증명이 되지만 여러 가지 연구 결과와 보고로서도 입증이 된다. 예를 들어보자. 몇 년 전 우리나라의 황영조 선수가 바르셀로나 올림픽에서 마라톤을 제패해 온 국민을 열광시켰다. 그에게 마라톤 우승의 비결을 묻자 감독님의 지시대로 식사 때 음식을 잘 가려서 먹었는데 특히 시합 얼마 전부터는 모든 식사를 채식으로 한 것이 주효했다고 말했다.[8]

육상 중에서도 특히 필드 종목은 심폐기능이 뛰어난 금음체질이 상당히 실력을 발휘하기 때문에 대부분의 선수들이 금음체질이다. 황영조 선수도 역시 금음체질인데 금음체질은 육식을 멀리하고 채식을 가까이 하면 피로도 없어지고 지구력도 좋아지며 컨디션이 최상이 된다. 그것이 그가 마라톤에서 좋은 성적을 거둘 수 있었던 가장 큰 비결이었던 것이다. 황영조 선수를 길러낸 감독은 여러 선수들을 오래도록 지도한 경험이 있어 선수들이 육식을 하고 나서 경기를 하게 되면 기록이 형편없어진다는 것을 알고

---

8) 건강이 목적이 아닌 경우, 즉 경기 당일의 컨디션을 최고로 높이는 것이 목적인 경우에는 경기 얼마전에 육식으로 몸을 힘들게 만들어 놓고 경기 직전(약 3일 전)부터 채식으로 전환하면 경기 당일 최고의 컨디션이 된다. 이 방법은 해로운 자극에 대해 반발하여 몸의 평형을 유지하려는 반발성을 최대로 이용한 것으로 건강적인 측면에서는 좋지 않다.

있었던 것이다.

육식이 몸에 좋은 목양체질은 심폐기능이 상대적으로 약해 육상 종목에는 별로 소질이 없다. 그러니 육상 선수들의 대부분은 채식이 좋은 체질이며 당연히 체질에 맞게 채식을 해야 경기 기록이 좋아진다. 일제시대에는 우리나라가 경제적으로 궁핍해 먹을거리도 제대로 없던 때인데 그때 오히려 우리나라 마라톤이 세계를 제패했었다. 손기정, 서윤복, 남승룡 등이 그때 온 세상에 한국 마라톤의 이름을 떨쳤었는데 그들은 그 시대에 오직 채식만 하는 가난한 생활을 했기 때문에 마라톤 제패가 가능했었던 것이다. 그것은 그들이 금음체질로서 채식이 자기 체질에 맞았기 때문이었다.

그러나 더욱 좋은 기록을 내기 위해서는 금음체질이 채식만으로 만족할 것이 아니라 철저한 체질식을 해야 한다. 금음체질에 맞는 체질식은 육식, 밀가루음식, 기름기 있는 음식, 뿌리채소와 장어, 미꾸라지, 메기, 명태, 조기 등의 생선과 수박, 배 등의 과일을 피하고 잎채소와 등푸른 생선, 조개류와 청포도, 키위 등의 체질에 맞는 음식과 체질에 맞는 과일 종류를 찾아서 먹는 방법이다. 그러면 당연히 기록이 더욱 좋아진다.9)

금음체질이 아닌 다른 체질의 선수도 마찬가지이다. 자기 체질을 정확히 알고 자기 체질에 맞는 음식을 먹고 자기 체질에 맞는 몸 돋우는 약을 복용하면 최고의 몸 컨디션이 되는 것이다.

가끔씩 태릉선수촌에서 들리는 소식은 좋은 소식들도 있지만 안타까운 것들도 많이 있다. 몇 해 전에는 태릉선수촌에서 무리하게 체중 조절을 하던 어느 선수가 사우나탕에서 땀을 너무 많이 내고 난 후 죽음에 이르는 사건이 있었다. 그는 투기 종목의 선수였으므

---

9) 금음체질에 좋고 나쁜 음식과 약은 p65~67에 자세히 나와 있으니 참고할 것.

로 아마 금음체질이었을 것이다.

금음체질은 땀을 많이 내면 기력이 소진된다. 금음체질이 무리하게 땀을 내면서 체질에 맞지 않는 육식을 하게 되면 체질에 해로운 것 두 가지가 한꺼번에 겹쳐서 작용하므로 심하면 사망에까지 이르게 되는 경우가 가끔 일어난다. 만일 그가 땀을 내는 것이 몸에 좋고 육식이 몸에 좋은 목음체질이나 목양체질이었다면 체중 조절을 위해 그렇게 심하게 사우나를 해 땀을 내고 육식을 많이 해도 오히려 몸이 가볍고 상쾌해졌을 것이다.

지금도 태릉선수촌에서는 각 선수들의 체질을 무시한 채 똑같은 연습 방법을 쓸 것이고 특히 각 선수들의 체질을 무시한 채 단순히 영양학적으로 성분 비율과 칼로리만 계산한 식사를 일률적으로 제공할 것이다. 개인의 특성과 체질을 무시한 채 모든 것을 골고루 먹어야 건강에 좋다는 단순한 이론으로 식사를 제공하니 최고의 몸이 만들어지지도 않고 최고의 컨디션을 낼 수도 없다.

외국의 여러 연구 논문을 봐도 육상 부문은 육식보다는 채식을 해야 기록이 좋은 것으로 발표되어 있다. 그러나 그들은 체질을 알지 못하니 왜 그렇게 되는지 그런 이유를 알지 못한다. 그래서 단순히 사람이 채식을 하면 지구력이 길러지는 것이 아닌가 하고 추정을 할 뿐이다. 사실은 그렇지 않은데 말이다.

목음체질, 목양체질의 운동선수는 채식을 하고 시합에 나가면 아무런 힘도 쓰지 못하고 시합에 지고 만다. 목음체질이 많이 하는 대표적인 운동이 축구이다. 축구선수들을 진찰해 보면 상당수가 목음체질이라는 것을 알 수 있다. 그러므로 어느 축구팀이 육식과 뿌리채소를 먹고 시합에 임한다면 전후반 90분을 지치지 않고 운동장을 활기차게 뛰어다닐 수 있지만, 잎채소 위주의 채식과 생선회를 먹고 나서 시합에 임하면 전반전이 끝나기도 전에 선수들은 지치게 되어 경기 내내 졸전을 벌이게 될 것이다. 물론 목음체질이 아닌 선수가 축구팀에 끼어 있을 가능성은 언제나 있으므로 먼저 각 개개인의 체질을 명확히 판별해야 함은 당연한 일이다.

그러면 어느 운동 종목을 어떤 체질이 많이 하고 있을까? 목음체질은 축구뿐 아니라 손을 많이 쓰는 하키 종목, 핸드볼, 농구, 배구, 야구 등에서도 많이 볼 수 있다. 금양체질이 대표적으로 하는 종목은 탁구이다. 탁구선수 중에는 유별나게 금양체질이 많다. 금양체질 역시 채식을 해야 컨디션이 좋아진다.

금음체질은 전 종목에 걸쳐서 다양하게 분포해 있는데 특히 수영과 육상의 필드 종목에서는 거의가 금음체질이다. 그리고 야구나 배구, 다이빙과 레슬링, 유도, 태권도 등의 투기 종목에서도 금음체질을 많이 볼 수 있다. 금음체질은 채식을 해야 컨디션이 좋아진다는 것은 앞에서 이미 언급한 바 있다.

토양체질은 권투에서 자주 볼 수 있는 체질이다. 목양체질과 수음체질은 전문적인 운동선수를 거의 찾아볼 수 없으며 수양체질도 가끔 수영 종목에서 드물게 보일 뿐이다.

일반 국민뿐 아니라 특히 모든 운동 선수들은 반드시 명심해야 한다. 몸을 돋우는 것이라고 무턱대고 먹다가는 오히려 큰 손해를 보게 된다. 반드시 자신의 체질을 알고 거기에 따라 음식도 보약도 가려먹어야 한다. 그러면 자기가 가진 평소 기량 이상의 컨디션이 유지되고 특히 슬럼프도 없어지는 것이다.

다른 원인도 있겠지만, 슬럼프라는 것도 알고 보면 체질에 맞지 않는 음식과 약을 계속 먹었을 때 자주 일어나는 현상인데 엉뚱하게도 다른 곳에서 원인을 찾는다. 슬럼프는 정교함과 집중력이 요구되는 운동경기 즉 야구의 타격부문이라든지 골프라든지 사격, 양궁 같은 종목에서 더욱 예민하게 나타나지만 그 외에도 축구나 농구, 핸드볼, 배구, 육상, 수영 등 거의 모든 종목에서 나타나는 현상이다.

지금 슬럼프에 빠져 있는 운동선수들은 먼저 자기 체질을 정확히 알고 나서 지금 먹고 있는 음식이나 약이 자기 체질에 맞는지 맞지 않는지를 살펴보아야 한다.

찜질방(한증탕, 사우나)과 골다공증

요즈음은 동네마다 찜질방을 쉽게 찾아볼 수 있다. 그리고 찜질방에 가는 것이 무슨 유행이나 되는 것처럼 여자분들은 삼삼오오 짝을 지어 찜질방을 찾는다.

여자분들이 찜질방을 찾는 경우에는 하루 이틀 정도 잠깐 다니는 것이 아니라 건강과 미용에 좋다며 몇 달씩 다니는 경우가 대부분인데 과연 찜질방이란 것이 그렇게 생각만큼 좋은 것일까?

그렇게 좋다면 왜 찜질방에 다니는 사람 중에 더 건강이 안 좋아지고, 없던 질병에도 시달리며 피부노화가 촉진되어 나이보다 더 늙어 보이는 사람이 생기는 것일까?

찜질방에서 혹은 한증탕이나 사우나탕에서 땀을 낸다는 것이 결코 좋은 것만은 아니다. 진료를 하면서 찜질방의 부작용을 많이 목격하고 있지만 그 중 한 가지 예를 들어보자.

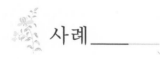

사례

　필자에게 오래도록 건강을 맡긴 50대 여자분이 있었다. 그 환자는 금음체질이었는데 필자는 그 환자의 체질을 잘 알고 있었으므로 그 환자는 발을 삐거나, 소화가 안 되거나, 머리가 아프거나, 감기가 들거나, 허리가 아프거나, 몸의 어디가 아프던 간에 진료실에 오기만 하면 체질 치료로 간단히 나았다. 그러므로 건강관리에는 전혀 문제가 없었던 것이다. 그러던 어느 날 한참동안 내원하지 않던 그 부인이 아주 걱정스런 얼굴로 진료실을 찾아왔다.

　"그동안 완벽하게는 아니었지만 원장님이 지시한 금음체질에 관한 체질식을 어느 정도 지켜서 몇 년 동안 건강에는 큰 문제가 없이 지내왔습니다. 그런데 근래에 몸 여기저기가 아파서 병원에 가서 진찰과 검사를 해 보았더니 '골다공증'이라는 진단이 났습니다. 그래서 걱정이 되어 이리저리 생각하고 고민하다가 원장님을 찾아오게 되었습니다. 어떤 좋은 방법이 없겠는지요."

　골다공증이란 사람이 나이가 들어가면서 뼈의 노화현상으로 인해 골밀도가 떨어져서 뼈의 조직이 성글어지고 뼈가 힘이 없이 약해지며 심하면 뼈 속에 크고 작은 구멍들이 생기게 되는 퇴행성 골질환이다. 보통 사람들도 나이가 듦에 따라 어느 정도 자연적으로 오는 증세가 골다공증이지만, 이 환자처럼 갑자기 심해진 데는 무슨 다른 이유가 더 있었을 것이다. 환자분이 여태까지 체질 음식을 대체적으로 잘 지킨 편이라고 했으니 그러면 음식이 아닌 다른 이유가 분명히 있었을 터였다.

　"혹시 요 근래에 땀을 많이 낸 일이 있으십니까?"

"땀을 낸 일이라면 약 석 달 전부터 찜질방에 매일 다니고 있지요. 찜질방에 가면 땀을 많이 냅니다."

"그래요? 제가 예전에 금음체질에 관해 설명드리면서 사우나탕과 한증탕 등에서 땀을 내면 건강에 해로우니 그런 곳에는 가지 말라고 분명히 말씀드렸을 텐데요. 생각나지 않으세요?"

"사우나탕 한증탕과 찜질방은 다르지 않아요? 저는 사우나탕 한증탕에만 들어가지 말라고 그러시는 줄 알았어요."

"그러셨어요? 제가 말씀드린 것은 그런 뜻이 아니라 한증탕이든 사우나탕이든 찜질방이든 온탕이든 관계없이 땀을 내면 해롭다는 뜻이었습니다."

"제가 골다공증에 걸린 것이 찜질방에서 땀을 많이 내었기 때문인가요? 땀을 내는 것과 골다공증과도 관계가 있나요?"

"그럼요. 물론이죠. 건강한 금음체질이라면 땀을 내어도 힘이 약간 빠지는 정도에서 그치지만 몸이 약한 금음체질이 땀을 많이 내게 되면 몸에 상당히 좋지 않은 영향이 오게 됩니다. 특히 나이드신 금음체질이 땀을 오래도록 많이 내게 되면 금음체질의 특성상 동맥경화증, 고혈압, 중풍, 협심증, 심근경색증, 골다공증 등이 쉽게 오게 됩니다."

"그래요? 땀을 많이 내서 제가 골다공증이 왔다면 찜질방이 아니라 운동을 해서 땀을 많이 내는 것도 역시 해롭나요?"

"운동을 해서 땀을 내는 것은 찜질방이나 한증탕 등에서 땀을 내는 것보다는 덜 해롭습니다. 그렇지만 해로운 정도가 조금 덜하다는 것뿐이지 해롭기는 마찬가지이므로 좋지 않은 것은 사실입니다."

"운동은 건강을 유지시키는 데 좋은 작용을 하지 않나요? 그리고 땀을 발산시키면 인체 내의 노폐물이 몸 밖으로 나가게 돼 건강에 아주 좋은 것으로 알고 있는데요?"

"운동은 건강에 좋습니다. 그러나 운동도 각 개인의 체질과 컨디션에 따라서 해서 좋은 운동이 있는가 하면 오히려 좋지 않은 운동도 있습니다. 마찬가지로 땀을 내서 좋은 체질이 있고 그렇지 않은 체질이 있습니다. 체질을 모른 채 무조건 아무 운동이나 하고 무리하게 땀을 내는 것은 건강에 좋지 않습니다."

"제 친구는 같이 찜질방에 다닌 후로 여기저기 아팠던 몸이 많이 나아졌다는데 그러면 그것도 그 친구의 체질 때문인가요? 그 친구는 땀을 내면 좋은 체질이라는 이야기인가요?"

"그렇습니다. 본인이 찜질방에 다니고 나서 몸이 더 안 좋아진 것이나 친구분이 찜질방에 다니고 나서 몸이 더 좋아진 것이나 모두 땀과 자기 체질과의 관계 때문에 일어나는 현상입니다."

찜질방이든 한증탕이든 사우나탕이든 땀을 내는 것은 절대 피하도록 환자에게 당부를 하고 나서 치료를 시작했다. 오랜 신경통이나 관절염으로 호르몬제를 많이 사용해 뼈가 물러서 내려앉고 구멍이 심하게 난 경우에는 골다공증의 치료가 상당한 시일을 요한다. 그러나 그런 경우를 제외하고는 골다공증이란 병은 체질 치료에 있어 치료가 그렇게 어려운 병은 아니다.

체질에 맞는 골다공증에 대한 한약 처방과 뼈의 퇴행성 변화를 치료하는 침으로 치료가 잘 되는 것이다. 위의 환자도 여섯 달 정도 한약과 체질침 치료를 하고 난 뒤 골밀도를 측정해 보니 치료 전 현저히 저하되었던 골밀도 수치가 치료 후 그 나이의 평균 골밀도보다 훨씬 높게 나왔다. 물론 본인도 여기저기 아픈 증세가 거의 없어졌다 한다.

그런데 치료가 끝난 후 몇 달이 지나서 그 환자분이 다시 몸 여기저기가 아프다고 내원했다. 그래서 또 골다공증인가 싶었더니 이번에는 골밀도가 정상이었다. 그런데도 환자는 이상하게 몸이 편치 않고 여기저기가 아픈데 마치 골다공증에 걸렸을 때처럼 통증이 심하다는 것이었다.

원인을 찾기 위해 자세하게 문진을 하던 중 전혀 엉뚱한 곳에서 원인을 찾을 수 있었다. 그 원인은 다름 아닌 환자분이 복용하고 있던 칼슘제 때문이었다. 그 환자는 골다공증 치료를 받아 일단 완치가 되었지만 한번 걸린 골다공증에 대한 두려움 때문에 치료가 끝난 후에도 약국에서 칼슘제를 계속 사서 복용하고 있었던 것이다.

그러나 그 환자분이 복용하던 칼슘제는 소뼈에서 추출한 칼슘제였는데, 환자의 체질인 금음체질에는 그 칼슘제가 맞지 않았다. 금음체질이 소뼈에서 추출한 칼슘제를 복용하는 것은 마치 금음체질이 본인에게 해로운 육식을 하는 것과 똑같은 결과를 초래한다. 그 때문에 환자는 이유도 없이 몸의 여기저기가 아팠던 것이다. 칼슘제 복용을 중단시키고 며칠간 치료를 했더니 금방 환자의 몸이 정상으로 회복되었다.

"앞으로는 우유나 소뼈에서 추출했다는 칼슘은 절대로 복용하지 마십시오. 건강이 더 나빠집니다. 뼈에 칼슘이 모자란다고 아무 칼슘이나 먹으면 안됩니다. 본인이 칼슘제를 복용하려면 멸치 또는 조개껍질이나 진주 등에서 추출한 칼슘을 복용해야 골다공증도 좋아지고 건강도 전체적으로 좋아지게 됩니다."

그런 여러 가지 경험 덕분인지 그후로 그 환자는 체질에 대한 이해를 넓히고 자신의 체질인 금음체질에 대한 지식을 많이 쌓아서 스스로 건강을 해치는 일이 없어졌다. 그래서 지금은 젊었을 때보다도 더 활기차고 건강하게 살아가고 있다.

우리는 체질에 관한 지식이 없어서 자기 스스로가 병을 만들어 놓고도 그 원인을 모르는 경우가 대부분이다. 체질에 관한 한 '모르는 게 약이다' 라는 말은 통하지 않는다. 우리가 알고 있는 모든 병들, 즉 감기에서 위장병, 간염, 간경화, 당뇨, 동맥경화, 협심증, 심근경색증, 중풍, 천식, 각종 알러지 질환, 피부병 그리고 여러 종류의 암에 이르기까지 체질과 관련되지 않은 질병은 없다.

체질을 알면 아무리 어려운 병이라도 나을 수 있는 방법이 있고 체질을 모르면 아무리 하찮은 병이라도 환자를 죽음에까지 몰고 가게 된다. 암에 걸려도 체질을 알면 낫는 경우가 있고 감기에 걸려도 체질을 모르면 생명을 잃는 수도 있다. 그래도 체질이란 것을 몰라도 되는 것일까?

 해설 _____

대부분의 사람들은 땀내는 것을 몸 안에서 생긴 노폐물을 몸 밖으로 내보내는 것으로 잘못 생각하고 있다. 그러나 땀의 기능 중에서 노폐물을 내보내는 작용은 극히 작은 부분에 불과하다. 피부는 눈에 보이지는 않지만 쉴새없이 호흡작용을 하고 있다. 눈에 보이지 않는 그러한 피부의 호흡작용을 통해, 피부는 몸 속에서 생긴 노폐물의 일부를 자기가 맡은 역할만큼 몸밖으로 자연스레 배출하는 것이다. 그러므로 땀을 내어야만 피부를 통해 몸 속의 노폐물이 몸 밖으로 빠져나간다는 생각은 잘못된 것이다. 그러면 땀은 우리의 몸에서 어떠한 작용을 하는 것일까?

누구나 알고 있듯이 몸은 추울 때는 땀구멍이 닫혀서 체열의 발산을 막고 더울 때는 땀구멍이 열려서 땀을 내어 체열을 발산시킨다. 즉 땀은 일차적으로 체온 조절의 역할을 한다. 그러나 땀에는 다른 여러 가지 역할이 있다. 그 중 하나가 몸 속 내부의 기(氣)를 몸의 외부 체표면으로 끌어내는 역할이다.

여덟 가지 체질을 기의 편재에 따라 나누면 크게 두 가지 형으로 나누어진다. 하나는 기가 몸의 바깥쪽보다는 몸의 안쪽에 많이 모여 있는 체질군이고, 또 하나는 기가 몸의 안쪽보다는 몸의 바깥쪽에 많이 모여 있는 체질군이다.

기가 몸의 외부보다는 내부에 많이 편재되어 있는 체질로는 목음, 목양, 토음, 토양체질이 있고 기가 몸의 내부보다는 외부에 많이 편재되어 있는 체질로는 금음, 금양, 수음, 수양체질이 있다. 서양의학적인 체질분류법으로 볼 때에 기가 몸의 내부에 많이 편재되어 있는 목음, 목양, 토음, 토양체질은 부교감신경 긴장형 체질과 유사하고 기가 몸의 외부에 많이 편재되어 있는 금음, 금양, 수음, 수양체질은 교감신경 긴장형 체질과 유사하다.

기가 몸의 내부에 편재되어 있는 목음, 목양, 토음, 토양체질에서는 몸의 내부에 있는 기를 몸의 외부로 발산시켜야 기의 균형이 도모되어 건강이 좋아진다. 그리고 기가 몸의 외부에 편재되어 있는 금음, 금양, 수음, 수양체질에서는 몸의 외부에 있는 기를 몸의 내부로 수렴시켜야 기의 균형이 도모되어 건강이 좋아진다.

앞에서 언급했듯이 땀은 몸 속 내부의 기를 몸의 외부 체표면으로 끌어내는 역할을 한다고 했는데 기가 몸의 내부에 편재되어 모여 있는 목음, 목양, 토음, 토양체질들이 땀을 내게 되면 몸 속 내부의 기는 땀을 따라 몸의 외부로 발산되어 순환하게 된다. 그러므로 목음, 목양, 토음, 토양체질이 땀을 내게 되면 기가 몸 전체를 원활히 순환하는 결과가 되므로 질병이 치료되고 건강이 증진되는 좋은 결과가 온다.

그와는 반대로 금음, 금양, 수음, 수양체질이 땀을 내게 되면 그렇지 않아도 몸의 내부보다는 외부에 기가 편재되어 있는 체질인데 땀의 영향으로 모자란 내부의 기가 더욱 외부로 밀려나오게 된다. 즉 몸의 내부는 극심한 기부족 현상이 오게 되고 그 결과 표리(表裏)의 기(氣)의 불균형이 심화되어 질병이 더욱 악화되고 건강이 더욱 나빠지게 된다.

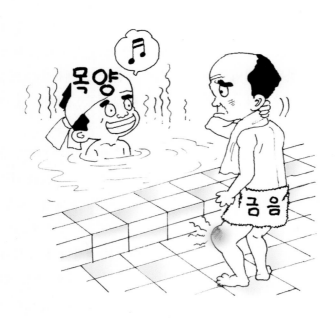

친구들 여러 명이 목욕탕에 가서 한증탕이나 사우나탕 안에서 땀을 낸다고 가정해 보자(실제로 그렇게 해보면 이해가 빠를 것이다). 그러면 몇몇 친구는 아예 한증탕에 들어가기를 거부할 것이고, 몇몇 친구는 한증탕에 들어간 지 얼마 되지 않아 갑갑하다고 나가 버릴 것이다. 나머지 남은 친구들 중에서는 한증탕에서 땀을 흠뻑 낸 후 한증탕을 나오면서 힘이 빠지고 어지럼증을 느끼는 친구도 있을 것이고 또 몇몇 친구는 한증탕을 나오면서 '아! 시원하다!' 하면서 상쾌함을 느끼는 친구도 있을 것이다.

한증탕에서 땀을 내고 난 후 나타나는 이런 다양한 개인적인 느낌의 차이는 각자의 체질이 서로 다르므로 해서 오는 현상이다. 즉 각자의 체질에 따라 기(氣)가 몸의 내부와 외부 중에서 어디에 많이 편재되어 있느냐에 따라 반응이 틀리게 나타나는 것이다.

일반적으로 '땀' 하면 나쁜 노폐물을 배설하는 한 과정으로만 여기고 어떻게 하든지 땀을 많이 내보내려고 애쓰는 분들이 많이 있는데 이는 잘못된 생각이다. 다행히 땀을 내는 것이 체질에 맞으면 득이 되겠지만 땀을 내는 것이 체질에 맞지 않으면 도리어 병을 얻게 된다.

우리들은 주위에서 흔히 목욕탕에서 목욕을 하던 중에 어지럼증을 느꼈다거나 쓰러졌다거나 중풍에 걸렸다거나 하는 말들을 자주 듣게 된다. 목욕탕은 우리들의 몸을 덥게 해서 땀이 나게 만드는 대표적인 장소이다.

그러니 금음, 금양, 수음, 수양체질들 중에서 건강이 좋지 않은 사람들은 목욕탕에서 그런 사고를 잘 당하게 된다. 금음, 금양, 수음, 수양체질들이 이런 체질적인 현상을 무시하고 계속 오래도록 땀을 내게 되면, 원래 가지고 있던 병이 악화됨은 물론 여러 가지 질병이 새로 일어나는데, 대표적인 것이 무력감, 피로, 피부병, 신경통, 관절염 등이고 심하면 고혈압, 갑상선 질환, 골다공증, 중풍, 당뇨까지 유발된다.

제일 좋지 않은 경우가 목욕탕 안에서 쓰러져서 바로 중풍이 오는 경우이다. 금음체질, 금양체질, 수음체질, 수양체질 중에서 평소에 고혈압이나 뇌혈관 질환이 있는 경우에 온탕이나 한증탕에서 땀을 내고 나면 순간적으로 인체의 기(氣)의 균형이 급격히 무너지면서 뇌혈관에 작지 않은 충격이 간다. 그래서 목욕탕 안에서 바로 중풍이 일어나는 경우를 주위에서 가끔 볼 수 있는 것이다.

평소 고혈압이나 뇌혈관 질환이 있는 분이라도 땀을 내는 것이 몸에 이로운 목음체질, 목양체질, 토음체질, 토양체질의 경우에는 온탕이나 한증탕에서 땀을 내고 나면 오히려 혈압이 내려가고 뇌혈액순환이 잘되어 몸이 가뿐해지게 된다.

이것은 다른 질병에도 그대로 적용된다. 예를 들어 관절염이나 신경통 환자분이 있다고 하자. 그 사람의 체질이 금음체질, 금양체질, 수음체질, 수양체질에 해당된다면 한증탕에서 땀을 많이 흘리고 난 뒤에는 관절염이나 신경통 증세가 악화된다. 반면 그 사람의 체질이 목음체질, 목양체질, 토음체질, 토양체질에 해당된다면 한증탕에서 땀을 많이 흘리고 난 뒤에는 관절염이나 신경통 증세가 좋아지게 된다.

좌골 신경통과 디스크(요추간판탈출증) 등으로 허리와 다리가 아프게 되면 사람들은 아픈 사람들에게 수영이나 온탕목욕을 권하게 된다. 그러나 대부분의 환자들은 자기 체질을 잘 모르는 관계로 수영이나 온탕목욕 중 아무것이나 하게 된다. 그럴 경우 환자들은 자칫 자기 체질에 맞지 않는 것을 선택하게 되어 병이 더욱 장기화되고 더욱 심해지는 경우가 허다하다.

목음체질, 목양체질, 토음체질, 토양체질의 환자에게 수영을 권하면 그 사람의 질병(좌골신경통, 디스크뿐 아니라 모든 질병)이 악화되고 건강이 나빠지며, 금음체질, 금양체질, 수음체질, 수양체질의 환자에게 한증탕을 권하면 모든 질병이 악화되고 건강이 나빠지게 된다. 그런 원리를 모르고 내게 맞는 요법이겠지 생각하고 환자분들이 그대로 따라한다면 어떤 사람은 다행히 체질에 맞아 덕을 보겠지만 어떤 사람은 오히려 막심한 손해를 본다.

제일 조심해야 하는 것 중의 하나가 요통 환자분들이 함부로 하게 되는 수영이다. 사람들이 생각하기를 물에 들어가면 허리에 중력이나 힘이 가해지지 않아서 요통이 호전된다는 단순한 생각으로 수영을 하게 되는데 이는 크게 잘못된 것이다. 수영은 땀을 내는 사우나탕이나 한증탕과는 정반대의 개념인데 피부를 차갑게 해 땀구멍을 막게 되므로 체표면의 기(氣)가 몸의 안쪽으로 수렴되게 만드는 운동이다.

그러므로 기가 몸의 내부에 편재해 있는 목음체질, 목양체질, 토음체질, 토양체질들이 수영을 하면 약한 체표면의 기가 내부로 들어가 버려서 체표면의 기는 더욱 약해지게 된다. 그런 연유로 목음, 목양, 토음, 토양체질들이 수영을 하게 되면 병이 낫지 않고 오히려 악화 또는 병이 장기화될 뿐만 아니라 여러 가지 다른 장애(위장병, 두통, 중이염, 감기 등)가 끊임없이 일어나는 것을 관찰할 수 있다.

어린이를 키우다 보면 수영 후의 신체 반응을 잘 알 수 있는데 어떤 어린이는 수영을 하고 나면 식욕이 좋아지고 기분이 좋아지며 생기가 넘치는 데 반해, 어떤 어린이는 수영을 하고 나면 밥도 먹기 싫어하고 피곤해하며 징징거리고 짜게 되는 것을 볼 수 있다. 이렇듯 수영에 대한 틀린 반응은 아이의 체질이 서로 다르기 때문에 나타나는 현상인데 금음체질, 금양체질, 수양체질의 아이들은 수영 후에 몸이 좋아지며 목음체질, 목양체질, 토양체질의 아이들은 몸이 나빠지기 때문이다.

수영이 해로운 체질인데도 불구하고 수영을 하지 않으면 인생을 살 의미가 없다고 할 정도로 수영을 좋아한다면 그 사람이 수영을 즐길 수 있는 방법은 없을까? 물론 수영장의 물을 따뜻하게 데워서 수영을 하면 될 것이지만 그런 방법은 현실적으로 불가능한 일이다. 수영이 해로운 체질이 수영을 꼭 하고 싶을 때는 이렇게 하자. 즉 30분간 수영을 했으면 수영을 했던 시간보다 더 많은 시간을 내서 1시간 정도 한증탕이나 온탕에서 땀을 흠뻑 내면 된다. 그러면 수영으로 인한 나쁜 영향을 많이 줄일 수 있다.

일반적으로 체질 음식을 잘 지키면 골다공증은 잘 오지 않는다. 그렇지만 일단 골다공증이 왔을 경우에는 칼슘 섭취를 권하게 되는데 칼슘은 종류에 관계없이 어떠한 칼슘이라도 모두 좋은 것일까? 그것은 아니다. 서양의학에서는 각 칼슘의 흡수 효율을 따지고 있으나 이런 흡수 효율은 건강면에서 보면 별 의미가 없다. 칼슘도 어디에서 추출한 칼슘인가에 따라서 그 칼슘이 가지고 있는 기(氣)가 틀린 것이다.

즉 우유나 소뼈에서 추출한 칼슘은 목음체질 목양체질에게는 이롭게 작용해 뼈를 만드는 재료로 쓰이지만 금음체질, 금양체질에게는 병을 일으키는 재료가 되거나 몸을 나쁘게 만드는 데 쓰인다. 그리고 멸치, 조개껍질, 진주 등에서 추출한 칼슘은 금음체질, 금양체질에게는 이롭게 작용해 뼈를 만드는 재료로 쓰이지만 목음체질, 목양체질에게는 병을 일으키는 재료가 되거나 몸을 나쁘게 만드는 데 쓰인다.

　가끔 골다공증에 좋다며 우유를 오래도록 계속 마시다가 우유 때문에 골다공증이 더 심해지고 콜레스테롤이 높아지고 중풍까지 걸리는 경우를 보곤 한다. 사람들이 체질을 모르기 때문에 벌어지는 실수 중 하나이다.

　여태까지 살펴본 대로 질병의 치료와 건강을 위해서는 자기 체질에 따라 온탕 목욕(한증탕, 사우나탕)을 하거나 수영을 하거나 둘 중에 맞는 것을 선택해야 하며, 골다공증 때문에 칼슘을 복용할 때에도 칼슘제의 원재료가 무엇인지 살펴보고 나서 자기 체질에 맞는 칼슘제를 선택해야 할 것이다.

단전호흡과 천식

근래 들어 일반인들의 정신 수양과 건강에 대한 관심이 증가하면서 수양과 건강에 관한 여러 가지 수련법이 선을 보이게 되었다. 그중 하나가 단전호흡법인데 우리 주위를 둘러보면 단전호흡을 하고 나서 육체적인 건강뿐만 아니라 정신적인 수양에 도움을 받는 경우가 있는가 하면, 오히려 단전호흡을 하고 난 후 몸에 병이 나거나 아니면 원래 있던 병이 악화되는 것은 물론 정신적인 건강까지 나빠지는 경우도 많이 볼 수 있다.

이렇게 건강이 나빠지는 경우에는 '남은 좋아진다는데 나는 왜 이럴까? 내 정성이 부족한가? 아직 수양하는 마음을 가다듬지 못해서 그럴까?' 하는 등의 온갖 생각을 다 해보며 더욱 올바른 단전호흡법에 정진하지만 그럴수록 몸은 더 나빠지게 된다. 이제 아래의 예를 읽어보고 그 이유를 생각해 보자.

사례_____

　55세 된 남자 환자 한 분이 아들의 부축을 받고서 진료실에 들어섰다. 다리가 아파서 부축을 받는 것이 아니라 숨이 너무 차서 혼자 힘으로 걸을 수가 없어 부축을 받고 온 것이다. 가쁜 숨을 몰아쉬며 그 환자는 자신의 병력을 이야기한다. 옆에서 간간이 아들이 보충 설명을 했는데 환자분이 말한 이야기의 요지는 다음과 같다.

　어릴 때부터 기관지가 별로 좋지 않았던 그 환자는 40대에 접어들면서부터 잦은 기침과 가래 때문에 병원 신세를 자주 져야 했다. 기침만 나면 수시로 약을 사서 먹던 환자분은 나이가 들면서 기관지 증세가 악화되자 임시적인 양약에 의존하기보다는 근본적인 치료 방법을 찾아나섰다. 기관지에 좋다는 건강식품과 약을 구하여 이것저것 복용해 보았지만 별 효험을 보지 못하였다.

　그러던 어느 날 신문광고에서 단전호흡에 관한 기사를 읽어보니 단전호흡을 하면 자신의 병이 나을 것 같다는 확신이 들었다. 그래서 수소문을 해 단전호흡을 가르치는 곳을 찾아가서 단전호흡을 시작하게 되었다.

　단전호흡을 시작한 지 첫날부터 보름 되는 날까지는 기관지 증세가 많이 나아지는 것 같았다. 몸도 가벼워지고 정신까지 맑아지는 것 같아서 그 환자는 속으로 '이제야 내 병을 고치겠구나' 하고 기쁘게 생각했다.

　그러나 단전호흡을 시작한 지 보름이 지나고 한 달쯤 되자 몸에서 이상한 증세가 나타나기 시작했다. 다름이 아니라 조금 좋아지는 것 같던 기관지 증세가 예전처럼 악화되더니 몸이 무겁고 피로해질 뿐 아니라 전에 없던 숨이 가쁜 증세까지 나타났다. 숨이 차서 계단을 오르기가 힘들었고 예전 같으면 쉬지 않고 걸어갈 만한 거리도 숨이 차올라 여러 번 쉬어서 가야 했다. 피로도 말할 수 없이 몰려와서 몸을 움직이는 것이 귀찮기만 했다.

그 환자는 이상한 생각이 들었으나 분명히 단전호흡을 시행한 지 초기 보름간은 기관지 증세가 호전된 상태를 보였기 때문에 조금 증세가 좋아졌다고 정성을 기울이지 않고 태만히 단전호흡을 한 결과라고 생각했다. 그런 생각이 들자 그날 이후로 더욱 정성을 기울이고 노력을 해 올바른 단전호흡법을 시행했다. 그러나 결과는 더 나빠졌다.

단전호흡을 시작한 지 두 달 후에는 숨이 너무 많이 차서 걷지 않고 가만히 앉아 있어도 쌕쌕거리는 숨소리가 본인의 귀에도 들렸다. 그뿐 아니라 가슴이 답답하고 밤에 잠자리에 누우면 숨이 더 차올라서 밤새 눕지도 못하고 뜬눈으로 앉아 있기도 했다.

병원에 가서 X-ray를 찍고 진찰을 해보니 심장이 많이 부었고 기관지가 좋지 않고 천식이 심하다고 했다. 환자는 이래서는 안되겠다 싶어서 단전호흡을 그만두고 병원에서 천식약을 타서 복용했으나 천식약을 복용해도 많이 괴로운 것만 조금 덜해 질 뿐 숨찬 것은 크게 좋아지지 않았다. 절망에 차 있던 중에 어떤 사람의 소개로 큰 기대 없이 그냥 한번 와보았다고 한다.

진찰 침대에 눕혀서 진맥을 해보니 금음체질의 맥이 정확히 뛰고 있었다.

"환자분은 단전호흡만 하지 않았어도 기관지가 조금 안 좋은 정도로 평생을 지내셨을 건데 단전호흡 때문에 호흡기가 나빠져서 천식까지 오게 되었네요."

"그래요? 저도 그런 생각이 들긴 하지만 그렇다면 단전호흡을 시행하고 나서 나빴던 기관지가 말끔히 나은 사람도 있고 천식이 좋아진 사람도 있는데 그런 사람들은 왜 병이 나았고 저는 왜 병이 악화되었습니까?"

의문을 가지는 환자에게 체질과 단전호흡과의 관계를 설명해 주었다.

"환자분은 단전호흡을 시행하면 기왕에 몸에 있던 병도 악화되고 또한 몸에 없던 병도 새로 생기는 체질이기 때문입니다. 단전호흡을 해서 자기 병이 나았다는 분은 아마 단전호흡이 건강에 좋은 체질이었을 겁니다."

"나는 도대체 무슨 체질이기에 단전호흡을 하면 병이 더 생기는 체질이란 말입니까?"

"환자분은 '금음'이란 체질인데 금음체질이 단전호흡을 하면 기관지나 폐의 병뿐만 아니라 모든 몸 속에 있던 병이 악화되고 몸이 무겁고 피로해지며 기력이 약해지게 됩니다."

"그럼 단전호흡을 하고 나서 병이 낫는 체질은 무슨 체질입니까?"

"목음이란 체질과 목양이란 체질은 단전호흡을 하고 나면 몸에 있던 병도 나아질 뿐만 아니라 몸이 가벼워지고 정신이 맑아집니다."

잠깐 생각에 잠겨 있던 환자는 약이 오르는 듯 불평하듯이 말했다.

"사람에게는 왜 그런 체질 같은 것이 있어서 불편을 주는 것입니까? 모든 사람이 똑같은 체질이면 될 텐데요."

"그야 제가 알 수 없는 일이죠. 신이 인간을 만드실 때 그렇게 만들었으니 인간을 창조하신 신에게 물어봐야겠지요."

환자의 불평은 계속되었다.

"그럼 나는 왜 금음이라는 불편한 체질인가요?"

"사람마다 서로 체질이 틀리지만 이 체질이 다른 체질보다 더 좋다거나 또는 더 불편하다거나 아니면 저 체질이 다른 체질보다 더 좋다거나 또는 더 불편하다거나 하는 것은 없습니다. 그 이유는 각 체질마다 좋은 점과 나쁜 점이 골고루 있기 때문에 어느 체질이 어느 체질보다 좋다라는 말은 성립되지가 않기 때문입니다. 그래서 환자분의 체질인 금음체질이 다른 체질보다 불편하다는 것은 사실이 아닙니다. 그리고 체질은 유전됩니다. 그것도 아주 정확히 유전됩니다. 그래서 환자분이 왜 금음체질인가 하는 것은 환자분의 부모님에게 물어봐야겠지요. 부모님 중 한 분은 반드시 금체질10)이 있어야 자녀들에게 금체질이 있는 겁니다."

환자는 무어라고 불평을 털어놓으려다가 이내 잠자코 있었다.

"환자분의 천식병은 제 말만 잘 따라주신다면 3~4개월 정도에 치료할 수 있는데 제 말을 잘 따라주실 수 있겠습니까?"

"보시다시피 지금 숨쉬고 있는 것이 죽기보다 괴로운데 무엇인들 못 따르겠소. 내가 병이 심해 큰 기대는 하지 않고 여기에 왔으나 나을 가능성만 있다면 한번 열심히 하라는 대로 따라해 보리다."

"좋습니다. 그럼 오늘부터 치료를 시작하기로 하고 제가 지금부터 지시하는 여러 가지 사항을 잘 새겨듣고 지켜주십시오. 그러면 곧 좋은 결과가 올 겁니다."

10) 금음체질과 금양체질을 통틀어 부를 때 보통 금체질이라고 한다.

그 환자에게 금음체질에 해로운 음식과 해로운 목욕법, 해로운 호흡법 그리고 이로운 음식과 이로운 목욕법, 이로운 호흡법 등을 가르쳐 주었다. 다시 한번 꼭 그대로 지킬 것을 당부하고 나서 그 날부터 바로 치료에 들어갔다.

금음체질의 천식을 치료하는 약과 금음체질의 체질침으로 천식 치료를 시작한 지 보름만에 그 환자는 양약을 끊고도 숨찬 것을 어느 정도 견딜 수 있었다. 한 달 후에는 일상 생활에서는 숨찬 것을 못 느낄 정도로 회복되었다. 계단을 오르거나 빨리 걷거나 할 때만 조금씩 숨이 찰 뿐이었다. 어려운 병이었지만 원만히 치료가 잘 되어갔던 것이다.

그러던 어느 날이었다. 치료를 시작한 지 두 달쯤 지나 거의 완치되어 가던 그 환자분이 갑자기 처음 진료실에 왔던 날처럼 숨을 헐떡이며 아들의 부축을 받고 들어왔다. 많은 사람들이 겪게 되는 질병 치료 중의 고비를 그 환자도 맞닥뜨린 것이다.

"어떻게 된 일이에요?"

이틀 전까지만 해도 거의 다 나은 상태였는데 그 동안에 이렇게 악화되다니 이상하게 생각되어 물어보았다. 무언가 체질에 해로운 것이 환자의 몸에 작용했다는 것을 즉각 알 수 있었지만 그것이 무엇인지는 환자 본인이 더 잘 알고 있을 것이었다. 숨이 차서 대답을 잘 못하는 그 환자분 대신 그의 아들이 대답했다.

"지키라고 지시하는 것을 다 지켰는데 왜 이렇게 갑자기 악화되었는지 도저히 모르겠습니다."

환자분들이 병을 치료하는 중에 어느 날 갑자기 증세가 악화되는 것은 우연히 그렇게 되는 것이 아니고 반드시 어떤 원인이 있는 것이다. 단지 사람들이 그 원인을 못 찾을 뿐인 것이다. 필자는 원인을 찾기 위해 수사관처럼 세밀히 추적을 해 나갔다.

"혹시 술 마시지 않으셨어요?"

"안 마셨어요." 아들이 대답했다.

"육고기는 안 먹었나요?"

"안 먹었어요."

"밀가루 음식은요?"

"안 먹었어요."

"뿌리채소?"

"안 먹었어요."

"기름기 많은 음식?"

"안 먹었어요."

"우유, 요구르트?"

"안 마셨어요."

"호박, 장어?"

"안 먹었어요."

"버섯 종류?"

"안 먹었어요."

그럼 무엇 때문일까? 한참 생각하던 끝에 그때가 추석 바로 지난 다음이라 배가 많이 나는 철이라는 것을 생각해 내었다.

"혹시 배를 먹었습니까?"

배를 먹었느냐고 물어보니까 큰사위가 추석 때 배를 한 박스 가져왔기에 며칠 전부터 매일 두세 개씩 먹고 있다고 하는 게 아닌가.

"그래요? 드디어 찾아내었군요. 배를 먹으면 금음체질의 천식은 급속도로 악화됩니다. 배를 먹으면 안된다고 제가 말씀드리지 않았던가요? 분명히 말씀드렸을 텐데요."

환자는 배를 먹지 말라는 말을 들은 것 같기도 하고 안 들은 것 같기도 하다고 한다. 그러면서 의문이 생기는지 물어 본다.

"배는 옛날부터 호흡기 질환과 해소 천식에 약으로 써 왔는데 왜 배가 천식에 나쁘단 말이오?"

"그것은 환자분께서 체질에 관해 잘 모르시기 때문에 그런 말씀을 하시는 겁니다. 옛날에는 육식을 거의 하지 못하고 채식만을 주로 했기 때문에 천식과 해소란 병이 대부분 잎채소가 몸에 해로운 목음체질과 목양체질에서 일어났습니다. 그러니까 천식에 관한 약도 자연히 목음체질 목양체질에 좋은 것, 예를 들면 배, 호두, 잣, 도라지, 각종 기름, 육고기, 녹용 등이 쓰이게 된 겁니다. 요즘은 예전과는 달리 채식뿐만 아니라 육식과 밀가루 음식 등을 많이 먹는 관계로 천식이란 병이 옛날처럼 목음체질과 목양체질에서만 일어나는 것이 아니라 금음체질에서 더욱 많이 일어납니다.

천식이 일어나는 체질이 목음체질, 목양체질에서 금음체질로 많이 바뀌었다는 겁니다. 그러니 옛날부터 해소, 천식에 좋았다는 것들은 요즈음 해소, 천식이 많이 일어나는 금음체질에게는 그것이 체질에 맞지 않는 관계로 병을 오히려 악화시키는 원인이 됩니다. 그런 이유로 배도 목음체질, 목양체질의 호흡기병에는 약이 되지만 금음체질에게는 독이 되는 겁니다. 환자분이 배를 먹고 나서 천식이 악화된 것은 환자분의 체질이 금음체질이므로 당연히 그렇게 될 수밖에 없습니다."

병을 치료하는 중에 어떤 원인으로 병이 악화되면 반드시 그 이유를 찾아서 환자에게 잘 알려주어야 한다. 왜냐하면 그런 과정을 거치지 않으면 환자는 무엇 때문에 자신의 병이 악화되었는지 모르게 되고, 악화된 이유를 모르면 앞으로도 똑같은 실수를 자꾸 반복하게 되기 때문이다. 천식이 악화된 이유를 찾아 환자에게 설명을 마치고 천식에 관한 치료를 하고 나니 다음 날에는 숨찬 것이 감쪽같이 없어져 원래대로 환자의 몸이 회복되었다.

그 후로 그 환자는 배를 먹지 않았을 뿐 아니라 음식에 대해서 그렇게 예민하게 반응하는 자기의 몸이 놀라워서 더욱 체질에 맞게 음식을 가려먹게 되었다. 그 일이 있은 지 얼마 후 계속적인 치료를 통해 그 환자는 천식이 완전히 나았다. 그 환자는 천식이 나은 것뿐만 아니라 어디선가 예전에 없던 기력이 솟아나 젊은이 못지 않은 활기찬 생활을 하게 되었다며 기뻐했다.

필자는 의사가 해야 할 일이 병을 치료하는 일차적인 역할만 있다고 보지는 않는다. 지엽적인 질병 치료뿐만 아니라 그 사람의 전체적인 건강을 돌보아야 하는 것도 중요하다고 생각한다. 그러나 더 나아가 그 사람이 생을 살아가면서 마땅히 누려야 할 온갖 즐거움과 행복을 추구할 수 있는 그런 몸과 마음을 만들어 주는 일 역시 심신의 건강을 다루는 의사가 해야 할 일이라고 생각한다.

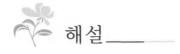

해설

단전호흡은 예로부터 전해 내려오는 정신 수양과 신체 건강의 비법으로서 공해와 스트레스에 시달리는 현대인들에게는 좋은 수련법이다. 그러나 아무리 좋은 수련법이라도 본인의 체질에 맞지 않으면 육체와 정신의 건강이 오히려 허물어질 뿐이니 위에 적은 예가 그중 하나가 된다. 왜 그럴까?

단전호흡법이란 간단히 이야기하면 우리가 숨을 쉬는 호흡 중에 흡기(吸氣)를 최대한 모아서 그 기(氣)를 단전(丹田)으로 보내는 호흡법인데 호기(呼氣)보다 흡기(吸氣)를 중시하는 방법이다. 결과적으로 단전호흡은 천기(天氣)를 받아들이는 호흡법, 폐와 호흡기 기능을 강화시키는 호흡법이다.

그러므로 원래 체질적으로 폐기능이 지나치게 약한 목음체질, 목양체질, 토양체질, 수음체질에게는 단전호흡이 자신의 허약한 곳을 돕우는 건강 호흡법이 되어 단전호흡을 시행하면 건강도 좋아지고 해소 천식 등 호흡기 질환과 다른 병약한 곳이 치료가 된다.

그러나 원래 체질적으로 폐기능이 지나치게 강해서 항상 문제를 일으키는 금음체질, 금양체질, 토음체질, 수양체질에게는 단전호흡이 자신의 지나치게 강한 곳을 더욱 강하게 만들어 오장육부의 균형을 깨뜨리게 되는 결과가 되므로 호흡기병과 기타 몸에 있던 다른 병이 악화될 뿐이다. 그러니 건강에 좋다는 단전호흡이 금음체질, 금양체질에게는 아주 좋지 않은 결과를 초래하고 토음체질, 수양체질에게도 나쁘게 작용한다.

그러면 금음체질, 금양체질, 토음체질, 수양체질에서는 건강이 좋아지는 호흡법이 없는가? 그렇지 않다. 금음체질, 금양체질, 토음체질, 수양체질에서는 흡기를 중요시하는 것이 아니라 호기를 중요시하는 호흡법을 사용하면 건강이 좋아지는 건강 호흡법이 된다. 실시하는 요령은 다음과 같다.

첫째, 호흡시에 흡기를 폐 용량의 $\frac{1}{2}$∼$\frac{2}{3}$만 들이킨다.

둘째, 흡기 후에 호흡을 멈추지 말고 곧바로 호기를 시작해 공기

를 폐에서 몰아 내쉰다(너무 심하게 내쉬면 어지럼증이
옴).

셋째, 공기를 내쉰 상태에서 잠시 숨을 멈춘다.

넷째, 잠시 숨을 멈춘 후 다시 첫째 동작으로 돌아간다.

이것은 호기(呼氣)를 중시하는 호흡법인데 이렇게 하면 금음체
질, 금양체질, 토음체질, 수양체질에서도 호흡법으로 질병을 치료
하고 건강을 증진시키는 효과를 볼 수 있는 것이다.

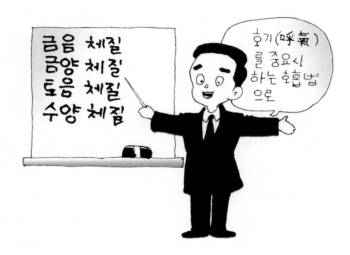

전래의 민간처방 중에 해소, 천식에 배를 사용해 치료하는 것이
많다. 그러나 이것은 앞에서 예를 들었듯이 일부의 체질에서만 효
과가 있는 방법이다. 즉 옛날에 채식을 위주로 하는 식생활에서는
채식이 몸에 해로운 목음체질, 목양체질의 호흡기병이 많았는데
그 목음체질, 목양체질의 호흡기병을 치료하는 방법이 배를 사용
하는 방법인 것이다.

요즈음은 육식, 밀가루 음식, 인스턴트 식품 등을 많이 섭취함으로 해서 호흡기병이 많이 오는 체질이 옛날의 목음체질, 목양체질에서 육식이 몸에 해로운 금음체질, 금양체질 쪽으로 바뀌어 가고 있다. 그래서 우리는 주위에서 어떤 사람이 호흡기병이 났을 때 그 사람의 체질도 모른 채 배를 먹이고 나서 호흡기병이 악화되는 경우를 종종 볼 수 있는데 금음체질과 금양체질이 그런 경우에 해당된다고 하겠다.

가끔 어린아이들의 기침이나 천식에도 부모들이 아이들의 체질도 모른 채 주위 사람들의 말만 듣고 아이들에게 배를 먹이고 나서 오히려 병이 악화되어서 폐렴까지 일으키게 만드는 경우도 심심찮게 볼 수 있다. 배뿐만 아니라 밤, 잣, 호두, 은행 등의 견과류와 도라지 등도 예로부터 호흡기 질병에 쓰여 왔던 것들이지만 이 역시 목음체질, 목양체질의 호흡기 질병에만 해당되는 약이다.

그래서 주위 사람들이나 어른들의 말만 믿고 호흡기병에 민간처방을 함부로 쓰다가 증세가 악화되는 경우가 주변에서 많이 발생하고 있다.

특히 조심해야 할 것은 배와 더불어 송이버섯(양송이버섯)이다. 배와 송이버섯 종류는 금음체질과 금양체질의 호흡기 질병을 아주 심하게 악화시킨다. 이는 배와 송이버섯이 폐와 호흡기 계통을 실(實)하게 하는 성질이 그만큼 강하다는 의미인데 상대적으로 목음체질과 목양체질에게는 배와 송이버섯이 몸에 아주 좋은 식품 겸 치료제가 된다는 뜻이다.

종종 진료실에 외국인들이 찾아온다. 필자에게 찾아오는 외국인들은 거의가 난치병이나 불치병으로 오래도록 고생했던 사람들이거나 아니면 체질적인 문제들을 가지고 있는 사람들이다.

얼마전 자신을 오래도록 괴롭혀 왔던 천식을 치료하기 위해 들렀던 미국인 여자 환자분이 있었는데 그녀는 수십 년을 천식을 억제하는 약(양약)을 복용하면서 응급시에는 천식 발작을 억제하는 스프레이 응급약으로 생활해 왔다. 그런데 그녀는 금음체질에 관한 천식 치료를 통해 증세가 많이 호전되어 스프레이식 응급약은 거의 쓰지 않게 되었고 수십 년을 복용하던 천식억제 양약도 당분간 끊을 수 있게 되었다. 천식만 좋아진 것이 아니라 미국에서 생활할 때보다 그녀의 건강은 전반적으로 몰라보게 좋아졌다.

수십 년을 하루도 복용하지 않으면 안되었던 천식약을 끊고도 생활할 수 있게 되자 그녀는 체질 치료에 매료되어 한국의 한방 치료와 한국의 건강술에 큰 관심과 호감을 갖게 되었다. 그런데 그것이 화근이 되었다. 그녀는 주위의 한국인 친구들이 건강을 좋게 하고 정신을 수양하는 데는 단전호흡법이 좋다며 적극 권하게 되자 단전호흡법을 가르치는 곳에 찾아가 단전호흡을 시작하게 되었다. 특히 단전호흡을 하면 약한 호흡기가 튼튼해진다는 말과 한국인들의 정신세계와 문화를 깊이 접할 수 있는 좋은 기회가 될 것 같아 단전호흡 하는 곳을 찾아가게 된 것이다.

단전호흡을 시작한 지 보름쯤이 지난 어느 날 그녀는 숨을 헐떡이며 남편의 부축을 받고 진료실을 찾아왔다. 남편이 말하기를 거의 좋아졌던 그녀의 천식이 요즘 들어 예전처럼 심해져서 어젯밤에는 천식약을 먹고 스프레이 응급약을 다시 사용해야만 했다고 했다. 무엇 때문에 천식이 악화되었는지 이유를 찾기 위해 이런저런 질문을 해보니 얼마 전부터 단전호흡을 시작했다는 것을 알 수 있었다. 그녀가 말하기를 단전호흡을 시작하고 나서부터는 하루종일 피로가 몰려와서 침대에 누워 있는 시간이 많아지고 잠을 많이 자도 자꾸만 힘이 빠지면서 잠이 쏟아지고 숨이 차서 견딜 수가 없다는 것이다.

그녀에게 단전호흡이 그녀의 체질인 금음체질에는 아주 해로우니 당장 그만두라고 일러주고 금음체질에 맞는 호흡법을 가르쳐주었다. 수일 간의 치료와 금음체질의 호흡법으로 그녀는 재발되었던 천식이 진정되어져서 다시 일상생활을 할 수 있게 되었다. 그녀는 체질이란 것이 정말 신비한 것이라며 놀라워했다.

유럽이나 미국 등 육식을 위주로 하는 선진국들에서 발생하는 천식은 거의 금음체질에서 일어나는 현상이다. 우리나라에서도 예전과는 달리 요즈음에는 금음체질에서 천식이 많이 일어나고 있다. 왜 그럴까?

우리나라는 옛날부터 채식 위주의 생활을 했으니 당연히 잎채소가 몸에 나쁘고 선천적으로 호흡기를 약하게 타고난 목음체질, 목양체질에 천식이 많았던 것이다. 그래서 기관지나 천식에 관한 한약의 처방과 민간 약들도 주로 호흡기의 허약을 돕는 약으로 구성되어 있다. 그러나 요즈음은 그런 약으로는 치료가 잘 되지 않을 뿐 아니라 오히려 기관지병이나 천식이 악화되는 경우가 많다. 그 이유는 60년대 후반부터 우리의 식생활이 서구화되면서 육식과 밀가루 음식, 기름기 많은 음식들을 예전보다 자주 접하게 되면서 육식이 몸에 해로운 금음체질과 금양체질의 호흡기병이 점점 많아지게 된 것이 주요 원인이다.

그러니 전통적인 목음체질과 목양체질의 기관지병이나 천식에 효과가 있는 약으로는 금음체질과 금양체질에게는 더 이상 효과가 없게 된 것이다. 특히 금음체질은 육식을 많이 하면 대장실(大腸實)이 되어 대장이 횡경막을 밀치고 올라가 폐까지 압박하게 된다. 이런 경우 X-ray를 찍으면 "대장도 튼튼하고 장에는 아무런 문제가 없군요."라고 X선과 전문의들이 말하지만 사실은 대장이 문제가 없이 튼튼한 것이 아니라 그 적절한 정도를 넘은 대장의 지나치게 강함이 문제가 된다. 대장이 폐 부위까지 상승해 폐를 압박하니 어찌 숨이 차지 않겠는가?

천식은 치료가 쉽지 않은 병이다. 그러나 못 고치는 병은 아니다. 치료가 되는 병이다. 천식이라고 무조건 똑같은 병으로 치료하지 말고 체질에 따라 그 원인이 틀리니 체질을 잘 살펴서 그 원인에 따라 치료하면 모두 좋은 결과를 얻을 수 있다. 즉 목음체질과 목양체질은 호흡기의 허약이 천식의 원인이 되니 약한 호흡기를 도와주어야 할 것이고, 금음체질, 금양체질은 호흡기가 지나치게 강한 것이 원인이 되니 호흡기의 과강(過强)을 다스려야 한다. 특히 금음체질의 천식은 반드시 대장(大腸)의 과강도 다스려야 천식이 낫는다.

열번째
이야기

육식과 근무력증

육식을 해야 좋은가 아니면 육식을 하지 말아야 좋은가 하는 문제는 영양학자뿐 아니라 의사, 한의사 등 의학자들의 중요한 논쟁거리 중의 하나이다. 똑같은 병, 예를 들어 간염이나 간경화 등에 걸려서 병원을 찾게 되면 어떤 의사는 "간세포가 새로 만들어지는 데는 단백질이 필수적으로 필요하므로 육고기를 많이 먹어야 거기에 필요한 단백질을 공급할 수 있으니 반드시 육식 등 고단백을 많이 섭취해야 한다."고 말하고, 또 어떤 의사는 "육식을 하게 되면 건강에도 해로울 뿐 아니라 질병이 낫지 않으니 절대 육고기는 먹지 말아야 한다."고 이야기한다. 몸이 아픈 환자의 입장에서는 어느 의사의 말을 따라야 할지 정말 모를 일이다.

왜 이런 현상이 일어날까? 왜 똑같이 의학 공부를 한 의사들인데 의사들마다 하는 말이 틀릴까? 어느 의사의 말이 옳은 이야기일까? 몸이 아픈 환자의 궁금증은 끝이 없다. 이제 아래에 나오는 예를 읽어보고 그런 일이 일어나는 이유를 다같이 생각해 보기로 하자.

5부 가족 건강을 지키는 하늘건강법

228

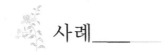

사례____

삼십대 후반의 남자가 부인과 함께 내원했다. 남자의 증상은 손발에 힘이 빠진다는 것이었는데, 특히 오른쪽 손의 무력감이 심해 어떤 때는 숟가락을 들기도 어렵다는 것이었다. 그리고 손이 떨리기도 한다고 했다. 언제부터 그런 증상이 있었느냐고 물으니 한 4~5년 전부터 자기도 모르게 서서히 조금씩 진행되어 1년 전쯤에는 지금과 같이 심해졌다고 한다.

어떤 치료를 받았는지 물어보니 친척 중의 한 분이 신경외과 의사라서 거기서 CT를 찍고 치료를 받았다 한다. CT 촬영상에는 머리에 특별한 이상이 없게 나왔는데 약을 오래도록 복용해도 별 차도가 없었다는 것이다. 그래서 민간약이나 건강식품 등을 구입하여 오래도록 복용도 해 보았으나 별 반응이 없었다.

그러는 사이에 본인의 사지 무력증은 시간이 갈수록 점점 악화되어 사회생활이 어려울 정도가 되었다. 그래서 1년 전부터는 하던 사업을 정리하고 아예 집에서 지낸다는 것이다. 처가가 부유해서 그 도움으로 먹고 사는 것은 걱정이 없으니 그나마 다행이었다.

이 환자는 기력이 약해질 대로 약해져 있어서 치료를 하는 데 무척 애로가 많았다. 침대에 눕혀 진맥을 해보니 맥이 너무 힘이 없어서 잘 잡히지가 않았다. 그러나 근무력증은 금음체질에서 오는 경우가 거의 대부분이므로 금음체질의 치료를 일주일 이상 시행하니 비로소 조금 회복되는 신호가 온다. 체질은 금음체질이었던 것이다.

이제 금음체질로 밝혀졌으니 병의 원인이 될 만한 것을 찾아 이것저것 물어 보았다.

"결혼 전에는 주로 어떤 식생활을 하셨나요?"

"결혼 전에는 주로 채식을 많이 했습니다. 육식은 거의 하지 않았습니다."

"그때는 건강이 어땠나요?"

"그때는 건강이 아주 좋았죠. 아무런 문제가 없었습니다."

식생활에 대해서 물어보니 결혼 전까지만 해도 밥과 김치만 주로 먹었는데도 건강은 아주 좋았다고 한다. 결혼 후, 아내가 육식을 워낙 좋아하고 김치 같은 채소를 싫어해서 육식 반찬이 갑자기 많아졌다. 처음에는 여태까지 잘 안 먹던 육식을 많이 하니 곧 질려서 먹기가 어려웠으나 몇 년이 지나면서 점점 육식 반찬에 익숙해져서 요즈음은 육식을 잘 먹는다고 했다. 그리고 언제부터인가는 육고기가 없으면 식사하기가 어려울 정도로 입맛이 변했다고 한다.

"요새도 육식을 많이 하세요?"

"그럼요. 몸이 이렇게 무기력한데 육고기마저 안 먹는다면 어떻게 제가 견뎌내겠습니까? 육고기를 먹고 힘을 내야죠."

"그래요? 그러나 이제 본인의 병을 고치려면 육식을 일체 금해야 하는데 그러실 수 있겠습니까?"

그 말을 들은 환자는 놀란 듯 한참 동안을 멍하니 내 얼굴만 쳐다보았다. 조금 지나자 환자는 입을 열고 의아한 표정으로 물어 본다.

"지금도 온몸에 힘이 없고 근무력증으로 인해 죽을 지경인데 육식까지 하지 말라니 풀만 먹고 어떻게 힘이 나고 어떻게 제 병을 고치겠습니까?"

 그 환자의 질문은 누구나 의문을 품고 물어보는 내용이다. 육식을 하지 않고 어떻게 힘을 내며 육식을 하지 않아 모자라는 영양분은 어디서 어떻게 보충하느냐고 하는 것이 보통 사람들의 주된 질문 내용이다. 그 환자에게 육식이 각 체질에 미치는 영향을 설명하고, 특히 그 환자의 체질인 금음체질은 육식을 많이 하게 되면 근무력증이 쉽게 오는데 지금 본인의 증상이 체질에 맞지 않는 과도한 육식 때문에 오는 증상이라고 이야기해 주었다. 또한 결혼 후에도 식생활을 예전 그대로 채식 위주로 하고 육식 위주로 바꾸지 않았더라면 근무력증 같은 이런 병이 오지도 않았을 거라는 이야기도 해주었다.

 병의 원인이 체질에 맞지 않는 육식으로 인해 근무력증이 초래되어 온 것이라는 설명을 들은 환자는 그 원리를 이해하기 힘든 모양이었다.

 "육식이 근무력증의 원인이라니 도저히 믿어지지 않습니다. 근무력증이 오기 전에 사업관계상 신경을 과도하게 쓴 일이 있었는데 그 후로 근무력증이 발병했습니다. 혹시 과도한 신경 때문에 이 병이 오지는 않았는지요?"

 "신경을 많이 썼다는 것도 이 병의 한 가지 원인이 되는 것이 사실입니다. 그리고 화를 많이 내는 것도 한 가지 원인이 됩니다. 그러나 신경을 많이 쓰거나 화를 많이 내는 것은 이미 몸 속에 만들어진 병을 표면으로 끄집어내는 역할을 주로 하게 되는 것이고, 근본적으로는 과도한 육식으로 인하여 이 병이 오기 위한 기본 조건이 벌써 몸 속에 만들어져 있었기 때문입니다. 질병이 생기는 것을 총알의 발사에 비유한다면, 신경을 쓴다거나 화를 많이 내는 것은 방아쇠 역할을 하는 것이고 육식은 화약 역할을 하는 것입니다. 육식으로 인해 이 병이 올 조건이 몸에 만들어져 있지 않았다면, 그 당시에 신경을 아무리 많이 썼더라도 근무력증이란 병은 안 왔을 것입니다."

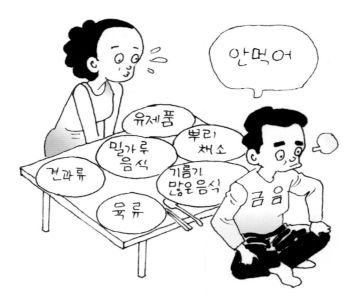

환자는 이해가 되는 듯 마는 듯한 표정이다.

다음 날, 환자의 부인이 환자와 함께 내원해 묻기를 사람이 육식을 하지 않으면 필요한 단백질을 어디서 공급받으며 어떻게 하루에 필요한 칼로리를 육식 없이 보충 할 수 있느냐고 했다. 성분적인 영양을 따지는 것을 보고 짐작되는 바가 있어서 부인에게 물어보니 그 부인은 생각대로 모 여대의 식품영양학과 출신이었다.

그 부인에게 여덟 가지 체질과 각 체질에 따른 좋고 나쁜 음식을 설명했지만 잘 이해하는 것 같지 않았다. 그리고 소와 같은 동물은 풀만 먹어도 몸집 큰 거대한 단백질 덩어리를 이루고 있는데 그것은 소가 단백질로 이루어져 있다고 해서 육고기 같은 단백질을 섭취하는 것이 아니라 소의 몸에 맞는 풀을 먹게 되면 저절로 단백질이 만들어져 그렇게 되는 것이니 남편도 체질에 맞게 채식을 하게 되면 고기를 안 먹는다고 해서 단백질이 모자란다거나 영양실조가 온다거나 하는 것은 아니니까 안심하라고 이야기해 주었다.

부인이 말하기를 자기는 며칠 육식을 하지 않으면 힘이 빠져서 활동하기 어려울 뿐만 아니라 여태껏 육식을 아무리 많이 먹어도 이렇게 건강한데 그것은 왜 그러냐고 물었다. 부인을 침대에 눕혀 잠깐 맥을 보니 목양체질의 맥이 나왔다.

"정확한 것은 체질 치료를 받아보아야 알겠지만 지금 잠깐 진맥한 결과로는 부인의 체질은 목양체질로 추정되는데 이 목양체질은 육식을 하지 않으면 피로해지고 힘이 빠지며 육식을 해야만 건강해지는 체질입니다. 그러니 그런 현상이 오는 것이지요. 그러나 남편분의 체질은 부인과는 다른 금음체질인데 이 금음체질은 육식을 많이 하면 건강해지는 것이 아니라 오히려 병이 오는 체질입니다. 이것은 두 분의 체질이 서로 달라서 오는 현상입니다. 영양학적인 면으로만 보면 두 사람이 똑같은 음식을 먹는데 남편은 병이 나고 부인은 건강해지는 것이 이상하게 여겨지겠지만 체질의학적인 면에서 보면 그것은 지극히 당연한 일입니다."

시간을 내서 오래도록 이야기했지만 부인은 완전히 납득하지 못했다. 여기서 말하는 것이 자기가 알고 있는 지식과 상충되는 내용이기 때문에 쉽게 받아들일 수가 없었던 것이다. 그러나 남편의 치료를 위해 남편에게 지시하는 음식은 잘 따라 주기로 약속했다.

그 환자의 체질을 찾은 후 육식을 금하는 등 금음체질에 관한 식이요법을 시켰더니 처음 한 달 정도는 환자분이 아주 힘들어했다. '고기를 안 먹었더니 음식을 먹은 것 같지도 않아요', '도저히 식욕이 없어요', '살이 더 빠지는 것 같아요', '힘이 없어요' 등 그 환자의 불평은 끝이 없었다. 그래서 그 환자분이 식사를 어떻게 하나 가만히 이야기를 들어보았다.

그랬더니 전체 식사량 중에서 자기에게 해로운 육식을 빼는 비율만큼 자기 체질에 좋은 잎채소나 해산물 또는 과일 등으로 전체 음식의 양이 모자라지 않게 보충을 해주어야 하는데 그런 것은 먹기 싫다고 먹지 않고 여태까지 먹어왔던 음식 중에서 육식만 쏙 빼고 식사를 하고 있는 것이다. 그러니 전체적인 음식 섭취량이 작아지니까 힘이 빠질 수밖에 없다.

육식이 빠지는 만큼 체질에 좋은 생선, 조개, 잎채소, 과일 등으로 음식이 모자라지 않게 보충해서 먹으라고 이야기해 드리고 나서 치료를 계속했다.

치료를 시작한 지 두 달이 조금 지나자 그제야 환자는 혈색이 좋아지고 피로가 많이 사라지기 시작했다. 석 달 후에는 손이 떨리고 힘이 없어지던 것이 많이 감소되었다. 체중도 조금 늘어났다. 네 달이 지나자 환자는 거의 정상으로 회복되었다. 그러던 어느 날이었다.

환자분이 다시 힘없고 피곤한 얼굴로 내원했다. 그러고서는 하는 말이 어제 처가에 갔더니 처가 식구들이 근무력증에서 거의 회복된 사위를 보고 말하기를 그것은 체질 치료로 회복된 것이 아니고 나을 때가 되어서 나은 것이니까 육식을 하지 말라는 말을 믿지 말고 이제는 고기를 먹어 보라고 권해 차마 거절하지 못하고 불고기를 먹게 되었다 한다.

그런데 그날 저녁 내내 배가 아프고 소화가 안 되고 속이 더부룩하더니 아침이 되니까 대변이 설사처럼 나오며 뒤가 무겁고, 또한 처음 근무력증에 걸렸을 때처럼 몸이 피곤해지고 손에 힘이 빠지며 떨리는데 이러다가는 거의 다 나아가던 병이 다시 재발되는 것 아니냐며 걱정을 태산같이 했다. 걱정하는 환자에게 말하기를 육식만 계속하지 않으면 악화는 되지 않으니 걱정하지 말라고 말해 주고 나서 다시 한번 체질 음식의 중요성을 강조했다. 그러자 안심한 환자분이 다시 질문했다.

"옛날에는 고기를 많이 먹어도 이렇게 몸에 해로운 표가 안 났었는데 어제는 별로 많이 먹지도 않았는데 왜 그렇게 심하게 몸에 나쁜 영향을 끼치는지요?"

"그것은 그만큼 몸이 깨끗해졌다는 증거입니다. 그것은 더러운 구정물 속에 먹물을 몇 방울 떨어뜨려 보아도 별로 더러운 표가 나지 않으나 깨끗한 물 속에는 먹물을 한 방울만 떨어뜨려도 더러운 표가 금방 나는 것과 같은 이치입니다. 육식을 조금만 해도 그 해로움을 많이 느낀다는 것은 몸 속에서 예전의 육식으로 인한 해로운 물질들이 거의 몸 밖으로 배출되어서 그만큼 몸이 깨끗해지고 좋아졌다는 것을 뜻하니 좋은 현상입니다. 예전에는 육식을 계속적으로 많이 할 때이니까 그 해로움이 표면적으로는 별로 안 나타났던 겁니다. 즉 위장에서는 거부감이 없었다는 겁니다. 대신에 몸 깊은 곳에서 문제가 생겨서 근무력증 같은 심한 병을 일으키게 되는 것이지요.

만일에 본인이 육식을 해도 몸에 거부반응이 없게 하고 싶으면 오늘부터 조금씩 육식을 먹기 시작해 날마다 양을 늘려 가면 얼마 지나지 않아 예전처럼 육식을 해도 위장에서는 아무런 거부감이 없게 됩니다. 그러나 그렇게 되면 근무력증이나 동맥경화증, 고혈압, 중풍 같은 큰 병은 피할 수가 없으니 병이 재발되거나 그런 여러 가지 나쁜 병에 시달릴 각오를 하시고 육식을 해야 할 겁니다. 그렇게 되고 싶지 않다면 아무런 걱정 마시고 계속 금음체질에 관한 체질식을 하십시오. 그러면 반드시 좋은 결과가 올 겁니다."

그 후 그 환자는 근무력증이 완치되어 옛날에 하던 사업을 다시 시작하게 되었다. 물론 그 후로 여태까지 육식을 일체하지 않고서도 최고의 건강을 유지하고 있다. 본인의 말로는 체질식을 하고 난 후는 한참 젊었을 때의 몸보다 더 의욕이 넘치고 피로도 모른 채 지낸다 한다. 그 환자의 부인은 남편에게 일어난 몸의 변화를 직접 옆에서 보고 나서부터는 본인의 전공인 영양학적인 지식을 과감히 버리고 체질에 관한 식이 요법과 음식을 진지하게 받아들이게 되었다.

 ## 해설 ____

근무력증이란 병은 일반인들에게는 아직까지 생소한 병일 것이다. 그러나 예전과는 달리 요사이는 우리 주위에서 점점 많은 근무력증 환자분들이 새로이 생겨나고 있다. 앞에서 예를 든 경우는 가벼운 상태의 근무력증이다. 그런 가벼운 근무력증은 치료가 쉽다. 그러나 심한 근무력증은 치료가 결코 쉽지 않다.

사람의 병 중에서 근육 계통이 무력하게 되거나 근육이 위축되어 제 기능을 못하고 퇴화되는 질환은 상당히 많다. 그 중에서 대표적인 질환을 몇 가지 예로 들면 '여러 종류의 근무력증', '근이영양증', '여러 종류의 근위축증', '파킨슨씨병', '근위축성 측색경화증(ALS)' 등이 있다. 그 중에는 유전성을 띤 것도 있고 그렇지 않은 것도 있다. 서양에서는 근육 계통 질병의 이환율이 상당히 높은 편이라서 근육병에 대한 연구가 어느 정도 이루어져 있다고 볼 수 있지만 그래도 아직까지 많이 미흡한 수준이다. 반면 우리나라에서는 아직까지 근육 계통 환자의 발생 비율이 그다지 높지 않아서인지 거의 연구가 되어 있지 못한 형편이다.

근육 계통의 병은 현대의학에서도 그 원인을 정확히 알아내지 못하고 있다. 원인을 알지 못하니 치료법이 제대로 있을 리 없다. 근육의 퇴행 변화를 막는 여러 가지 물리치료법을 시행하고 있지만 그것은 치료의 개념이 아니고 더 이상의 진행을 막아보자는 소극적인 현상유지법일 뿐이다.

'파킨슨씨병' 같은 경우도 엘-도파라는 약물을 투여해 일시적으로 증세를 호전시킬 수는 있으나 병이 근본적으로 치료되지는 않으며, 엘-도파라는 약의 부작용이 심해 그나마 그 약을 오래 쓰지도 못하고 있는 실정이다. 그리고 그런 엘-도파의 부작용 때문에 약을 복용하다 끊게 되면 약을 복용하기 전보다 병의 증세는 반드시 악화되게 된다.

이렇듯 근육계통의 병은 현대의학으로도 치료가 불가능한 것들이 거의 대부분이다. 그러면 한방의 체질 치료로는 근육 계통의 병이 치료가 잘되는가? 그렇지 않다. 모든 근육병의 초기 증세, 즉 근육의 퇴행성 변화가 심해지기 전에는 근육병은 체질 치료로도 치료가 잘되는 편이다. 그러나 근육 계통의 병이 오래되어 근육의 위축과 퇴행 변화가 심하게 왔을 경우에는 치료가 어렵게 된다. 이런 경우에는 치료보다는 더 이상 질병이 진행되지 않도록 병의 진행을 멈추게 만드는 것이 최선의 치료책이다.

그러면 인류는 근육 계통의 질병에는 손을 쓸 수가 없이 그저 무력하게 병을 지켜보고만 있어야 하는가? 결코 그렇지 않다. 체질의학으로는 근육 계통의 질병이 오는 원인을 정확히 파악하고 있으므로 미리 조심만 한다면 대부분 예방할 수 있는 병이다. 또한 설령 근육 계통의 병이 조금 진행이 되었다고 하더라도 시일을 늦추지 말고 재빨리 체질에 맞는 올바른 치료와 식이요법을 시행하면 치료가 가능하거나 또는 최소한 더 이상의 진행은 막을 수 있다. 단 근육의 퇴행성 변화가 심해지기 전에 올바른 치료를 해야만 성공할 수 있으니 최대한 치료를 빨리 시행해야 한다.

어떻게 하면 근육 계통의 병을 예방할 수 있을까? 그것은 근육 계통의 병이 오는 원인과 이유를 살펴보면 알 수 있다. 현대의학에서는 근육 계통의 병을 중뇌와 소뇌 계통의 병변으로 규정짓고 있다. 그러나 그런 접근법은 체질적 특징을 무시한 접근법으로서 그 연구가 한계에 부딪혀 있다. 근무력증과 근위축증, 파킨슨씨병, 근위축성 측색경화증 등은 거의 대부분 금음체질에서 발생하는 질병이다.

가끔 예외가 있지만 거의 모두라고 해도 과언이 아닐 만큼 금음체질이 독점하는 병이 근육 계통의 질병이다. 그러면 금음체질은 어떻게 해서 다른 체질에서는 일어나지 않는 근육 계통의 병이 잘 생기는 것인가? 그것은 다음과 같은 이유 때문이다.

첫째, 음식 때문이다. 금음체질이 육식, 유제품, 밀가루 음식, 기름기 많은 음식, 견과류, 뿌리채소 등 자기 체질에 해로운 음식을 많이 먹게 되면 선천적으로 과약(過弱)하게 타고난 간기능 계통이 더욱 허약해져서 중뇌와 소뇌 속의 근육 계통 통제기능에 결정적인 악영향을 끼치게 된다. 그래서 중뇌와 소뇌 쪽의 병변과 더불어 근육의 무력증과 위축증, 그리고 근육의 퇴화현상까지 초래하게 된다. 특히 육식이 그런 작용을 많이 한다.

둘째, 화를 잘 내는 것도 큰 원인이 된다. 사람의 감정은 오장육부에 직접적인 영향을 끼치는데 특히 화를 내는 것은 간에 좋지 않은 영향을 미친다. 그러므로 금음체질이 화를 잘 내면 마치 육식을 많이 한 것과 같은 악영향을 간에 끼치게 되어 중뇌와 소뇌 속의 근육 계통 통제기능에 장애를 일으킨다. 보통 정도로 화를 내는 것도 나쁘지만 분노하게 되면 그 영향은 훨씬 심각해진다.

셋째, 유전적인 성향도 무시 못할 원인이 된다. 근육 계통의 병 중에는 유전 성향을 가진 것들이 상당히 된다. 근이영양증(筋異營養症)이라는 근육 질환은 대표적인 유전성 근육 질환이다. 그러나 완전히 드러나는 유전성인 것 말고도 부모가 둘 다 금음체질인 경우에 그 사이에서 태어난 금음체질의 자녀는 근육 계통의 질병에 걸릴 확률이 높아진다. 만일 부모 중 한 사람이 금음체질이라면 자녀들 중에 금음체질이 나올 수도 있고 다른 체질이 나올 수도 있다. 이런 경우 자녀가 금음체질이라면 근육 계통의 병에 걸릴 가능성이 있지만 다른 체질이라면 근육 계통의 병에 걸릴 가능성은 거의 없다. 오직 금음체질을 타고나야만 근육 계통의 병에 잘 걸리게 되는 것이다. 그러니 체질적인 면에서 보면 근육 계통의 질병은 직접적으로나 간접적으로나 모두 유전적인 영향을 받는다고 할 수 있다.

넷째, 여러 가지 오염물질이나 중금속에 노출되는 것도 원인이 된다.

근육 계통의 질병은 이런 여러 가지 원인이 복합적으로 작용해 발생하게 된다. 그러므로 금음체질이 근육 계통의 병을 예방하려면 유전적인 요소야 인간의 힘으로 어쩔 수 없다 하더라도 육식 등 체질에 해로운 음식을 절대 피하고 화를 내지 않는 즐거운 생활을 해야 한다. 그러면 대부분의 근육병은 예방이 된다. 이런 예방법은 근육병에 일단 걸렸을 때에는 치료법이 되기도 된다.

그러면 완전히 유전성을 띤 근육 계통의 질병은 어떻게 해서 생겨나게 되었을까? 금음체질이 자기 체질에 해로운 육식을 오래도록 먹게 되면 외부로 드러나는 몸의 건강 상태도 나빠지지만 세포 내의 염색체에도 서서히 영향을 끼친다. 그래서 조금씩 염색체에 결함이 생겨나게 된다.

결함이 있는 염색체가 수세대나 수십 세대에 걸쳐서 자기 체질에 해로운 것을 계속 접하면서 조금씩 결함이 진행되어 가면 결국은 유전형질이 변형되게 된다. 이런 유전형질의 변형은 금음체질끼리 부부가 되어 자녀를 가지게 되면 그 사이에서 태어난 자녀는 변형이 가속화되게 된다. 이렇게 변형된 유전 형질이 후손에게 유전되어 나중에는 유전적인 근이영양증 같은 병이 생겨나게 된다. 대장암과 유방암도 그런 원리로 유전성을 많이 띄게 되는 것이다. 이 말은 금음체질이 육식 등 체질에 해로운 것을 많이 섭취하면 자신의 몸이 나빠지는 것 뿐만 아니라 유전형질에 변화를 주게 되어, 태어나는 자손들에게도 병을 일으키게 만드는 원인을 제공한다는 것을 뜻한다.

금음체질이 육식을 많이 하게 되면 다른 체질과는 달리 특이한

병에 잘 걸린다. 예를 들면 근무력증, 근위축증, 파킨슨씨병, 근위
축성 측색경화증, 알츠하이머병, 길리안바리 증후군 등에 잘 걸리
게 되는 것이다.

　파킨슨씨병은 왕년의 세계 권투 헤비급 챔피언이었던 철권 모하
메드 알리가 걸려서 유명해지게 된 병이다. 왕년에 천하무적의 세
계 헤비급 챔피언이었던 그는 1996년 미국의 애틀랜타에서 열린
올림픽 개막식 때 파킨슨씨병에 걸린 몸으로 손을 떨어가며 성화
주자로 나와서 당시 TV를 지켜본 세계인들의 동정을 샀다.

　파킨슨씨병은 거의가 금음체질이 걸리는데 그 주된 이유가 앞에
서 이야기했듯이 체질에 맞지 않는 잘못된 식생활과 화내는 것 그
리고 유전적인 영향이다. 금음체질이 육식 등 체질에 해로운 것을
많이 먹게 되거나 화를 잘 내면 파킨슨씨병 같은 것이 잘 오게 된
다.

　의사들은 모하메드 알리가 파킨슨씨병에 걸린 것을 보고 현역시
절에 권투를 하면서 머리를 많이 맞아 그 충격으로 온 병이 아니겠
느냐고 추정 하지만 이는 전혀 맞지 않는 시각이다. 모하메드 알리
가 금음체질이 아니었다면 아무리 권투선수 시절에 머리를 많이
맞았다 하더라도 파킨슨씨병에 걸리지도 않았을 것이고, 더군다나
그가 금음체질이라도 육식 등 체질에 해로운 음식을 조심하고 먹
지 않았더라면 그 병에 걸리지 않았을 것이다. 머리를 많이 맞았다
는 것은 파킨슨씨병의 증세를 빨리 드러나게 하는 한 가지 요인이
되었을 뿐이지 파킨슨씨병의 진짜 원인은 아니다.

　어쨌든 파킨스씨 병은 일단 진행되고 나면 치료가 어려운 난치
성 질환이니 금음체질은 육식 등 체질에 해로운 음식과 화내는 것
을 미리 조심해야 한다. 그리고 일단 파킨슨씨병이 발생했다면 지

체 말고 초기에 빨리 체질에 맞는 정확한 치료를 하여야 한다. 치료 시기를 놓치지 않도록 하는 것이 무엇보다 중요하다.

여러분은 현존하는 세계 제일의 물리학자인 스티븐 호킹 박사를 기억할 것이다. 스티븐 호킹 박사는 온몸의 근육이 말라 비틀어져서 몸을 쓸 수가 없으므로 휠체어에 앉아서 생활하며 혼자서는 식사도 하지 못하고 글도 쓰지 못하는 중증의 심한 근육 계통 질환에 걸린 상태이다.

스티븐 호킹 박사의 병이 바로 ALS, 즉 우리말로 하면 근위축성 측색경화증이라는 병이다. 이 병 역시 금음체질의 병이다. 그러므로 여기서 우리는 스티븐 호킹 박사의 체질은 금음체질이며 이 병에 걸린 것으로 보아 유전적인 영향도 물론 어느 정도 있겠지만 평소에 본인의 체질에 해로운 것들을 많이 섭취했다는 것을 알 수 있다.

여러분은 또한 우리가 흔히 노망이라고 부르는 노인성 치매라는 병도 알고 있을 것이다. 노인성 치매, 즉 노망을 일으키는 원인은 여러 가지인데 혈관이나 신경계통의 이상에서 오기도 하지만 노인성 치매 중에서 많은 비율이 알츠하이머라는 병에 속한다. 알츠하이머라는 병은 사망한 미국의 전 대통령이었던 레이건이 걸려서 세계인의 주목을 받았던 병인데 생전의 레이건 전 대통령은 병상에 누워서 본인의 가족까지 알아보지 못해 사람들의 동정을 샀었다.

알츠하이머란 병 역시 최근의 연구로는 알루미늄이 뇌세포 속에 침착되어 온다는 설도 있지만, 금음체질이 자기 체질에 해로운 것들 특히 육식을 많이 섭취했을 때 일어나는 병이다. 그러므로 여기에서 우리는 레이건 전 대통령이 금음체질이란 것과, 또한 그가 평소에 자기 체질에 해로운 것들을 많이 섭취했다는 것을 알 수 있다.

우리나라에서는 노인성 치매 중에서 알츠하이머병이 차지하는 비율이 아직까지 높지 않지만 육식을 위주로 하는 서양에서는 노인성 치매 중 알츠하이머가 차지하는 비율이 상당히 높은 편이다. 우리나라에서도 육식의 비율이 점점 높아짐에 따라 알츠하이머병의 비율이 점점 증가하는 경향에 있고 앞으로는 상당 부분을 차지하게 될 것이다.

근육 계통의 질병은 우리나라에서는 흔하지 않았던 질병이었다. 여태껏 서양에서 많이 일어났던 그런 질병들이 우리나라에서 점점 많이 발생하는 것은 육식이 점점 보편화되면서 육식이 해로운 금음체질이 그런 질환에 잘 걸리기 때문이다. 요즈음은 근육 계통의 환자분이 많이 늘어나 가벼운 근무력증은 진료중에 흔히 볼 수 있게 되었다. 머지않아 근육 계통의 질환이 우리나라에서도 크게 문제가 될 날이 올 것이다.

근무력증, 근위축증, 파킨슨씨병 등 근육 계통의 병에 걸리면 주위의 가족과 친지들은 환자들에게 말하기를, 원기가 없어서 그럴 거라며 더욱 육식을 많이 하기를 권하고 또한 녹용이나 인삼 등의 보약도 지어 먹으라고 권하게 된다. 그러나 육고기뿐만 아니라 녹용, 인삼, 꿀, 개소주, 흑염소, 보신탕 등은 모두 근육 계통의 질환에 아주 해롭게 작용한다는 것을 알아야 한다. 그런 것들은 육고기를 먹는 것보다 몇 배나 해로움이 많으니 만일 근육 계통의 병에 걸린 환자분이 그런 것들을 복용하게 되면 치료가 될 만한 가벼운 근육병도 거의 치료가 불가능할 정도로 악화된다고 보아도 좋을 것이다. 그러니 근육 계통의 병에 걸린 환자나 그 보호자는 자칫 잘못해 병을 악화시키는 약을 쓰지 않도록 특히 조심해야 한다.

중증의 파킨슨씨병 등 상당히 진행된 근육 계통의 병이라도 체질에 맞는 정확한 치료, 체질에 맞는 음식, 체질에 맞는 운동, 규칙적이고 즐거운 생활 등을 시행하면 병을 더 이상 악화시키지 않고 진행을 멈추게 할 수 있으니 근육병이 많이 진행된 사람도 실망하지 말고 적절한 치료를 받기 바란다. 그러면 좋은 결과를 볼 수 있을 것이다.

금음체질이 육식을 많이 하게 되면 만병의 근원이 된다. 그러나 금음체질이 육식을 많이 하게 되면 몸에 병만 생기는 것이 아니다. 몸뿐만 아니라 정신적인 면에도 안 좋은 영향을 끼쳐서 성격까지 달라지게 만든다. 성질이 급해지고 사나워질 뿐만 아니라 폭력적인 성향을 띠게 된다.

어느 남자 환자분이 진료를 받으러 와서 말하기를 낮에 보신탕만 먹으면 자기도 모르게 그날 밤에는 아내를 구타하게 된다고 호소했다. 그는 금음체질이었다. 또, 어느 날 나도 모르는 어느 부인이 내원해 정말 고맙다고 거듭 인사를 했다. 모르는 사람이 찾아와서 무조건 고맙다고 인사를 하기에 왜 그런지 영문을 몰라했는데 그 부인이 말하기를, 자기 남편이 체질 치료를 받고 나서 병도 물론 나았지만 남편의 체질인 금음체질에 해로운 육식을 계속 금하게 했더니 성질이 급하고 폭력적이었던 예전과는 달리 남편의 성격이 아주 온순해져서 그렇게 가정생활이 화목할 수가 없다고 말하면서 고마움을 표했다.

금음체질이 육식을 하고 나면 그 다음 날에는 대변이 새끼손가락처럼 가늘어지면서 시원하게 나오지도 않을 뿐 아니라 대변을 보고 나서도 뒤가 무겁고 불쾌하다. 그리고 육식의 횟수가 증가할

수록 위장병, 간장병, 알러지 질환, 피부병, 근육병, 대장암, 유방암 등 점점 큰 병이 오게 된다. 서양에서 대장암과 유방암이 많은 이유가 그 때문이다.

금음체질의 청소년인 경우 육식을 많이 하게 되면 성질이 난폭해지고 참을성이 없어지며 폭력적인 성향을 띄게 되어 문제아가 되기 쉽다. 물론 문제아가 되기 이전에 몸의 곳곳에서 이상 증세가 오기도 한다. 즉 알러지성 피부염, 비염, 피부병, 부비동염(축농증) 등과 학습의욕 상실, 기억력 저하, 잦은 신경질 등이 오는 것이다.

금음체질의 청소년에게는 육식을 삼가게 하고 채식과 생선을 많이 먹게 하면 공부도 잘하고 착한 학생이 된다는 걸 관찰할 수 있다. 그러니 아이를 튼튼하고 머리 좋게 키우려면 금음체질의 아이에게는 육식과 유제품, 그리고 밀가루 음식과 기름기 음식 등을 될 수 있는 한 피하게 해야 할 것이다.

육식을 해야 좋으냐 안 해야 좋으냐 하는 문제는 간염, 간경화, 간암 등 간장병을 앓고 있거나 기타 여러 가지 암에 걸려서 고생하는 환자들에게는 엄청난 고민이 아닐 수 없다. 그것은 생명이 달린 일이기 때문이다. 어떻게 해야 좋을까? 환자의 주위에서 아무것도 모르는 일반인들이 권하는 것도 좋다는 것이 사람마다 제각각인데 하물며 믿고 의지하는 의사들마저도 하는 말이 이 의사 틀리고 저 의사 틀리니 병을 앓고 있는 환자로서는 정말 답답한 일이 아닐 수 없다.

의료인들이 환자들에게 권하는 음식, 즉 식이요법을 살펴보면 상당히 주관적인 면이 강하다. 국내에서 간 전문의로 유명한 모 박사는 간장병 환자들에게 육식을 권하는 입장이다. 간에 병이 나서 간세포가 파괴되면 간은 새로운 간세포를 만들어 내게 되는데 새로운 간세포를 만들어 내려면 단백질이 많이 필요하니 양질의 단백질을 보충하기 위해 육식이 절대적으로 필요하다는 주장이다. 상당히 설득력이 있어 보이는 주장이다. 그의 주장대로 간장병이 났을 때 육식을 많이 해서 간이 좋아지는 사람들이 제법 있으니 그는 자기의 주장이 항상 옳다고 생각하게 된다.

그러나 그의 주장과는 반대로 육식을 하고 나서 병이 더 악화되는 경우에는 그 악화되는 원인을 다른 탓으로 돌려버리는 것이다. 왜 그럴까? 그 이유는 그렇게 주장하는 의사 자신의 체질이 육식을 하면 몸이 좋아지는 목양체질이기 때문이다. 그는 피곤하거나 몸이 안 좋거나 혹은 몸에 어떤 병이 생겨도 육식만 하면 몸이 좋아지고 병이 낫는 경험을 스스로 자주 하게 되니까 항상 육식을 주장하는 것이다. 그가 만일에 육식이 해로운 체질이고 자기 자신이 육식을 해서 몸이 나빠지는 경험을 했었다면 그는 환자들에게 그렇게 육식을 하도록 권하지는 않을 것이다.

그와는 반대로 미국에서 활동중인 의사인 유명한 모 박사는 '육식은 독이니 무조건 채식을 하라'고 강권한다. 간장병이든 위장병이든 어떤 병이든 간에 육식을 하면 안 되고 채식을 하라는 것이다. 그래야만 간도 좋아지고 다른 병도 낫는다는 주장이다. 그 박사의 주장도 육식의 해로움을 강조하는 현대의학의 추세를 타고 상당한 설득력을 가지고 대중에게 파고든다.

그 박사도 역시 본인의 주장대로 육식을 끊고 채식만 하여서 병이 낫는 경우를 제법 많이 볼 것이다. 자신의 주장대로 채식만 하여서 병이 낫는 그런 경우를 보고 그는 자신의 주장이 옳다는 것을 믿어 의심치 않을 것이다. 그러나 그 역시 육식을 끊고 채식만 하고 나서 병이 악화되는 경우에는 그 원인을 다른 탓으로 돌려버린다. 왜 그럴까? 그 이유는 그렇게 주장하는 그 사람 자신의 체질이 육식을 하면 몸이 나빠져 병이 생기고 채식을 해야만 몸이 좋아지고 병이 낫는 금음 아니면 금양체질이기 때문이다.

미국에서 그 박사의 채식이론은 어느정도 성공을 거두었다. 그 이유는 미국 같은 육식 위주의 사회에서는 치료가 어려운 고질적이고 심각한 병이 생기는 체질은 거의가 육식이 몸에 해로운 금음체질과 금양체질이 된다. 육식이 해로운 금음체질과 금양체질이 육식을 과하게 먹어서 병이 오게 되었으니 그 박사의 말대로 채식을 하면 당연히 몸이 좋아지고 병이 낫는다. 그런 이유로 병원에서도 고치지 못하는 병을 자신의 채식이론으로 고치는 경우가 있으니 미국에서는 그 박사가 어느 정도 성공을 거두고 있는 것이다.

그러나 하루 세 끼를 모두 고기나 유제품을 먹는 식생활을 하는 나라가 미국이란 나라이다. 미국에서도 육식을 아무리 많이 해도 병이 나지 않고 건강한 체질이 있는데 그런 목음체질과 목양체질들은 평소에 몸에 별 문제가 없기 때문에 일반적인 미국 사람들이 그 박사의 채식이론을 거들떠보지도 않는 이유가 거기에 있다.

미국에서의 유명세를 몰아서 우리나라에서도 그 박사의 채식이론이 한때 매스컴에 자주 오르내린 적이 있었다. 그때 그 박사의 이론대로 채식을 시행하다가 자기 체질에 맞지 않아 건강이 나빠지거나 병이 악화되는 경우가 많이 일어났다. 정말 안타까운 일이었지만 모두들 체질이란 것을 몰라서 생겨난 어처구니없는 일이었다.

살펴본 바와 같이 똑같은 병을 놓고 의사들의 말이 서로 틀리니 환자로서는 누구의 말을 따라야 할지 정말 판단하기 힘들 것이다.

왜 똑같은 의사들인데 서로 말이 틀릴까? 어떻게 해야 좋을까? 귀중한 생명이 달린 일이니 결코 결정이 쉽지만은 않을 것이다.

양쪽의 어느 의사나 마찬가지이겠지만 환자 열 명이 치료를 받으러 오게 되면 서너 명은 자기 주장대로 시행해 효과를 볼 것이고 서너 명은 오히려 나빠질 것이다. 그리고 나머지는 좋지도 나쁘지도 않을 것이다. 그런 상반된 주장을 펴는 두 의사는 자기의 주장대로 시행해 병이 나은 사람들만 주로 접하게 되고, 자기의 주장대로 시행해 병이 악화된 사람들은 오지 않으니 자기의 주장이 틀릴 수도 있다는 것을 알지 못하는 것이다.

우리 주위에는 간경화나 간암에 걸려 병원에서 사형선고를 받은 후 현대의학적 치료를 포기하고 녹즙을 갈아먹고 난 다음 기적처럼 회복한 사람들을 간혹 볼 수 있다. 그런 사람은 금음체질 아니면 금양체질이다. 또 똑같은 간장병에 육고기를 많이 먹고 녹용을 지어먹고 해서 나은 사람도 있다. 그는 목음체질 아니면 목양체질이다.

그러나 드물게 성공하는 몇 사람을 제외한 대부분의 사람들은 자기 체질에 맞지 않는 것을 복용해서 치료에 실패하게 되고 생명까지 잃게 된다. 금음체질, 금양체질이 육식을 해서 간경화나 간암 같은 병을 치료하려고 한다든지, 아니면 목음체질, 목양체질이 녹즙 같은 것을 갈아먹고 간경화나 간암 같은 병을 치료하려고 한다든지 하면 그 결과는 비극이 될 뿐이다.

이제 여러분은 말하지 않아도 저절로 알게 되었을 것이다. 문제는 자기 체질이 무엇이냐 하는 것이다. TV나 신문, 그리고 라디오나 잡지에 아무리 유명한 사람이 나와서 무슨 병에는 이것이 좋다 무슨 병에는 저것이 좋다라고 말해도 그 말을 그대로 받아들여서는 안된다. 아무리 좋다고 해도 그것이 자기 체질에 맞나 안 맞나를 반드시 먼저 확인하고 나서 그대로 따르든지, 아니면 무시하든지 해야지 그 사람들의 그럴듯한 이론과 설명을 그대로 믿고 따라했다가는 오히려 건강이 악화될 가능성이 많다는 것을 명심해야 한다.

개소주와 피부 알러지

개고기는 전통적으로 우리나라의 대표적인 보신 영양식품 중의 하나로 꼽힌다. 세계 여러 나라에서 우리나라 사람들이 야만 스럽게 귀여운 애완동물인 개를 잡아먹는다고 아무리 거세게 비난을 해도 개고기는 우리나라에서 보신탕에서 영양탕, 사철탕 등으로 이름을 바꿔가며 계속 판매되고 있다. 88 서울올림픽 때도 프랑스를 비롯한 몇몇 나라들이 개고기를 먹는 야만스런 나라에서 치러지는 올림픽에는 참가할 수 없다며 거부 움직임을 보였으나 우리나라 국민들의 개고기에 대한 선호도는 꺾이지 않았다. 이렇게 끊이지 않고 개고기가 애용되는 이유는 무엇일까? 그만큼 효과가 좋기 때문일까? 개고기의 효과가 그렇게 좋은 것이라면 누구나 개고기를 먹어서 좋은 효과를 볼 수 있을까?

보통 개고기를 맛으로 먹는 사람들은 보신탕을 즐겨 먹지만 그게 아니고 약으로 개고기를 먹는 사람들은 흔히 개소주를 먹게 된다. 개소주도 알려진 바와 같이 우리의 몸을 돌우는 데 그렇게 좋은 효과가 나는 것일까? 아래 두 가지 예를 읽고 나서 다같이 생각해 보자.

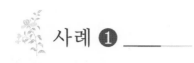

사례 ❶ _____

어느 날 20대 초반의 젊은 여자 환자분이 내원했다. 그녀는 온몸의 피부에 알러지 현상이 일어나서 심하게 고생하고 있었다. 팔과 다리뿐만 아니라 등과 배까지도 피부가 벌겋게 돋아나서 가려움증으로 괴로워하고 있었다. 시계나 팔찌, 반지, 목걸이를 했다 하면 즉각 알러지가 일어나 몸에 착용하지 못했고, 샴푸와 일부 자극적인 비누까지도 알러지를 일으켜서 순한 비누만 골라 써야 했다.

햇빛을 쪼이면 피부가 벌겋게 변해 함부로 외출하지도 못했고, 따뜻한 물에 목욕하고 나도 온몸이 벌겋게 돋아나고 가려워져서 목욕도 약간 차가운 물에 해야 했다. 멀쩡하던 피부라도 조금만 긁으면 긁은 자리는 손을 댄 자국을 따라 선을 그리며 피부가 돋아나고 닭고기나 돼지고기를 먹고 나면 피부 증세가 심해졌다. 여름철은 증세가 더욱 심해져서 여름을 지내는 게 보통 고역이 아니었다. 얼굴도 피부염 증세가 나타나서 한참의 꽃다운 나이에 남자친구를 사귀지도 못하고 속만 태우고 있었다.

"언제부터 알러지 피부염이 있었습니까?"

"약 삼 년 정도 되었습니다."

"그 동안 어떤 치료를 해 보았습니까?"

"처음에는 동네 약국에서 약을 사서 먹다가 낫지 않아서 피부과에서 치료를 받았습니다."

"피부과에서 치료를 받으니 좀 나아지던가요?"

"처음에는 좀 나아지는 듯하다가 나중에는 마찬가지였습니다. 그래서 치료를 중단했더니 처음보다 조금 심해지는 것 같았습니다.”

“그 외에 다른 치료는 안 받아 보았습니까?”

“시내 피부과에서 치료를 받아도 낫지를 않아 큰 병원에 가서 여러 가지 알러지 반응 검사를 해보았습니다. 그랬더니 먼지, 꽃가루, 진드기 등 열 몇 가지에서 알러지 반응이 나왔습니다. 그래서 그런 것들을 최대한 피하면서 일 년 넘게 치료를 해 보았습니다만 별 차도가 없었습니다.”

환자의 피부염 증세를 듣기만 해도 그 환자의 체질이 금음체질 아니면 금양체질이란 것을 쉽게 알 수 있었다. 환자를 진찰 침대에 눕혀 진맥을 해보니 금음체질인지 금양체질인지 정확하지는 않았다.

“잘 생각해서 대답해 주십시오. 삼 년 전에 피부염이 처음 일어날 때를 기억하시는지요? 그때 몸의 기운을 돋운다고 집에서 보약 종류를 먹은 적이 있습니까? 인삼이나 녹용 개소주 흑염소 영지 장어 같은 것들 중 혹시 먹은 것이 있으면 말씀해 주십시오.”

“네. 개소주를 먹었습니다.”

“피부염이 오기 전에 먹은 것이죠?”

“그렇습니다. 개소주를 먹고 나서 얼마 지나지 않아 곧 알러지 피부염 증세가 왔습니다. 혹시 개소주를 먹은 것이 알러지 피부염의 원인이 될 수 있는 것입니까? 저는 그 당시에 그런 생각이 들어서 병원에서 진료를 받을 때에 의사 선생님께 말씀드렸는데 별로 귀담아 듣지 않으시더군요.”

“물론이죠. 아주 큰 원인이 됩니다. 그런데 그때 개소주는 왜 먹게 되었죠?”

“월경불순을 치료하기 위해 어머니께서 해 주셨습니다. 몸이 약해서 월경불순이 오는 것이니 개소주를 해먹으면 몸이 건강해져서 월경이 좋아질 거라면서 해 주셨습니다."

"개소주를 먹고 나서 월경이 좋아졌습니까?"

"아니오. 그때는 월경의 양이 적고 횟수도 두세 달에 한 번씩 있어서 개소주를 복용했는데 그 이후로는 오히려 월경의 양이 더 적어져서 월경이 있을 때면 하루 잠깐 비칠 뿐이고 횟수도 6개월에 한 번 정도밖에 없었습니다."

"그럴 겁니다. 개소주를 많이 먹으면 알러지 피부염 같은 병이 생길 뿐만 아니라 월경도 가버리게 되고 심하면 불임증까지 오게 되는 체질인데 어머니께서 따님의 체질을 모르니까 딸을 위한다고 하신 것이 그런 본의 아닌 나쁜 결과를 초래한 겁니다."

잠시동안 생각에 잠겨 있던 환자분이 다시 근심스레 물었다.

"원장님, 제 피부염은 나을 수 있겠습니까?"

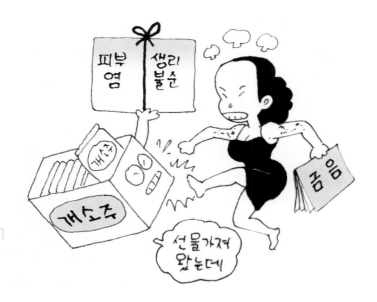

"저 혼자의 힘으로는 한계가 있습니다. 그러나 치료를 해 나가면서 본인이 많이 노력한다면 나을 수 있습니다. 여기서 가르쳐주는 여러 가지 지시사항만 잘 지킨다면 반드시 좋은 결과가 올 겁니다. 그러니 너무 걱정 마십시오. 여태까지 피부병이 잘 낫지 않았던 것은 본인의 병이 치료하기 어려운 병이라서 그런 것이 아니고 바로 본인의 체질 때문입니다. 체질을 알고 거기에 맞게만 치료하면 알러지 피부염만 낫는 것이 아니고 월경불순도 같이 치료가 되어 건강도 좋아질 겁니다."

"저… 지켜야 할 것이 많은가요?"

"하하하… 겁이 나시나 보죠? 지시사항이 좀 많은 편이지만 병이 낫고 건강해지려면 반드시 따라야 하니 겁내지 말고 열심히 따르셔야겠지요."

그 환자에게 여러 가지 삼가해야 할 음식과 조심할 생활태도 등을 말해주고 나서 치료를 시작했다. 첫날에는 금음체질에 관한 치료를 했다. 그랬더니 다음 날 내원한 환자분이 말하기를 어제 치료받은 이후로 지금까지 피부가 더 가렵고 몸도 너무 무거워 피곤하다는 것이다. 그래서 둘째 날은 금양체질에 관한 치료를 했다. 그다음 날 내원한 환자는 정말 오랜만에 가려움증을 못 느끼고 간밤에는 푹 잤다며 기뻐했다. 그토록 오랫동안 자신을 괴롭히던 가려움증이 없어진 것이 너무 신기해 이대로라면 며칠 지나지 않아 병이 다 나을 것 같다는 것이다.

"병의 치료는 이제부터가 시작입니다. 어제 치료를 한 이후로 가려움증이 많이 없어졌다는 것은 병이 나아서 그런 것이 아니라 침의 효과로 얼마간 일시적으로 가려움증을 못 느끼는 것뿐입니다. 어제의 치료로는 이제 본인의 체질을 찾은 데 불과한 겁니다.

치료는 이제부터이니 하루 치료받고 좋아졌다고 해서 병을 너무 얕잡아보고 방심하시면 치료에 실패하니 조심하셔야 합니다."

환자에게 방심하지 말도록 주의를 주고 치료를 계속했다. 한 달 쯤이 지나자 그 환자의 피부염은 약 50% 정도가 나았다. 그런데 어느 날부터 잘 나아가던 피부염이 더 이상 낫지를 않고 조금씩 악화되는 현상이 나타났다. 땀을 많이 흘릴 여름철이라 땀 때문에 그런 줄 알고 땀을 흘리지 말도록 조심을 시키며 며칠을 지켜보아도 마찬가지로 악화되는 것이었다. 분명히 다른 원인이 있구나 하는 생각에 환자에게 원인이 될 만한 것을 자세히 물어보니 얼마 전부터 매일 요구르트와 우유를 마시고 있다는 것이 아닌가.

"요구르트나 우유는 분명히 먹지 말라고 했는데 왜 먹고 있죠?"

"…원장님이 시키는 대로 금양체질에 대한 체질식을 하니 너무 영양이 모자랄 것 같아서 요구르트와 우유라도 먹어보자는 생각에 먹기 시작했습니다."

"금양체질에 대한 체질식을 시행하고 나서 몸이 더 좋아졌습니까 아니면 더 나빠졌습니까?"

"알러지 피부염도 많이 나았고 몸도 피로가 덜하고 많이 가벼워졌습니다. 그리고 예전에는 위장도 좋지 않았는데 지금은 불편한 증세가 없이 편안합니다."

"그렇죠? 병도 좋아지고 몸도 많이 건강해졌죠? 그 외에 체질식을 하고 나서 영양이 모자란다는 어떤 신호가 몸에서 나타나던가요?"

"… 아니오. 전혀 없었습니다."

"요구르트와 우유를 먹고 나니 몸이 어떻던가요?"

"피부에 조금씩 알러지 반응이 다시 생기고 편안하던 속이 쓰리고 불편해졌습니다."

"맞아요. 금양체질이 우유나 요구르트 등 유제품을 먹게 되면 반드시 몸에 나쁜 반응이 오게 됩니다. 그리고 치료하던 병도 낫지 않고 악화됩니다. 그러니 오늘부터는 우유와 요구르트는 절대로 마시지 말고 치료를 해야 합니다."

"저… 육식을 전혀 하지 않으면 영양의 불균형이 와서 몸이 나빠지거나 빈혈 또는 영양실조에 걸리지는 않나요?"

"육식이나 우유, 요구르트 같은 유제품도 아주 좋은 영양분을 가진 우수한 식품인 것은 사실입니다. 그러나 영양이 많다고 해서 본인한테 좋은 것은 절대 아닙니다. 이해하기 어렵겠지만 육식이나 유제품안에 들어 있는 영양분은 다른 체질에서는 훌륭한 에너지원이 되겠지만 본인에게는 몸을 좋게 하는 에너지로 쓰이는 것이 아니라 병을 일으키는 에너지로 쓰일 뿐입니다. 자기 체질에 해로운 그런 음식을 먹지 않으면 건강이 좋아지면 좋아졌지 절대로 영양불량이나 빈혈 등이 오지는 않으니 아무 염려 마시고 체질 음식을 지키십시오. 단 자기 체질에 해롭다는 음식을 안 먹는 만큼 자기 체질에 좋다는 음식을 그만큼 많이 먹어줘야 합니다. 그렇지 않으면 전체적인 음식의 양이 모자라서 허약한 상태가 됩니다."

환자는 체질식을 시행한 후 몸이 건강해지고 있는데도 영양에 대한 잘못된 상식과 걱정 때문에 체질에 해로운 우유와 요구르트를 먹게 되었고 그 결과로 치료중인 피부염이 악화되고 위장도 나빠졌던 것이다. 그 일이 있은 이후로 그 환자는 체질식을 철저히 시행하면서 치료를 받게 되었고 얼마 지나지 않아 그토록 자신을 괴롭히던 알러지 피부염은 깨끗이 나았다. 그 후로 그녀는 여태껏 전혀 육식을 하지 않는데도 영양에는 아무런 문제가 없을 뿐 아니라 병에도 걸리지 않고 전체적인 건강도 아주 좋아졌음은 물론이다.

 사례❷ ____

때는 초여름이었다. 날씨는 점점 더워져서 한낮에는 30도를 오르내리는 무더운 날씨가 한동안 계속되고 있었다. 그 무더운 날씨 속에 20대 후반의 젊은 남자가 그의 부인과 함께 진료실을 찾았다. 그들은 결혼한 지 6개월이 갓 지난 신혼부부였다. 진료실에 들어서자마자 젊은 남자는 흉하게 짓물러진 자신의 팔 다리를 내보이며 피부 가려움증을 호소했다. 어떤 곳은 각질이 두껍게 앉았고 어떤 곳은 가려운 나머지 너무 긁어서 껍질이 벗겨져 빨갛게 속살이 드러나고 그 속에서 진물이 흐르고 있었다. 아토피 피부염이었다. 침대에 눕혀 진맥을 해보니 금양체질의 맥이 나왔다.

"언제부터 이런 피부염 증세가 나타났나요?"

"석 달 전쯤부터요."

"그전에는 피부가 깨끗했습니까?"

"예. 그 전에는 피부에 아무런 문제가 없었습니다."

"석 달 전부터… 그러면 지금부터 네 다섯 달 전에, 그러니까 피부염 증세가 나타나기 이전에 혹시 몸을 돋운다고 집에서 해먹은 것이 있으면 말씀해 보세요."

"… 신혼 초라고 힘이 들것이라면서 모친께서 어디서 개소주를 해 갖고 오셔서 두 마리를 먹었습니다. 먹는 중에 설사가 자주 나고 속이 좋지 않아서 띄엄띄엄 오래도록 먹었습니다."

"그 외에 다른 것은 없나요?"

"예. 개소주말고는 특별히 먹은 것은 없습니다. 제 생각으로는 석 달 전 어느 날 직장 체육대회가 있어서 하루 종일 운동장에서 땀을 흘리고 뛰어다녔는데 그날 저녁부터 피부가 가렵기 시작했습니다. 아마 땀을 흘린 것이 원인이 아니었나 생각합니다."

"그 말도 맞아요. 땀을 많이 흘려도 피부병이 오는 체질입니다. 그렇지만 땀을 흘린다는 것 하나만으로는 피부병이 오지는 않습니다. 무슨 말이냐 하면 개소주 같은 해로운 것을 먹지 않았더라면 단순히 운동을 해서 땀을 많이 흘렸다는 한 가지 이유만으로 피부병이 오지는 않는다는 겁니다. 예전에는 운동을 하고 땀을 많이 흘려도 피부병이 없었죠?"

"예. 그렇습니다."

"개소주 같은 것을 먹고 나서 피부병이 언제라도 올 수 있는 컨디션이 만들어진 연후에 땀을 흘리자 그것이 방아쇠 작용을 해서 아토피 피부염이 발생한 겁니다."

"그렇습니까? 저는 개소주가 아토피를 일으킨 줄은 모르고 있었습니다. 땀을 흘린 후에 아토피가 왔으니까 땀만 원인인 줄 알고 있었습니다."

"체질에 대해서 잘 모르니까 그렇게 생각하는 것이 당연한 일이겠지요. 그런데 여태껏 어떤 치료를 받아 보았나요?"

"처음에는 단순한 피부 알러지나 두드러기인 줄 알고 약국에서 항히스타민제 등을 사서 복용했는데 계속 악화되기만 해요. 그래서 피부과에 갔더니 아토피 피부염이라는 진단이 나서 부신피질 호르몬 요법으로 치료를 받았습니다. 처음에는 조금 좋아지는 것 같더니 한 달 넘게 호르몬제를 쓰니까 나중에는 잘 낫지도 않고 오히려 심해지는 것 같았어요. 호르몬제의 부작용도 겁이 나고 잘 낫지도 않고 해서 치료를 중단했습니다. 날이 점점 더워지니까 아토피 증세가 더 심해져서 요사이는 가려움증 때문에 밤에 잠을 잘 못자겠어요. 잠을 잘 못 자니 신경도 날카로워지고 생활도 엉망이에요. 피로도 엄청나게 쌓이고요."

이 환자의 경우는 자신이 육식이 해로운 금양체질인데도 체질에 해로운 육식인 개소주를 계속 섭취함으로써 아토피 피부염이 생긴 경우이다. 즉 몸에서 개소주를 받아들이기를 거부하고 몸밖으로 그 성분을 밀어내는 과정으로 설사와 아토피 피부염 증세가 온 것이다. 땀을 낸다는 것은 아토피가 일어나게 되어 있는 컨디션에서 아토피를 일으키게 하는 방아쇠 역할을 한 것에 불과하다.

장성해 결혼한 아들이 직장생활과 신혼생활로 인해 자칫 몸이라도 상할까봐 안쓰럽게 여기던 그의 어머니가 아들을 위해 정성으로 개소주를 해서 먹였기 때문에 피부병이 발생한 것이다. 이런 경우에 원인은 개소주에 있지만 환자들은 대개 운동 때문이라거나 또는 땀을 많이 냈기 때문이라고 생각하게 되어 그 원인을 다른 곳으로 돌리는 경향이 있으나 사실은 그게 아니다. 운동이나 땀 등은 이제 병이 속에서 점점 무르익어 언제라도 표면으로 나타날 수 있는 상황에서 그 병을 밖으로 드러나게 하는 일종의 방아쇠 역할밖에 하지 않는다. 결국 그 어머니는 자식의 체질을 몰라서 오히려 아들의 몸을 상하게 했다. 모두 다 체질에 대한 이해와 지식이 부족해서 오는 현상이다.

치료에 들어갔다. 절대 땀내지 말고 아침저녁으로 냉수로 가볍게 샤워하고 금양체질에 해로운 음식을 철저히 가리도록 지시했다. 치료 후 사흘째가 되는 날, 치료를 받고 나서 내원한 환자는 밝은 얼굴로 요 몇 달 사이에는 피부가 가려워서 제대로 잠을 이루지 못했는데 어젯밤에는 정말 깊게 잘 잤다며 좋아한다. 치료는 잘 진행되어져서 한 달이 지나자 피로는 완전히 사라졌으며 석 달 후에는 예전처럼 깨끗한 피부로 돌아왔다. 아토피 피부염이 완전히 나은 것이다. 환자분이 지시를 잘 따라준 덕분이다. 피부가 깨끗이 나아진 환자는 고마움을 표하지만 여러 가지 어려운 지시사항을 잘 따라준 환자분이 더욱 고마울 뿐이다.

 ## 해설____

　현대에 들어와서 여러 가지 알러지 질환이 수없이 발생하고 있다. 특히 피부질환이나 호흡기 질환, 코 질환 그리고 관절질환 등에서 그 원인이 알러지 현상으로 밝혀지는 것들이 많이 있다. 그럼 알러지란 대체 무엇인가?

　알러지란 과민증(過敏症)을 뜻한다. 즉 어떠한 특이한 물질에 접촉함으로써 일어나는 과민증상이라는 뜻이다. 이것이 맞는 말일까? 서양의학에서 말하는 알러지라는 것에는 커다란 함정이 있다. 그것은 서양의학자들이 체질이란 것을 모르기 때문에 잘못 알러지라고 이름 붙여진 것이 많다는 것이다.

　일반적으로 알러지란 항원과 항체 사이의 반응 현상으로 알려져 있다. 예를 들어 어떤 사람이 꽃가루 알러지가 있다고 하면 꽃가루가 항원이고, 우리 몸에서 꽃가루와 반응하는 물질이 항체가 된다. 그러면 그 사람이 20세부터 꽃가루 알러지가 있었다고 가정해 볼 때 그 사람은 치료를 위해 평생 항원을 멀리해야, 즉 꽃가루를 가까이 하지 말아야 한다. 그게 가능한 일일까? 무균실에 들어가지 않는 한 보통의 일상적인 생활에서는 불가능한 일이다. 그러면 그 사람은 20세 이전에는 왜 꽃가루 알러지가 없었을까? 다시 말하면 왜 20세 이전에는 그 사람의 몸에 꽃가루(항원)와 반응하는 항체가 없었을까? 무슨 이유로 20세가 되었을 때 몸에 항체란 것이 생겨서 꽃가루라는 항원과 접촉해 과민반응을 일으키는 것일까?

우리가 알러지 현상이 일어났을 때 약국에서 쉽게 구입해 먹는 약은 항히스타민제인데 이 약은 항원과 항체 사이의 반응을 차단해 일시적으로 알러지 현상이 나타나지 않게 하는 것이다. 가벼운 알러지 현상이라면 그 약을 복용하고 나서 알러지 현상이 일시적으로 없어졌을 때 우리 몸에서 몸 안에 들어온 항원을 처리해 없애기 때문에 알러지 현상은 자연적으로 치유된다. 그러나 심한 알러지 현상이라면 경우가 다르다. 항히스타민제는 일시적으로 항원 항체 반응만 차단하기 때문에 약 기운이 떨어지게 되면 다시 항원 항체반응이 일어나서 우리 몸에는 알러지 반응이 계속 일어나게 되는 것이다.

현대의 서양의학은 알러지 환자에게 무엇이 항원으로 작용하는지를 항원 검사로 알아내어 그것을 피해 보자는 쪽으로 연구하고 있으나 이는 잘못된 시각이다. 예를 들어 먼지나 진드기, 꽃가루 등 알러지 현상을 일으키는 몇 백 가지의 항원 중에서 그 사람에게 알러지 현상을 일으키는 것들을 찾아내어 그것을 피하자는 것이다. 그러나 우리가 지구상에서 발붙이고 살아가는 한 그런 환경을 만드는 것은 불가능하기 때문에 그러한 방법은 근본적인 해결책이 되지 못한다.

문제는 외부의 항원이 아니라 몸 안의 항체이다. 항원과 반응하는 항체만 없으면 외부에서 꽃가루든 먼지든 진드기든 그 어떤 항원이 몸에 들어오더라도 알러지 현상은 일어나지 않게 된다. 그러면 항체는 어떻게 해서 생성되는가. 그것은 체질의 문제이다. 각자의 체질적인 이유 때문에 항체가 생기는 것이다.

예를 들어 설명하면 앞서 살펴본 환자와 같이 금양체질의 사람이 개소주를 오래도록 복용했다고 하자. 개소주의 성분이 금양체질의 사람의 몸 속에 들어가면 그 금양체질의 사람은 자기 체질에 맞지 않는 개소주의 성분을 흡수하기를 거부하고 몸밖으로 밀어내려고 한다. 그렇게 밀어내려는 과정이 일차적으로는 설사가 나는 것이고 이차적으로는 이왕 몸 안에 흡수된 개소주 성분을 피부 쪽으로 밀어내어 아토피 피부염 현상으로 만드는 것이다.

이렇게 몸 안에 흡수된 체질에 해로운 성분에 대항해 싸우고 또한 그 흡수된 성분을 몸에서 없애기 위해 우리의 몸은 부단한 노력을 하게 되는데 그 과정에서 생성되는 것 중의 하나가 항체이다. 그러므로 우리가 항체라고 부르는 것들은 우리 몸에 해로운 것이 들어왔을 때 우리 몸을 보호하기 위해 비상상태의 몸에서 만들어내는 것인데 외부로부터 들어오는 해로운 물질(항원)에 대항해 싸우는 역할을 하는 것이다.

한마디로 쉽게 이야기하면 각자의 체질에 해로운 것을 먹지 않으면 우리의 몸은 절대로 외부의 항원과 접촉해 알러지 현상을 일으키는 항체를 몸 안에서 만들어내지 않는다. 즉 체질에 맞게 식사하면 어떤 종류의 알러지든 일어나지 않고 지금 몸 안에 있는 알러지 현상도 서서히 치유가 된다는 것이다. 그런 후에는 먼지든 꽃가루든 진드기든 관계없이 몸이 그런 것에 범벅이 되어도 알러지 현상은 나타나지 않는다.

현대 서양의학의 잘못된 시각은 몸 안의 원인이 진짜 원인인데 몸 밖의 원인만 찾고 있는 점이다. 즉 하나의 알러지 유발 요인에 불과한 먼지, 꽃가루, 진드기 등을 원인으로 잘못 생각하는 것이다.

알러지성 피부염, 아토피 피부염, 알러지성 비염, 알러지성 천식, 류머티스 관절염, 루푸스(전신 홍반성 낭창) 등이 인체의 면역기능, 즉 그런 항원·항체반응과 관계가 있는 대표적인 질환들이다. 그러므로 그런 환자들은 '항원 반응검사를 해보니 무엇무엇에 알러지 반응이 있으므로 무엇무엇을 멀리해야 한다'는 그릇된 생각을 버리고 '나는 무슨 체질이니 무엇무엇을 먹게 되면 내 몸 속의 그런 음식에 대한 거부반응으로 알러지 현상이 심해지고 무엇무엇을 먹게 되면 알러지 현상이 없어지고 건강하게 된다'는 생각을 해야 한다.

서양의학의 치료법 중에서 감감작요법(減感作療法)이라는 것이 있다. 이것은 어떤 사람이 꽃가루에 알러지가 있다고 가정하면 꽃가루를 매일 인체에 투여하는데, 투여량을 날마다 조금씩 늘려가는 방법이다. 이렇게 되면 초기에는 꽃가루에 대한 알러지 반응이 심하게 나타나지만 꽃가루라는 성분이 매일 계속해 들어옴에 따라 결국에는 몸에서 더 이상 꽃가루를 밀어낼 힘이 없어지게 된다. 그렇게 되면 꽃가루에 대한 알러지 반응이 몸에서 사라지게 된다. 그런 것을 이용한 치료법이 감감작요법(減感作療法)이다.

어떻게 보면 그럴듯해 보이는 이런 감감작요법(減感作療法)도 사실은 전체적인 건강면에서 보면 좋지 않은 치료법이다. 왜냐하면 알러지 현상이 일어나는 것은 자기 체질에 해로운 음식을 많이 섭취했을 때 그 성분에 대한 거부반응 현상으로 생겨나는 것인데 이런 감감작요법(減感作療法)은 해로운 것에 대한 인체의 거부반응을 무력하게 만드는 요법이기 때문이다. 다시 말하면 어떤 사람이 꽃가루 알러지가 있다고 하면 그 사람은 평소에 자기 체질에 맞지 않는 음식을 섭취해서 꽃가루에 반응하는 항체가 몸에서 생겨난 것인데, 이런 알러지 반응은 자기 체질에 해로운 물질을 흡수하지 않으려는 인체의 자기 방어기전이다.

　감감작요법(減感作療法)이란 인체의 이러한 자기 방어기전을 무너뜨리는 치료법이다. 즉 해로운 물질을 계속적으로 투여해 인체가 해로운 물질에 대항하는 힘을 결국에는 없어지게 만드는 방법인 것이다. 감감작요법(減感作療法)의 치료 결과는 우선 특정 물질에 대한 알러지 반응이 없어지게 되지만 결국 해로운 물질에 대한 저항력 상실로 말미암아 자기 체질에 맞지 않는 물질이 체내에 저항 없이 흡수되고 쌓여 여러 가지 성인병, 즉 동맥경화, 고지혈증, 중풍, 당뇨, 협심증, 심근경색증, 고혈압, 각종 암 등이 쉽게 걸리게 된다. 그러므로 제일 바람직한 치료법은 인체의 해로운 물질에 대한 저항력을 없애는 감감작요법(減感作療法)이 아니라 자기 체질을 정확히 알고 체질에 해로운 것을 피해 항원과 반응하는 항체가 아예 생기지 않게 하는 방법이다.

　아토피 피부염은 치료가 쉽지 않은 질환으로 알려져 있다. 피부과에서는 부신피질 호르몬제 요법으로 치료하고 있지만 잘 낫지 않을 뿐 아니라 장기적으로 사용했을 때는 호르몬제의 심각한 부작용이 우려된다. 아토피 피부염은 체질에 따라 치료해야만 치료 효과가 높다. 그리고 자기 체질에 따라 가릴 음식은 철저히 가려야 한다. 그러면 피부염이 낫는 것은 물론이고 전체적인 건강이 몰라

보게 좋아지게 된다.

아토피 피부염은 금양체질, 금음체질의 경우에는 육식이나 유제품을 많이 섭취하면 쉽게 발생하는데, 특히 장년 노년층보다는 어린이나 청소년층에서 많이 일어난다. 그것은 어린이나 청소년들은 자기 체질에 해로운 물질에 대한 거부반응(인체 밖으로 해로운 것을 밀어내고자 하는 힘)이 강해 해로운 물질이 피부 등 인체 표면으로 밀려나 피부 쪽에서 병변이 일어나는 반면, 장년 노년층은 자기 체질에 해로운 물질에 대한 거부반응이 약해 몸 바깥쪽으로 해로운 물질을 밀어 내지 못하므로 몸 안쪽에 해로운 물질이 쌓이게 된다. 그래서 그런 해로운 물질이 체내에 쌓여 장년 노년층은 알러지 질환이나 아토피 피부염 대신 동맥경화나 고혈압, 심장병, 중풍, 당뇨 등 성인병이 많이 일어나게 되는 것이다.

어쨌든 금양체질, 금음체질이 아토피 피부염, 피부발진, 두드러기 등 여러 가지 알러지 증상이 나타나면 무조건 육식, 밀가루 음식, 기름기 음식, 뿌리채소, 견과류 등 체질에 해로운 것들을 끊어야 한다. 그리고 각자의 체질에 맞게 적절한 치료를 하면 병이 나아짐은 물론 건강도 좋아지게 된다.

개고기는 옛날에 우리나라 사람들이 채식만 하던 시절에 채식이 체질에 맞지 않아 병이 잘 났던 목음체질과 목양체질에게는 아주 좋은 식품 겸 약이 되었다. 목음체질, 목양체질이 병에 걸리면 그 병이 결핵이든 허약이든 관절염이든 신경통이든 관계없이 그 체질의 특성상 육고기만 먹으면 질병이 호전되었는데 옛날에 우리 생활주변에서 쉽게 구할 수 있었던 육식이 개, 고양이, 노루, 오소리, 개구리, 뱀 등의 동물이었다. 그래서 개와 고양이 등을 식품

겸 약으로 애용했던 것이다. 특히 다른 동물보다 개고기는 고단백
질이 많이 함유되어 있어서 소화 흡수가 잘 되어 더욱 사람들에게
사랑 받았던 것이다.

　개고기는 목음체질과 목양체질 그리고 수음체질과 수양체질에
게는 효과가 좋다. 그러나 금음체질과 금양체질 그리고 토음체질
과 토양체질에서는 오히려 병을 일으키는 나쁜 작용을 한다. 예로
부터 개고기를 먹고 나서 미쳤다거나 할 때 사람들은 미친개의 고
기를 먹어서 그렇다지만 사실은 위열(胃熱)이 심한 토음체질, 토양
체질, 금양체질 등이 개고기를 먹고 나면 과도한 위열 때문에 사람
의 뇌신경이 기능을 못할 정도로 부작용이 심해 실성까지 하게 되
는 것이다. 그렇게까지는 아니더라도 토음, 토양, 금음, 금양체질
에서는 개고기를 먹고 난 후에 여러 가지 알러지 질환, 당뇨, 고혈
압, 고지혈증, 동맥경화, 중풍, 피부병, 위장병, 불임증 등 여러 부
작용을 경험할 수 있으니 미리 조심해야 하겠다.

　요즈음은 개소주를 내는 집에서 개고기에다가 십전대보탕이라
는 약을 넣어서 개소주를 만들어 먹고 있는데 이는 크게 잘못된 것
이다. 차라리 개고기 하나만 소주를 내면 목음체질, 목양체질, 수
음체질, 수양체질에게는 좋게 작용하나 십전대보탕이 들어가면 수
음체질과 수양체질은 속탈이 나기 쉽고 목음체질은 소화장애, 설
사가 나기 쉽고 목양체질은 간열을 받아 부작용이 나기 쉬우므로
하나도 좋을 것이 없다. 그러니 개고기가 체질에 맞는 목음체질,
목양체질, 수음체질, 수양체질은 차라리 개고기 하나만을 소주로
내어 먹던지 또는 더욱 효과를 좋게 하려면 자기 체질에 맞는 정확
한 약을 따로 처방해 개고기와 섞어서 소주를 내어 먹는 것이 좋
다. 이때 체질 감별을 잘해야 함은 물론이다.

금양체질, 금음체질에 있어서 아토피 피부염 같은 피부병을 일으키는 것이 개소주뿐인가 하면 그렇지가 않다. 금양체질, 금음체질에서는 개고기뿐만 아니라 소고기, 닭고기, 돼지고기, 염소고기, 양고기 등 육식 종류는 모두 피부병뿐 아니라 다른 병을 일으키는 원인이 된다. 심지어 육식에서 얻어지는 부산물들, 예를 들어 계란, 우유, 요구르트, 치즈, 버터 등도 금양체질과 금음체질에게는 해롭게 작용해 여러 가지 질병을 일으킨다. 유일하게 금양체질이 먹을 수 있는 육식 종류는 계란 흰자이다. 계란 흰자만큼은 지방질과 콜레스테롤이 없고, 과도한 위열을 내리는 작용을 하므로 금양체질이 먹을 수 있다.

소고기(곰탕)와 체중감소

우리나라 사람들은 옛날부터 풍족한 식생활을 하지 못해서 그런지 육식, 특히 소고기에 대한 선호 경향이 무척 강하다. 대부분의 사람들은 모든 육류 중에서도 소고기를 제일 좋아하는데 그렇게 여기는 데는 맛 때문만은 아닌 다른 이유가 있기 때문일 것이다. 그것이 무엇일까? 왜 사람들이 소고기를 다른 육류보다 좋아하는 것일까? 하나 분명한 것은 소고기를 먹으면서 소고기가 몸에 해로울 수도 있다는 생각을 하는 사람은 거의 없다는 것이다. 소고기는 일반인들이 생각하듯 사람에게 좋은 맛과 영양분만을 공급하고 아무 해도 끼치지 않는 것일까? 설마 소고기가 우리 몸에 해로울 리가 있겠는가 생각하는 사람은 아래의 예를 잘 읽어 볼 필요가 있을 것이다.

 ### 사례＿＿＿＿

어느 날 젊은 여자 환자분이 내원했다. 24세 된 매우 아름다운 처녀였었는데 어찌나 말랐던지 160㎝ 키에 체중이 39㎏에 불과했다. 그녀는 45㎏이 넘는 게 평생 소원이라며 45㎏까지 살이 찌고 싶으나 평소에 위장이 좋지 않아서 영양가 있는 것을 많이 먹지 못하기 때문에 도무지 살이 찌지 않으니 위장을 좋게 해서 영양가 있는 것을 많이 먹게 해 달라는 것이었다.

위장이 어떻게 안 좋으냐니까 일반적인 음식은 그렇지 않으나 살이 찌겠다 싶은 영양가 많은 음식은 조금만 먹어도 소화가 안된다는 것이었다. 그런 음식을 먹으면 속이 쓰리고 아프며 답답하고 더부룩한 증상이 수시로 나타나 괴롭다는 것이다. 언제부터 그랬느냐고 물으니, 어려서부터 계속 그런 증상이 있었는데 최근에 들어 부쩍 심해졌다고 한다. 그녀를 진찰 침대에 눕혀서 진맥을 해보니 금음체질 또는 금양체질의 맥이 나왔다.

"먹어서 속이 불편하고 소화가 잘 안 되는 음식을 예를 들어보세요."

"닭고기, 돼지고기, 소고기, 라면, 빵, 인스턴트 식품, 과자류, 햄버거, 핫도그, 소시지, 우유 등이 그렇습니다."

"채소나 과일은 소화에 부담이 없는 편이죠?"

"네. 그런 것들은 먹어도 속이 불편하지 않습니다. 그러나 그런 것들은 영양분이 많이 없는 음식들이잖아요. 그래서 영양가가 많은 것을 먹고 싶은데 그런 식품들은 제 위장이 약해서 그런지 먹었다 하면 탈이 나더라구요. 그러니 제가 살이 찌지 않나 봐요. 제발 제 위장을 튼튼하게 고쳐주셔서 살 좀 찌게 해주세요."

"몸이 건강해지면 체중이 정상적으로 유지가 되니 살이야 나중에 저절로 찌게 될 겁니다. 그렇지만 체중이 늘어나고 건강해지기 위해서는 아가씨가 생각하듯 위장을 튼튼하게 하는 약만 쓴다고 되는 일이 아닙니다."

"네? 살이 찌려면 위장이 튼튼해서 영양가 있는 것을 많이 먹어야 된다는 것은 누구나 알고 있는 상식 아닌가요?"

"그렇지 않습니다. 위장이 튼튼해서 아무거나 잘 먹는다고 건강하고 살이 찌는 것이 아니고 먼저 자기 체질을 알아야 합니다. 그게 제일 중요한 일이죠."

"체질을 알아야 한다구요? 잘 먹고 살이 찌는 것과 체질이 무슨 관계가 있죠?"

"체질을 모르면 아가씨가 영양가 많고 살이 찌겠다 싶은 음식을 먹어도 그 음식이 아가씨의 건강을 오히려 나쁘게 하고 살을 더 빼는 역할을 할 수도 있는 겁니다. 자기 체질을 정확히 알아야 어떤 음식이 자기 몸을 건강하고 살찌게 하며 어떤 음식이 자기 몸을 병들고 야위게 하는지 알 수 있게 됩니다. 그러니 체질을 아는 것이 가장 중요한 일이지요."

"그래요? 그러면 제가 영양가 있는 음식들을 소화시키지 못해 야윈 것이 아니고 체질에 맞지 않는 음식을 먹어서 야위었다는 말씀인가요?"

"그렇습니다. 위장기능이 좀 약하더라도 체질에 맞는 음식을 먹게 되면 시간이 갈수록 위장기능도 좋아지고 전체적으로 건강도 좋아져서 나중에는 체중도 정상으로 유지될 수 있습니다."

그녀는 자기가 영양가 있는 음식들을 먹고 소화시키지 못해 그렇게 야위게 된 것이라는 잘못된 생각에 사로잡혀 있었다. 그녀에게 체질에 대해 간단히 설명한 다음 빠른 시일 내에 정확한 체질을 찾아서 가르쳐 줄 테니 그때 정확히 확인된 본인의 체질에 맞는 체질 음식을 먹게 되면 건강도 좋아지고 체중도 원하는 만큼 늘게 될 거라고 말해 주었다.

치료에 들어갔다. 첫날에는 금음체질의 치료를 하고 체질 감별약을 주며 치료의 반응과 약의 반응을 잘 살펴서 내일 다시 오라고 했다. 다음 날 내원한 환자는 아침에 일어나 보니 다른 날은 그래도 식사를 좀 했는데 오늘은 전혀 식욕이 없고 속도 더부룩해서 아침을 하나도 먹지 못했다고 한다. 그뿐 아니라 간밤에 잠이 깊게 들지 않아 몇 번씩이나 잠을 깨었으며 그래서 그런지 지금은 정신이 멍한 상태고 피로도 다른 날보다 심하다고 했다.

치료반응을 보아 금음체질이 아닌 것이 확인되었으니 둘째 날은 금양체질 치료를 하고 체질 감별약을 주며 다시 한번 반응을 잘 살펴보라고 했다. 다음 날 내원한 환자분이 말하기를 어제는 치료를 받고 집에 갔을 때에 속이 편안하고 식욕도 당기고 잠도 깊이 잘 잤으며 피로도 별로 느끼지 않았다고 했다. 그래서 다시 한번 금양체질의 치료를 했다. 다음 날 내원한 환자는 컨디션이 아주 좋다며 만족스러워한다. 그녀는 금양체질이었던 것이다.

"아가씨의 체질은 금양체질입니다. 제가 금양체질에 대한 체질표를 하나 드릴 테니 잘 읽어보시고 그대로 따르셔야 합니다. 체질표대로 잘 지키신다면 건강도 좋아지고 아가씨가 그렇게 원하던 체중도 늘어나게 될 겁니다."

체질표를 받아들고 읽어보던 아가씨는 깜짝 놀라는 표정을 짓는다.

"아니, 닭고기와 돼지고기뿐만 아니라 소고기와 우유와 요구르트까지 해롭다는 말씀입니까? 그렇다면 앞으로 저는 무얼 먹고 어떻게 살이 찌라는 것입니까?"

"그런 것을 먹어야 살이 찌는 것이 아니라 아가씨는 그런 것을 안 먹어야 오히려 건강해지고 살도 찌게 됩니다."

"그래요? 믿어지지를 않는군요. 어릴 때부터 위장이 좋지 않아서 식사를 잘 못 할 때나 힘이 없다고 생각될 때는 어머니께서 소고기 뼈와 살을 사다가 곰탕을 해주어서 자주 먹었어요. 요즈음도 체중을 좀 늘리기 위해 계속 집에서 곰탕을 해먹고 있는데 그러면 저는 곰탕도 먹지 말아야 하나요?"

"그렇죠. 곰탕은 안 먹어야지요. 곰탕을 먹고 나면 몸이 좋아지던가요?"

"그렇지는 않았어요. 이상하게 몸도 돋우고 체중을 늘리려고 곰탕을 해서 좀 오래 먹으려고 하면 그때마다 위장이 나빠져서 살이 찔 기회가 여태껏 없었어요."

"그렇게 생각하고 있군요. 그러나 사실은 그 반대입니다. 곰탕을 좀 오래 먹으려고 하면 그때마다 위장이 나빠지는 것이 아니라 곰탕을 먹었기 때문에 위장이 탈이 나게 되었던 겁니다. 곰탕을 안 먹었으면 위장도 그렇게 나빠지지 않았을 것이고 그랬다면 지금쯤은 몸무게도 현재보다는 많이 나갔을 겁니다."

"그래요? 저는 그렇게 생각 안 했는데요. 설마 소고기가 몸에 나쁘다는 이야기는 아니겠죠?"

"소고기가 사람의 몸에 해롭다는 것은 아니지만 아가씨의 몸에는 해롭습니다."

"정말이에요?"

"네 그렇습니다. 아가씨는 소고기 곰탕을 안 먹어야 살도 찌고 건강도 좋아집니다."

"이해가 안되네요."

"이해가 된다면 그것이 더 이상한 일이죠. 지금의 영양학은 사람의 체질이 무시된 영양학입니다. 머지않아 각 체질에 따른 영양학, 즉 살아 있는 진짜 영양학이 연구되어질 겁니다. 그때가 되면 모든 사람들이 쉽게 이해하게 되겠지만 지금은 처음 들어보는 이야기이니 이해하기 어려울 겁니다."

바쁜 진료 때문에 자세히 설명할 시간은 없었지만 소고기를 포함해 모든 육식이 몸에 맞지 않는 체질이니 꼭 가려야 한다고 주의를 주고 나서 금양체질에 맞는 치료를 계속했다. 금양체질의 체질침과 체질약을 쓰고 나서는 그 아가씨의 위장은 하루가 다르게 좋아져 갔다. 일주일쯤 지나자 식사 때가 되어도 여태까지는 배고픈 줄을 몰랐었는데 이제는 배고픔을 알게 되었다고 한다. 한 달이 지나자 소화와 식사에는 거의 어려움을 못 느낄 정도로 회복되었다. 혹 과식을 했을 때는 아직 위장이 조금 불편했으며 약간씩 쓰리고 아픈 통증이 조금은 남아 있었다.

그러던 어느 날, 오전에 내원해 치료를 받고 간 그 아가씨가 저녁 무렵에 배를 고통스럽게 움켜잡고 급히 다시 내원했다. 어찌된 일이냐니까 점심때 곰탕을 먹었는데 설사와 복통이 계속 그치지 않아 다시 왔다고 한다. 설사와 복통에 관한 금양체질의 치료를 하니 조금 있다가 복통이 서서히 가라앉았다.

"왜 먹지 말라는 곰탕을 먹었어요?"

"소고기 곰탕이 왜 내게 해로운지 잘 모르겠어요. 고기를 안 먹으면 어떻게 단백질을 섭취해 살이 찌겠어요? 원장님께 치료를 받고 나서 위장이 전에 보다 많이 좋아졌으니 이제는 곰탕을 먹으면 예전과 달리 위장에서 잘 받아들여 살이 찔 수 있겠다고 생각해서 먹었어요."

그 아가씨에게 체질에 대한 설명을 다시 해주어야 했다. 체질에는 여덟 가지가 있으며 각 체질마다 좋고 나쁜 음식이 따로 있으니 소고기라고 모두에게 다 좋은 것은 아니다. 그리고 아가씨의 체질인 금양체질은 소고기뿐만 아니라 다른 육식에 포함된 모든 영양소와 에너지가 질병을 일으키는 영양소와 에너지로 쓰일 뿐 몸에 좋은 영양소와 에너지가 되지는 않는다 등의 말을 해주었다.

그러나 그러한 간곡한 부탁에도 불구하고 그 아가씨는 그 후에도 두 번이나 더 육고기를 먹고 나서 설사와 복통을 일으켜서 급히 내원하게 되었다. 그때마다 이번에는 왜 먹었느냐고 물어보면 TV에서 유명한 박사가 나와서 건강에 대한 강연을 하는데 그 박사의 강연 내용 중에 사람은 얼마간의 육식을 꼭 먹어야 된다고 해서 먹었다 하고, 또 한번은 자기와 결혼할 남자 친구가 말하기를 육식이 해롭다는 그런 상식에 어긋나는 터무니없는 말을 어떻게 믿느냐며 고기를 먹고 나서 배가 아프고 설사가 난 것은 우연의 일치일 것이라며 다시 한번 먹어 보라고 해서 먹었다 한다. 사람의 잘못된 고정관념을 깨는 것이 이토록 어려운 일인가보다.

어느 날 아가씨가 심각하게 물었다.

"원장님이 시키는 대로 음식을 지키면 분명히 위장도 편안하고 몸의 건강이 좋아진다는 것을 느낍니다. 그렇지만 그렇게 하면 편식을 하게 되는데 모든 음식을 골고루 먹는 것이 좋지 편식하면 몸에 좋을 리가 없잖아요?"

"물론 자신의 체질을 잘 모를 때에는 어느 것 한 가지만을 많이 섭취하면 그것이 좋을 수도 있지만 체질에 맞지 않아 나쁠 수도 있으니 이것저것 골고루 먹는 것이 제일 좋은 방법이 될 수 있을 겁니다. 그러나 체질을 알고 나면 그 체질에 좋고 나쁜 것을 가려서 먹어야 건강해지지요. 그것은 음식을 자기 체질에 맞게 가려먹음으로써 자기 몸 중에서 약한 부분을 강화시킬 수 있고 오장육부의 균형을 도모할 수 있기 때문입니다. 아무거나 가리지 않고 잘 먹어야 건강해진다는 것은 가장 듣기 좋고 합리적인 말같이 들리지만 사실은 틀린 말입니다.

아가씨도 소고기 곰탕을 그렇게 많이 먹지만 않았어도 위장이 이렇게까지 나빠지지는 않았을 것입니다. 곰탕을 먹지 않았으면 위장이 지금보다는 좋은 상태를 유지했을 것이고 그런 좋은 위장 상태로 자기 체질에 맞는 음식을 먹었더라면 지금쯤은 아가씨가 원하는 체중인 45kg이 아니라 그 이상의 건강한 몸이 되어 있을 겁니다. 아가씨는 체중을 늘리려는 욕심 때문에 자기 체질에 맞지 않는 소고기 곰탕 등 육식을 과도하게 먹어서 위장병이 왔고, 그 위장병 때문에 살이 자꾸 빠지는데 자신의 몸이 나빠지는 진짜 이유를 모르니 그것을 바로 고치지 않으면 앞으로도 건강이 좋아질 리가 없지요.

물론 아가씨의 말대로 자기 체질에 맞는 음식을 골라 먹으면 그것은 현대영양학적인 시각에서 보면 편식을 하는 겁니다. 그러나 아무거나 닥치는 대로 골고루 잘 먹는 것이 몸에 좋다라는 주장은 현대 영양학의 대표적인 오류입니다. 의학과 영양학이 조금 더 발달하는 가까운 미래에는 일반인들도 그 사실을 잘 이해하게 될 겁니다.

예를 들어 왜 호랑이와 사자는 과일 채소는 전혀 먹지 않고 육식만 하는데도 자기 몸에 필요한 영양소는 다 갖춰져서 전혀 건강에 이상이 없으며, 거꾸로 소나 토끼 등은 육식을 전혀 하지 않고 풀만 먹고 사는데도 역시 자기 몸에 필요한 영양소는 모자람 없이 다 갖춰져서 건강하게 살아갈까요? 육식을 안 하고 풀만 먹는 소가 단백질을 어디서 구해 먹었기에 그 큰 단백질 덩어리 몸체를 이루겠습니까? 소는 풀만 먹어도 당연히 그렇게 되는 겁니다. 대신 소는 육고기를 조금만 먹어도 금방 죽고 맙니다. 소에게 사람이 먹는 가공된 우유를 주어도 소는 살지 못하는데 우유가 소에서 나온 것인데도 그러한 현상이 일어납니다. 도저히 육고기는 소의 몸에 맞지 않는 것이지요. 그리고 사자는 굶어서 죽으면 죽었지 풀은 쳐다보지도 않습니다. 왜냐하면 풀을 먹으면 사자 역시 금방 죽게 되거든요. 배추나 양배추 등에는 독소가 전혀 없지요. 그런데도 육식동물은 그런 것을 조금만 먹어도 생명이 위험해지게 됩니다. 그것을 동물들은 본능적으로 아는 겁니다. 그렇게 되는 이유는 소나 토끼, 호랑이, 사자 등은 오장육부의 기능의 편차가 너무 심해서 조금만 자기 몸에 해로운 것을 먹어도 몸에 큰 영향을 받아 바로 죽게 되는 겁니다.

물론 사람은 소나 토끼, 호랑이, 사자처럼 오장육부의 기능 편차가 그렇게 심하지는 않아서 육식이 해로운 체질이 고기를 조금 먹는다고 해서 금방 생명이 위험해지지는 않습니다. 그러나 서서히 병을 일으켜서 질병으로 고생하게 되고 결과적으로 건강하지 않게 살아가다가 병들어 일찍 생을 끝마치게 됩니다.

다른 예를 들어볼까요? 북극 지방에 사는 에스키모인은 순록 등 육고기와 바다 물고기만 잡아먹고 살아왔습니다. 평생 채소와 과일을 보지도 못하고 먹지도 못하는 생활을 해 왔어도 과거에는 질병이라고는 거의 없었는데 근래에 이르러 비행기로 온갖 채소와 과일을 날라다 주는 요즈음은 오히려 많은 질병이 에스키모인을 괴롭히고 있습니다.

그렇게 되는 이유는 공해나 문명생활 등 다른 문제도 있겠지만,

에스키모인들은 거의가 목음체질과 목양체질인데 이 체질은 비타민 C의 흡수력이 강해서 육고기 안에 소량으로 들어 있는 비타민 C로도 충분히 비타민 C 공급이 되는 체질입니다. 그들은 육고기 내에 들어 있는 극소량의 비타민 C만 가지고도 건강했으나 과일과 채소를 비행기로 공급해 주자 그들의 체질에 해로운 비타민 C와 잎채소의 과잉으로 오장육부의 균형이 깨어져 병이 오게 된 겁니다. 현대의 영양학은 잘못된 점이 많아요. 머지 않아 가까운 미래에 영양학이 좀더 발전되면 이 같은 사실들이 모두 다 밝혀질 겁니다."

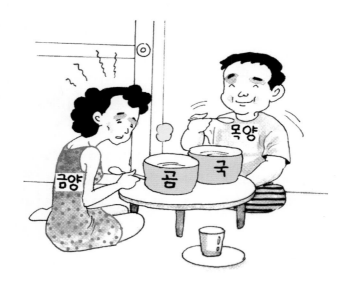

　그 후로 그 아가씨는 어느 누구의 말도 믿지 않고 지시한 대로 곰탕도 먹지 않고 육식도 전혀 하지 않게 되었다. 넉 달 후에는 평생을 애먹이던 그 아가씨의 위장이 치료되었다.
　치료가 끝나고 일 년쯤 지난 후 어느 젊은 부인이 자기 남편을 데리고 내원해 인사를 하는데 처음에는 그녀가 누구인지 전혀 알아보지 못했다. 자세히 보니 예전의 그 아가씨였다. 건강해지고 살이 많이 쪄서 못 알아 본 것이다. 원래 예쁜 얼굴이 건강하게 살이 찌니 더 예뻤다. 남편의 진찰도 할 겸 인사도 할 겸해서 남편과 같이 왔다고 한다. 체중이 많이 늘어 보이기에 지금 몇 kg이냐고 물었더니 그후 시키는 대로 음식을 조절해서 먹었고 육식을 전혀 하지 않았는데도 불구하고 믿어지지 않게 몸무게가 46kg으로 늘어났으며 그뿐 아니라 몸의 전체적인 건강이 좋아져서 무척 고맙다고 한다.

그러면서 두 달 전에 결혼을 했는데 남편이 피로를 많이 느껴서 보약도 짓고 남편 체질도 알고 싶어서 같이 왔다고 한다. 진맥을 하고 며칠 치료를 해보니 남편은 목양체질이었다.

"육고기는 있는 대로 남편 다 먹이세요. 남편은 목양체질로서 소고기뿐만 아니라 닭고기, 돼지고기 등 모든 육식이 몸에 좋은 체질입니다."

그 말을 듣고 그들 부부는 서로 바라보며 한참을 웃었다. 왜 웃느냐니까 남편은 육고기 없으면 못살 정도로 육식을 좋아하는데 육식을 하지 말라는 말을 듣게 될까봐 진료를 받으러 오기 전에 서로 내심 걱정했다는 것이다.

 해설 ____

소고기는 닭고기, 돼지고기보다 우리나라 국민들이 특별히 선호하는 육류이다. 그것은 고기의 맛보다도 다른 이유가 있기 때문이다. 닭고기는 그 성질상 수음체질, 수양체질, 목음체질, 목양체질에 좋고 금양체질, 금음체질, 토양체질, 토음체질에 해롭다. 그리고 돼지고기는 그 성질상 토양체질, 토음체질, 목양체질에 좋고 금양체질, 금음체질, 수양체질, 수음체질에 해롭다. 그러나 소고기는 금양체질, 금음체질에만 해로울 뿐 나머지 수음체질, 수양체질, 목음체질, 목양체질, 토음체질, 토양체질에는 좋다.

닭고기와 돼지고기는 네 가지 체질에 해로운 만큼 먹고 나서 소화가 안 되거나 체하거나 탈이 날 확률이 두 가지 체질에 해로운 소고기보다 그만큼 높았던 것이다. 그래서 탈이 많은 닭, 돼지고기보다 탈이 상대적으로 덜한 소고기를 선호하게 되었는데, 그렇다고 소고기가 모든 체질에 다 좋지는 않다. 금양체질과 금음체질에서는 소고기 역시 몸에 좋지 않다.

대체적으로 금음체질은 소고기를 먹는다고 해서 금방 탈이 나지는 않고 소화 흡수에도 별다른 문제가 일어나지 않는다. 그러나 당장은 별 문제가 없다고 해도 천천히 시간을 두고 여러 가지 질병을 일으킨다. 금음체질과는 다르게 금양체질은 소고기를 먹으면 그 해로운 반응이 비교적 빠르게 나타나는 편이다. 금양체질은 육식을 본능적으로 꺼려하는 사람이 많은 편이다. 그러나 금양체질인데도 불구하고 평소 생활에서 육식을 즐긴다면 그 사람은 필시 일생동안 여러 가지 나쁜 질병에 시달리게 된다.

소가 육식을 하지 않는다는 것은 시골에서 자란 사람뿐 아니라 거의 모든 사람이 알고 있을 것이다. 그런데 영국에서 어떤 사람이 양의 내장을 그냥 내버리는 것이 아까워 연구를 한 끝에 양의 내장을 소가 먹을 수 있는 사료로 개발해 소에게 먹였다. 그랬을 때 과연 소가 병이 나지 않겠는가? 양의 창자를 가공해서 냄새도 없애고 맛도 바꾸어 소가 싫어하지 않게 만들어 소에게 먹이는 것까지는 성공했다 하더라도 육식 자체가 해로운 소가 양의 창자로 만들어진 사료를 먹고 병이 안 생길 리가 없을 것이다. 육식이 해로운 소가 육식을 해서 생긴 병이 얼마전 유럽과 전세계를 공포에 질리게 한 '광우병'이다.

광우병은 육식이 해로운 소가 육식을 해서 병에 대한 면역력과 저항력이 급격히 약화되어 소의 뇌 속에 광우병을 일으키는 병균이 번식하여 발생한 질환이다. 광우병은 만일 소에게 풀만 먹였다면 절대로 오지 않았을 질병이다. 자연의 섭리를 어기는 일을 인간이 자행했으니 당연히 그 벌도 인간이 받게 된 것이다.

광우병에 걸린 소고기를 먹고 광우병에 감염된 사람 때문에 온 인류가 한참동안 공포에 떨었던 일이 있었다. 그렇다면 광우병에 걸린 소고기를 먹었다고 모든 사람이 다 그 병에 걸리게 되는 것일까? 그렇지 않다. 광우병에 걸린 소의 병균이 있는 고기를 먹어도 육식이 몸에 이로운 목음체질과 목양체질은 광우병에 잘 걸리지 않게 되고, 육식이 몸에 해로운 금음체질과 금양체질은 광우병에 잘 걸리게 되어 있다. 이것은 조금 상한 육고기를 여러 명이 같이 먹어도 육식이 몸에 맞는 목음체질과 목양체질은 별 탈이 없는 반면, 육식이 몸에 맞지 않는 금음체질과 금양체질은 큰 탈이 나는 것과 같은 이치이다. 육고기에서 오는 병은 금음체질과 금양체질이 쉽게 걸리는 것이다. 그 중에서 금양체질이 더욱 심하다 하겠다.

반면 생선이나 조개에서 오는 병, 예를 들어 여름에 유행해 여러 명의 생명을 앗아가는 비브리오 같은 병은 비록 비브리오균이 들어 있는 생선과 조개를 여러 명이 같이 먹었다 하더라도 생선과 조개가 해로운 목음체질, 목양체질, 수음체질, 수양체질은 비브리오가 잘 걸리고, 생선과 조개가 이로운 금음체질과 금양체질은 비브리오가 잘 걸리지 않게 되는 것이다. 생선이나 조개에서 오는 병은 그것이 해로운 체질인 목음체질, 목양체질, 수음체질, 수양체질이 쉽게 걸린다.

그러니 자기 체질을 알고 있으면 광우병이 유행하더라도 목음체질, 목양체질인 경우에는 고기가 상하지만 않았다면 아무런 걱정 없이 육식을 해도 되고 비브리오가 유행하더라도 금음체질 금양체질인 경우에는 생선과 조개가 상하지만 않았다면 아무 걱정 없이 생선회를 먹어도 된다.

이 점을 아는지 모르는지 비브리오 때문에 생선회가 싼 여름에 생선회를 즐기는 실속파들을 주위에서 보게 되는데, 그들은 거의가 생선회가 자기 체질에 맞는 사람들이었다. 광우병 파동으로 육류값이 한참 떨어졌을 때에도 주위에 육식이 몸에 좋은 체질들은 얼씨구나 하며 육식을 즐기는 것을 보았다. 신기한 일이다. 그들은 자기 체질을 알고 하는 것일까?

여러분은 한약을 먹어 본 경험이 많이 있을 것이다. 한약을 지을 땐 누구나 닭고기, 돼지고기를 먹으면 안 되는 것으로 알고 있다. 그러나 그것은 체질의학의 관점에서 보면 잘못된 상식이다.

한약을 복용할 때나 아니면 한약을 복용하지 않을 때라도 닭고기가 해로운 체질은 평소에도 닭고기를 멀리 해야 하고, 돼지고기가 해로운 체질은 평소에도 돼지고기를 멀리 해야 한다. 일반인들이 생각하듯이 한약 자체에 닭고기나 돼지고기가 해롭게 작용하는 것이 아니다. 문제는 자신이 어떤 체질이냐 하는 데 달려 있다.

옛날에 환자의 체질을 모르고 약을 지어주던 의원들은 환자분들이 닭고기나 돼지고기를 먹고 나서 병이 악화되고 건강이 나빠지는 경우를 많이 경험했다. 한약을 먹는 중이나 안 먹는 중이나 닭고기나 돼지고기가 해로운 체질은 언제나 해로운 것이지만 한약을 먹을 정도로 몸이 나쁘고 병이 있는 사람 같으면 평소에 몸에 해로운 닭고기나 돼지고기의 해로움이 건강이 안 좋을 때에는 더 강하게 나타난다. 그러니 자연히 한약 복용중에 닭고기나 돼지고기를 먹으면 큰 부작용이 나는 것처럼 알게 되었다. 모두다 체질을 모르기 때문에 생겨난 잘못된 말이다.

다시 한번 정리하면 한약을 복용 중이든 아니든 간에 금음체질과 금양체질은 닭고기, 돼지고기, 소고기 등 모든 육식이 해롭고 토음체질과 토양체질에는 닭고기만 해롭고 수음체질과 수양체질에는 돼지고기만 해롭다. 목음체질과 목양체질은 한약 복용중에도 닭고기, 돼지고기, 소고기 등을 같이 많이 먹어야 병이 빨리 나아지고 건강해지며, 토음체질과 토양체질은 한약 복용중에도 돼지고기, 소고기를 같이 먹어야 병이 빨리 나아지고 건강해진다. 그리고 수음체질과 수양체질은 한약 복용중에 닭고기, 소고기를 같이 먹어야 병이 빨리 나아지고 건강해지게 된다.

한약 복용중에 무를 먹지 말라는 것도 같은 맥락이다. 무는 뿌리 채소로 금음체질, 금양체질에는 무척 해롭다. 대신 목음체질, 목양체질에는 아주 좋은 채소이다. 그러니 한약을 복용중이든 아니든간에 금음체질, 금양체질은 무가 해롭고 목음체질, 목양체질은 무가 이롭다. 그러니 한약을 먹는다고 무조건 닭고기, 돼지고기, 무를 먹지 않는 것은 잘못된 것이다. 먼저 자기 체질을 알고 그 체질에 맞게 음식을 가려야 하는 것이다. 자기 체질을 모를 때는 어떻게 할까? 자기 체질을 알기 전까지는 어떤 것이 해로운지 잘 모르므로 한약을 복용할 때에는 우선 닭고기 돼지고기 무를 가리는 것이 좋다.

진료실에 앉아서 진료를 하고 있으면 여러 가지 안타까운 현상들을 자주 접하게 된다. 그 중 하나가 부모들이 아이들의 체질도 모른 채 소고기, 우유, 요구르트 등 영양가 많다는 것들을 아이들에게 억지로 먹이려고 하는 것이다. 부모는 아이들을 위하는 마음에서 억지로라도 먹이고 싶어하는데 육식이 자기 몸에 맞지 않는 아이들은 고기를 먹고 나면 몸이 더욱 괴로울 뿐이다. 발명왕 에디슨은 육고기를 조금만 먹어도 몸에서 받아들이지 않고 여러 가지 탈이 나서 평생 육식을 하지 않았다. 그는 발명왕답게 머리가 비상한 사람이어서 그것이 육식이 몸에 맞지 않는 자기 체질 때문에 오는 현상이라는 것을 그때 이미 알았다. 그래서 그는 이런 글을 남겼다.

「미래의 의사는 약[11]을 주는 것이 아니라 그 환자의 신체구조(체질)와 식이요법, 그리고 질병의 원인과 그 예방에 세심히 관심을 가질 것이다.

The doctor of the future will give no medicine, but will interest his patients in the care of human frame, in diet, and in the cause and prevention of disease.」

- Thomas A. Edison

에디슨이 죽은 지 오래건만 아직까지 에디슨이 말한 미래는 오지 않았나 보다.

---

11) 여기서의 약은 양약을 가리킴.

영지버섯과 피로,
상황버섯과 암

영지버섯은 일반인들이 시중에서 쉽게 구해 달여먹을 수 있을 뿐 아니라 요즈음에는 제약회사에서 드링크 종류로도 많이 시판되므로 일상생활에서 접하는 일이 많아졌다. 일반인들은 '영지버섯' 하면 막연히 몸을 도와주고 피로를 없애주는 약용 버섯 정도로만 알고 있다. 과연 영지버섯은 우리들이 알고 있는바 그대로 사람의 몸에 좋은 건강식품일까? 영지버섯뿐만 아니라 모든 버섯 종류는 건강에 좋은 것이라며 건강에 관심이 있는 사람들은 버섯 종류를 무척이나 좋아하는데 정말 그러할까? 버섯이 건강에 좋다면 그 이유는 무엇일까? 여기에서는 영지버섯뿐만 아니라 운지버섯과 상황버섯 등 여러 가지 버섯 종류에 대해 한번 살펴보는 기회를 갖기로 하자.

사례 ❶_____

어떤 40대 남자가 진료실을 찾았다. 그가 말하기를 본인은 공무 원인데 얼마 후에 승진시험이 있어서 지금은 승진시험 공부를 해야 하는 중요한 시기인데도 불구하고 밀려오는 피로 때문에 도저히 공부를 못할 지경이라고 한다. 시험이 다가올수록 마음이 초조해져서 그런지 더욱 집중이 되지 않고 책만 펴고 앉으면 졸음이 쏟아져서 큰일이라는 것이다. 또한 시험이란 정신적 압박감 때문에 그런지 정력도 많이 떨어져 그것도 걱정이란다. 그 외에 다른 증세는 없느냐고 물으니, 몸은 피곤한데 잠이 깊이 들지 않고 꿈이 많으며 소화가 잘 안 되고 가슴이 뛰고 불안한 느낌이 있다고 한다.

증상을 파악하고 난 후 진찰 침대에 눕혀 진맥해 보니 금양체질의 맥이 나왔다. 그래서 금양체질의 피로를 없애주는 침을 놓고, 체질 감별약을 주면서 경과를 잘 살펴오라고 했다. 다음 날 그 환자분이 내원해서 말하기를 지난밤에는 잠을 푹 잘 수 있었고 아침에 일어나 보니 예전과 달리 몸이 개운했다고 한다. 그러나 오늘 오후가 되니 다시 피로가 밀려온다고 말한다.

"그래요? 그렇다면 금양체질에 해로운 무엇인가가 계속 작용을 하고 있다는 이야기가 되는데 혹시 집에서 몸을 돋운다고 무엇을 복용하고 있는 게 있는지요?"

"예. 두 달 전부터 승진시험 공부를 시작하면서 매일 아침저녁으로 영지버섯에다 생강, 대추를 넣고 달인 것을 복용하고 있습니다."

"영지버섯요? 영지버섯을 복용하면 몸이 무겁고 힘이 빠지고 피로해질 뿐만 아니라 여기저기가 아프고 머리도 둔해지고 정력도 약해지는 체질인데 왜 그것을 복용하고 있나요?"

"정말 그래요? 저도 영지버섯을 먹고 나서 몸에 예전 같지 않은 여러 가지 이상 현상이 일어나는 것을 느꼈는데 그 의문을 풀려고 영지버섯의 효능에 관한 이런저런 문헌을 찾아보니 옛 문헌에 영지버섯은 온갖 여러 가지 병에 효과가 좋다는 이야기만 나와 있을 뿐 몸에 나쁘다는 이야기는 하나도 발견하지 못했습니다. 또 영지버섯을 구입한 건강식품 점에 가서 내가 영지버섯을 달여먹고 난후 몸이 더 안 좋아진 것 같은데 혹시 영지버섯이 가짜가 아닌지 아니면 그렇게 몸이 나빠지는 경우도 있는지에 대해 물어 보았습니다만, 그 건강식품 점에서는 자기가 판매한 영지버섯은 아주 질이 좋은 것이었을 뿐 아니라 영지버섯은 사람 몸에 좋은 것이니 영지버섯을 먹고 나서 몸이 더 나빠졌다는 것은 절대로 있을 수 없는 일이라고 대답했습니다."

"그래서 어떡하셨습니까? 영지버섯을 계속 복용했나요? 아니면 관두었나요?"

"가만히 생각해 보니까 문헌에도 영지버섯이 몸에 나쁘다는 말이 없고 또한 그 건강식품점에서 하는 말이 맞는 것 같아서 그 후로도 계속 지금까지 영지버섯을 복용하고 있습니다."

"영지버섯을 계속 복용하니까 몸이 좋아지던가요?"

"웬걸요. 영지버섯을 복용하고 나서 몸이 좋아졌다면 제가 이렇게 찾아왔겠습니까? 몸이 점점 안 좋아지니까 이렇게 찾아온 겁니다."

"맞아요. 영지버섯을 복용하게 되면 몸이 더욱 안 좋아지는 체질이니 그런 반응이 오는 것은 당연한 결과입니다."

"그래요? 영지버섯을 복용하고 나서 몸이 많이 나빠졌다고 생각했는데 그렇다면 제 생각이 맞군요. 영지버섯이 제 몸에 맞지 않다면 그러면 영지버섯은 빼고 생강, 대추만 달여서 복용하도록 할까요?"

"아닙니다. 영지버섯도 몸에 해롭지만 생강, 대추도 몸에 해롭습니다. 그러니 생강, 대추만 달여먹는 것도 해롭기는 마찬가지입니다."

"생강, 대추도 해롭다고요?"

"그렇습니다."

그 환자에게 영지버섯과 생강, 대추의 복용을 중지하도록 지시하고 그 외에 금양체질에 해로운 것들도 같이 가르쳐 주어 지키도록 했다. 그리고 나서 한 달간의 체질 치료와 한약으로 그 환자는 아주 좋은 상태로 회복되었다. 그후 약 석 달이 지났을 무렵 그 환자는 부인과 함께 내원해 승진 시험에 합격했다고 고맙다는 인사를 했다.

그가 말하기를 지시하는 대로 자기 체질인 금양체질에 맞게 음식과 약을 조절하고 난 후부터는 피로가 없어진 건 물론이고 기억력이 좋아지고 머리가 맑아져서 승진 시험공부를 아주 쉽게 할 수 있었다고 한다. 특히 나이 탓이려니 하고 거의 포기하고 있었던 정력이 덩달아 좋아져서 젊은 시절보다도 더 힘이 나는 것 같다고 한다.

그 환자의 부인은 처음에는 자기가 정성스레 마련해 달여준 영지버섯 때문에 남편의 몸이 나빠졌다는 사실을 전혀 믿지 않았었는데 체질식을 하고 나서 완전히 달라진 남편의 모습을 본 후, 특히 남편의 예전과는 다른 정력을 직접 경험하고 나서는 체질에 대한 믿음이 생겨 평소에 고생하던 월경통 치료를 받으러 같이 왔노라고 했다. 진찰 침대에 눕혀서 부인의 맥을 짚어보니 목양체질의 맥이 뛰고 있었다. 며칠간 체질침과 체질 감별약으로 확인해 보니 목양체질이 틀림없었다.

"앞으로 영지버섯이 생기면 부인 혼자만 드세요. 영지버섯은 남편이 아니라 부인에게 좋습니다."

"그래요? 그러면 저번에 남편이 복용하던 영지버섯이 그대로 집에 남아 있는데 그걸 제가 먹어도 되나요?"

"물론입니다. 치료중에 영지버섯을 달여서 같이 복용하시면 치료가 훨씬 잘됩니다."

"그러면 생강, 대추도 저한테는 좋은가요?"

"네. 생강, 대추도 부인께는 좋으니까 영지버섯에 같이 넣어서 복용하셔도 됩니다. 단 대추를 많이 넣으면 살이 찔 가능성이 있으니 많이는 넣지 말아야지요. 그리고 병이 빨리 낫고 몸이 건강해지려면 체질적으로 잎채소를 드시지 말고 육식을 많이 해야 하니 소고기뿐만 아니라 닭고기, 돼지고기 등을 평소에 많이 드시도록 하십시오."

"육식을 많이 하면 살이 찌지 않을까요?"

"아닙니다. 목양체질에는 육식을 하면 오히려 부기와 살이 빠지고 몸이 건강해질 것이니 아무 염려 말고 그대로 하십시오."

그 부인은 처녀 때부터 월경통이 있었으나 나이가 40이 넘어서도 계속 월경통으로 고생하고 있었다. 그 동안 여러 가지 치료를 받아보았으나 모두 효과가 없어서 치료를 단념하고 있었는데 남편의 몸이 달라지는 것을 보고서는 본인도 치료를 받아볼 마음이 생겼다고 한다.

목양체질에 관한 월경통 치료를 시행한 후 보름 후에 월경이 있었는데 심하던 월경통이 많이 감소해 예전과 달리 진통제 없이 월경을 마칠 수 있었다. 다시 한 달 뒤에 맞이한 월경 때에 그 부인은 태어나고 나서 처음으로 월경통 없이 월경을 끝마쳤다고 무척 신기해했다. 그리고 그토록 빼기 어려웠던 몸무게도 목양체질에 맞게 육식을 많이 하고 잎채소를 먹지 않으니 이상하게 저절로 빠졌다며 기뻐했다.

사례 ❷ ____

몇 해 전 어느 날이었다. 폐암에 걸린 40대 남자 환자분이 내원했다. 중병에 걸린 사람이 거의 그러하듯 그 환자는 본인과 함께 전 가족과 친지들이 총출동해 한의원을 찾았다. 차례가 되어 그 환자를 진료하기 위해 부르자 진료실은 그 환자와 함께 따라온 가족과 친지들로 만원이 되어 진료가 불가능할 정도였다. 그래서 환자의 부인만 진료실에 남게 하고 다른 가족과 친지들은 대기실에서 기다리도록 한 후 진료를 시작했다.

환자는 담배도 그렇게 많이 피우지 않는 사람이었는데 우연히 마른기침이 끊이지 않고 계속 나서 X-ray를 찍어보니 폐암 같다는 진단이 나왔다. 그래서 부랴부랴 큰 대학병원에서 가서 MRI 촬영을 해보니 상당히 진행된 폐암으로 확인되었다. 암세포는 폐뿐만 아니라 다른 장기에도 이미 전이가 되어 있었다. 병원에서는 수술할 시기가 이미 지났기 때문에 수술은 안된다며 항암 치료와 방사선 치료를 권했다.

그러나 환자는 항암 치료와 방사선 요법을 거부하고 그런 치료를 고통스럽게 받다가 죽느니 차라리 얼마 남지 않았지만 남은 삶을 그냥 조용히 살겠다고 했다. 그러자 그 환자의 가족들과 친지들은 요란하게 각자마다 폐암에 좋다는 방법과 여러 가지 약들을 추천해 그 환자의 방은 곧 폐암에 좋다는 약들로 빽빽이 들어차서 발디딜 틈이 없게 되었다.

환자는 폐암에 좋다는 민간 약들의 종류가 너무 많아서 무엇을 먹어야 될지 고민이 아닐 수 없었다. 이리저리 고민하던 환자는 버섯 종류가 암에 좋다는 이야기가 제일 신빙성이 있는 것 같아 버섯류, 그 중에서도 상황버섯과 영지버섯을 집중적으로 복용하기 시작했다. 영지버섯은 시중에서 쉽게 구할 수 있었지만 상황버섯은 어렵게 상황버섯을 재배하는 농장에까지 가서 비싼 값을 치르고 나서야 구할 수 있었다.

그렇게 어렵게 구한 버섯들을 복용하기 시작하면서 환자와 그의 가족, 친지들은 환자의 상태가 좋아지기를 학수고대했다. 병원에서 검진 받을 때 의사들이 말하기를 환자의 남은 생명은 약 6개월 정도라고 했다. 그러나 주위 사람들은 이제 폐암에 좋다는 상황버섯과 영지버섯을 환자분이 먹고 있으니 병의 상태가 완화되든지 아니면 기적적으로 폐암이 나아지기를 바라고 있었다. 그러나 그런 주위의 기대와는 달리 환자는 좋아지지 않았다. 아니 오히려 급속도로 나빠지고 있었다.

상황버섯과 영지버섯을 복용하고 난 후 약 보름이 지나자 이상하게도 환자는 더욱 고통스러워하며 숨쉬기가 어렵다고 호소했다. 병원을 다시 찾아 X-ray를 찍어보니 흉막에 물이 차 있었다. 병원에서는 병이 이상하게 급속도로 악화되고 있다며 흉막에 찬물을 빼내어 주었다. 흉막에서 물을 뺀 그날은 숨쉬기가 한결 편해졌으나 이틀이 지나자 다시 숨이 찼다. 환자분이 고통으로 몹시 괴로워하자 어느 친지가 진찰받을 것을 권해 오늘 데리고 온 것이라 한다.

환자는 마르고 창백해 보였다. 진찰 침대에 눕혀서 진맥을 해보니 금양체질의 맥이 뛰고 있었다. 맥으로 금양체질임을 확인하자 상황버섯과 영지버섯을 복용하고 난 후 환자의 폐암증세가 갑자기 악화된 이유를 알 수 있었다. 그런데 1분간 맥박수가 110번 정도까지 나왔다. 치료를 하기에는 시기가 너무 늦었던 것이다. 진맥을 마치고 환자를 내보내고 나서 부인과 이야기를 했다.

"환자분은 치료를 하기에는 너무 늦었습니다. 체력이 너무 약해져서 손을 쓸 수가 없습니다. 안타깝지만 지금으로서는 제가 해드릴 방법이 없겠습니다."

"그만큼이나 암이 진행이 되었나요?"

"네. 상당히 진행되었습니다. 암이 진행된 것뿐만 아니라 전체적인 기력이 많이 소진되어 치료 효과를 기대하기는 어렵겠습니다."

"앞으로 어느 정도 사실 수 있겠는지요?"

"글쎄요. 개인차가 심하기는 하지만 약 두세 달 정도로 보여집니다."

"이십일 전에 검진받을 때 의사 선생님이 6개월 정도라고 하셨는데 그렇게 갑자기 악화될 수가 있습니까?"

"물론 그럴 수 있습니다. 암으로 판정 받은 후에 같은 정도로 진행된 암이라도 생존기간은 개인마다 천차만별입니다. 그것은 각 개인의 투병 의지 그리고 어떤 음식과 약을 선택해 먹느냐에 따라 결정됩니다. 남편의 경우에는 금양체질인데 이 체질에서는 상황버섯이나 영지버섯 등 버섯 종류를 먹으면 몸이 나빠지고 병이 급속도로 악화되게 되어 있습니다. 남편의 체질을 모른 채 무조건 그런 버섯 종류가 암에 좋다는 말만 믿고 상황버섯과 영지버섯을 복용

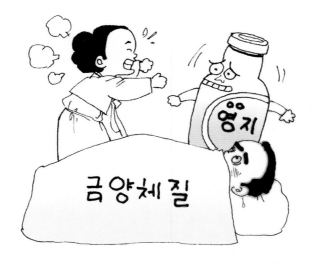

하게 했기 때문에 남편의 병이 급속히 악화된 겁니다. 만일에 그런 버섯 종류를 먹지 않았더라면 병원에서 애초에 말한 대로 지금쯤 6개월은 살 수 있는 몸이 되어 있었을 겁니다."

"그러면 상황버섯과 영지버섯을 복용해서 암이 더 빨리 진행되고 몸이 더 쇠약해졌다는 말씀입니까?"

"그렇게 볼 수 있습니다."

"상황버섯과 영지버섯 등은 암에 좋다고 모두들 이야기하는데 왜 제 남편은 그런 버섯들을 복용하고 나서 암이 더욱 악화되는 현상이 일어나는 것입니까?"

"말씀하신 대로 상황버섯과 다른 버섯 종류들은 암에 좋다는 갖가지 말들이 있습니다. 그리고 그런 말들은 부분적으로는 사실입니다. 무슨 말이냐 하면, 어느 체질에서는 암에 걸렸을 때 상황버섯이나 영지버섯을 복용하게 되면 암 치료와 체력 증진에 도움이 되는 체질도 있습니다. 그러나 그와는 반대로 어느 체질에서는 암에 걸렸을 때 상황버섯이나 영지버섯을 복용해서 암이 오히려 급속히 퍼지고 체력이 떨어지는 결과가 오는 체질도 있습니다. 그래서 상황버섯이나 영지버섯을 복용하고 나서 6개월 살 것을 1년이 넘게 사는 암환자들도 있고 반대로 6개월 살 것을 두 달도 못 사는 암환자들도 있는 겁니다."

"지금이라도 제 남편이 체질에 맞는 음식과 약으로 치료를 한다면 살아날 가능성이 있겠습니까?"

"너무 늦었습니다. 암에 걸렸다 하더라도 식이요법과 민간약 등으로 기적적으로 살아나는 사람들이 가끔 있습니다만 그런 경우는 자기의 체력이 떨어지기 전에 자기 체질에 맞는 식이요법과 약을 선택해 시행한 사람들입니다. 체력이 떨어지고 나면 체질에 따른 식이요법과 체질에 따른 약을 선택해 시행해도 회복될 가능성은 극히 희박합니다. 단 지금 상태에서 체질에 따른 식이요법과 약을 선택한다면 암으로 인한 고통을 조금 덜 느끼게 된다든지 약간의 생명 연장의 효과는 있겠지만 그 이상은 기대하기 힘듭니다."

부인은 낙담해 한동안 말을 잇지 못했다. 필자도 아무런 위로의 말을 해줄 수가 없었다. 부인을 비롯한 가족과 주위 친지들이 환자를 위해 잘한다고 한 것이 환자의 체질에 해로운 것을 먹게 해 결국 환자의 생명을 단축시키고 고통도 심하게 만든 것이다.

그 환자는 얼마 지나지 않아 곧 세상을 떠났다. 인간의 생로병사를 조절하는 보이지 않는 신의 손은 언제나 우리 가까이 있다. 신은 인간의 일에 직접 개입하지 않고 인간 스스로가 자신을 잘되게 만들어가거나 또는 잘못되게 만들어가게끔 보이지 않는 손으로 은밀히, 그리고 빈틈없이 조절하는 것이다. 그래서 불치의 병에 걸렸다 해도 살려내고자 하는 사람에게는 자기 체질에 맞는 것을 우연히 먹게 해 생명을 되살려내는 기적 아닌 기적을 가끔씩 만들기도 하는 것이다.

 해설 ____

영지버섯은 그 생긴 모양이 독특해서 그런지 일반인들이 상당히 신뢰하는 약제이다. 그러나 환자를 치료하다 보면 안타깝게도 영지버섯의 부작용을 종종 접하게 되는데 대개의 경우 환자 본인들은 스스로의 몸이 나빠지는 원인이 영지버섯에서 온다는 것을 알지 못하고 있다.

영지버섯을 먹고 생겨난 부작용을 몇 가지만 나열하면 간암 환자분이 영지버섯을 먹고 예정보다 훨씬 빨리 생명을 잃은 예, 고등학교 3학년 학생이 어머니가 해준 영지버섯을 먹고 전교 성적이 200등이나 내려간 예, 알러지 피부염이나 아토피 피부염 환자분이 영지버섯을 먹고 악화된 예, 천식과 비염 환자분이 영지버섯을 먹고 악화된 예, 영지버섯 복용 후 이유 없이 피로하고 양기가 아예 끊어져 버린 예 등 수많은 경우가 우리 주위에서 발생하고 있다.

어떤 환자는 요추간판탈출증(디스크)으로 수술하고 난 뒤에도 계속 허리와 다리가 아프다고 해 원인을 찾아보니 금양체질인데도 영지버섯을 복용하고 있었다. 그래서 영지버섯의 복용을 중지시키고 체질 치료를 하니 오 년을 고생하고 더군다나 디스크 수술을 해도 낫지 않던 것이 한 달 만에 다 나아 버렸다. 그 환자는 그동안 영지버섯으로 스스로 병을 만들고 있었던 것이다.

영지버섯이 해롭게 작용하는 체질은 금양체질과 금음체질이다.

이 두 체질은 영지버섯뿐 아니라 모든 종류의 버섯, 예를 들면 송이버섯, 느타리버섯, 표고버섯, 운지버섯 등도 해롭다. 가끔 시중에서는 이상한 버섯 종류를 가지고 암에 특효니 하면서 선전하는 것을 볼 수 있다. 그러나 버섯 종류는 목음체질과 목양체질에는 어떤 병에도 도움이 되지만 금음체질과 금양체질에게는 해로운 것이다. 그러니 괜히 엉뚱한 선전에 속아서 비싼 값을 주고 함부로 이 버섯 저 버섯을 살 것이 아니라 먼저 자기 체질이 무엇인지 알고 난 후에 자기 체질에 도움이 된다면 사서 먹도록 해야 할 것이다.

특히 암같이 치료하기 어려운 질병을 가진 경우에는 지푸라기라도 잡는 심정으로 아무리 비싼 약이라도 병만 낫는다면 돈이야 문제가 될 것이 없을 것이다. 하지만 암 등의 중환자는 건강의 균형이 많이 무너진 상태인 만큼 조금만 해로운 약을 복용해도 건강한 사람들보다 그 해로움의 정도가 훨씬 심하다.

즉 벼랑 끝에 선 사람을 툭 밀어버리는 결과가 된다. 그러니 그런 약이 체질에 맞지 않으면 오히려 환자의 생명을 급격히 단축시키는 결과를 초래하므로 더욱 조심해야 한다. 예를 들어 근래에 상황버섯이 암에 효과가 있다고 많이 선전되고 있으나 여덟 가지 체질 중 목음체질, 목양체질의 암에만 상황버섯이 효과가 있다는 것을 알아야 한다. 특히 금음체질, 금양체질이 암에 걸렸을 때 상황버섯을 복용하면 오히려 고통을 가중시키고 생명을 단축시키는 결과만 초래한다.

그런 원리를 모른 채 비싼 값에 자기 몸에 해로운 버섯을 사서 복용하는 환자들을 볼 때마다 안타까운 마음을 금할 길이 없다. 그런 행위는 돈도 버리고 몸도 버리는 지름길이다. 흔히 잘못 알고 있는 것 중에 무슨 암에는 무엇이 좋다라는 식의 상식은 위험하다.

13 영지버섯과 피로, 상황버섯과 암

인류의 문명이 이 정도로 발달했다면 이제는 '무슨 체질의 암에는 무엇이 좋다' 라는 식으로 사고의 진보가 이루어져야 한다.

버섯 중에서 송이버섯은 값비싸기로 소문난 식용 버섯이다. 송이버섯은 식용 버섯이라도 그 작용이 무척 강하다. 목음체질, 목양체질이 송이버섯을 먹고 나면 확실히 몸이 좋아지는 것을 느끼게 되고, 반면 금음체질, 금양체질이 송이버섯을 먹고 나면 그만큼 안 좋은 느낌을 많이 갖는다. 어느 금음체질 환자는 송이버섯을 얇게 썬 것을 두 점 먹고서는 바로 흉막염(늑막염)에 걸리는 경험을 했다고 한다. 이런 경우는 특별하게 반응이 강한 경우지만 일반적인 경우에는 피로가 많이 오고 아픈 곳이 더 심화되는 것을 느낄 수 있다.

집안에 누군가가 아파서 병에 걸렸다면 병은 한 가지인데 주위에서 권하는 약은 열 가지, 백 가지가 넘는다. 이 사람 저 사람이 하는 이야기가 전부 다른데 그것은 각자의 체질이 서로 다르기 때문이다. 각 체질에 따라 서로 좋고 나쁜 약이 다르니 똑같은 병이라도 먹고 좋아졌다는 약이 서로 다른 것이 당연하다.

그런 원리를 모르고 매스컴에 유명한 사람이 나와서 어떤 병에 무엇이 좋다고 말하면 자기 체질도 모른 채 그것을 사서 먹는다거나, 또는 주위 사람들이 어떤 병에는 이것이 좋다 하면 이것을 먹고 저것이 좋다 하면 저것을 먹고 하다가는 병을 고치는 것은 고사하고 몸만 더욱 악화되기 쉽다.

아무리 정신적으로 강인한 사람이라도 병에 걸리면 심리적으로 나약해진다. 사람인 이상 병에 걸리면 마음이 나약해지는 것은 어쩔 수 없는 일이다. 그러나 나약하게 되는 것은 어쩔 수 없다 해도 어려운 병으로 고생하는 환자들에게 어리석게 행동하지는 말라고 당부하고 싶다. 많은 환자분들이 나약해져서가 아니라 어리석어짐으로써 옳고 그름을 분별하지 못해 건강을 해치고 죽음을 재촉하게 되는 것이다.

암 등 불치병에 걸려도 살아나는 사람들이 우리 주위에는 가끔 있다. 그들은 전부 우연이든 아니든 자기 체질에 맞는 음식과 약을 먹은 경우이다. 우리의 주위에 암에 걸린 후 상황버섯을 먹고 나서 극적으로 회복된 사람이 있다고 가정해 보자. 그러면 어리석은 사람들은 암에 걸린 그 사람의 체질에 상황버섯이 맞아서 암이 나았다는 것은 알지 못하고 단순히 암에 상황버섯이 좋은가보다라고 생각해 상황버섯을 따라서 먹다가 암이 급격히 악화되어 오히려 죽음을 재촉하게 되는 것이 우리의 현실이다.

어떤 사람은 강인한 정신력으로 병을 이기려고 한다. 물론 정신력도 질병 치료에 상당한 영향을 끼치는 것이 사실이다. 그러나 정신력으로만 병을 이길 수 있을까? 아무리 정신력이 강한 사람이라하더라도 자기 체질에 맞지 않는 음식과 약을 먹는 경우에는 절대로 치료되지 않고 생명이 단축될 뿐이다. 강인한 정신력은 자기 체질에 맞는 음식과 약을 스스로 지켜나갈 때에 그 힘이 발휘되는 것이다.

금니와 두통

필자는 진료를 해 가면서 앞으로 이를 해 넣을 사람에게 '금
니는 절대 해 넣지 말라'고 말하는 경우도 있고, '돈이 좀 들더라
도 좋은 금니를 해 넣어라'고 말하는 경우도 있다. 치과의사 입장
에서 보면 이에 대해서는 별로 아는 것이 없는 한의사가 '금니를
해 넣어라', '금니를 하지 마라'고 말을 하니까 자신들의 전문 영
역을 간섭하는 이상한 사람으로 보일 것이다. 이제 모든 치과의사
들에게 이 지면을 빌어 그 원리와 이유를 설명하고자 하니 너그러
운 마음으로 읽어보기를 바란다. 물론 앞으로 이를 해 넣을 사람은
더욱 관심을 갖고 읽어보아야 할 것이다.

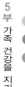
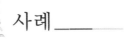

사례____

어느 날, 여고 3학년에 재학중인 여학생이 얼굴을 찡그린 채 어
머니와 함께 내원했다. 수학능력 시험이 두 달밖에 남지 않은 대입

준비생이었는데 두통과 어지럼증 때문에 중요한 시기에 공부를 못하겠다는 것이다. 몸이 안 좋으니 공부에 집중할 수가 없어서 성적도 이달 들어 크게 떨어졌다고 한다. 진찰해 보니 눈, 코, 귀, 목안, 신경, 위장 등의 몸에는 아무런 이상도 찾아낼 수가 없었다. 즉 두통과 어지럼증의 원인이 될 만한 그 어떤 것도 그 여학생의 몸에서는 나타나지 않았다.

　그래서 체질적인 문제 때문에 나타난 현상이라고 짐작하고 진찰 침대에 눕혀 맥을 짚어 보니 금음체질 아니면 금양체질의 맥이 나왔다. 체질 감별 치료와 체질 감별약으로 며칠간 치료하며 관찰해 보니 금음체질이 아니고 금양체질임이 확인되었다. 이제 체질이 확인되었으니 두통과 어지럼증의 원인을 찾을 수가 있을 것이다.

　"근래에 육식을 많이 하거나 인삼, 꿀, 녹용, 영지, 호박, 개소주, 흑염소 등을 먹은 적이 있으면 말을 해봐."

　"그런 것들은 원래부터 싫어해서 평소에도 입에 대지 않고, 근래에도 전혀 먹은 적이 없습니다."

　그러면 평소에 체질에 맞게 식사를 잘하고 있는 셈인데 왜 두통과 어지럼증이 나타났을까? 입시를 앞두고 있어서 정신적 스트레스 때문에 오는 고3병인가?라고 생각하고 있을 즈음 옆에 서 있던 그 학생의 어머니는 딸이 평소에 육고기는 입에 대지 않고 과일 채소만 먹는 관계로 영양이 부족해서 그런 증세가 오는 게 아니냐며 은근히 걱정을 한다. 그러나 금양체질은 육고기를 안 먹어야 오히려 건강해지므로 그것은 원인이 되지 않는다고 말을 해주고 나서 다른 원인이 있는지 여러 가지를 물어 보았다.

　"혹시 공부 말고 다른 곳에 신경을 많이 쓴 데가 있었어?"

　"아니오! 전혀 없습니다."

"공부 때문에 식사를 자주 거르고 다녔니?"

"아니오! 식사는 거르지 않고 제때 꼭꼭 먹고 다닙니다."

"지난 여름에 땀을 많이 흘린 기억은?"

"아니오!"

"사우나탕이나 한증탕에서 땀을 많이 낸 적은 없어?"

"아니오! 그런 곳에는 갑갑하고 어지러워서 아예 들어가지도 못해요."

몇 가지를 물어보아도 원인이 될 만한 것을 찾을 수가 없었다. 이리저리 생각을 하다가 문득 머리를 스치는 게 있었다.

"금니 해 넣은 게 있니?"

"네. 지난 여름방학 때에 썩은 이를 치료하고 금니를 해 넣었어요."

"그래?"

학생의 어머니는 학생이 이가 많이 상해 있었는데 공부 때문에 시간이 없어서 이를 못해 넣고 있다가 여름방학을 이용해 이를 해 넣었다고 한다. 그때 치과에서 권유하기도 하고 또 이왕 이를 해 넣는 김에 좋은 것을 해 넣는다고 금니를 해서 넣었다 한다. 몇 개인가 물어보니 양쪽에 걸은 것까지 여섯 개라고 한다. 입안을 보니 양쪽 아랫니에 세 개씩의 금니가 있다. 자! 이제 어떡한다? 금양체질이 확실하니 금니를 제거해야만 하는데 과연 힘들게 해 넣은 금니를 제거하려고 할지 의문이었다. 어머니에게 말했다.

"따님의 체질은 금양체질인데 이 체질에는 금니를 해 넣고 나면 이런 증세가 종종 옵니다. 그것은 금양체질에서는 체질적으로 금이 몸에 맞지 않기 때문에 오는 현상입니다. 그러니 해 넣은 금니를 빼는 것이 제일 좋은 방법이 되는데 금니를 뺄 수 있겠는지요?"

"네? 금니 때문에 딸아이의 두통과 어지럼증이 온다구요? 그렇지 않아도 딸아이가 금니를 해 넣은 후에 두통과 어지럼증이 시작되었다고 해서 금니를 해 넣은 치과에 가서 그런 이야기를 했더니 치과 원장님께서 금니를 세밀히 살펴보시고는 이에는 아무런 이상이 없고 두통과 어지럼증은 이와는 전혀 관계가 없다고 하셨습니다. 그런데 어째서 금니가 두통과 어지럼증의 원인이 된다는 것인가요?"

"제 말은 금니가 잘못 넣어졌다는 것이 아니라 따님에게는 금이란 재료가 몸에 해롭기 때문에 아무리 금니를 완벽하게 잘 해 넣어도 그런 두통과 어지럼증이 올 수 있다는 이야기입니다. 그러므로 금이 아닌 다른 재료로 이를 해 넣는 것은 전혀 관계가 없으니 금니를 빼고 다른 재료로 된 이를 해 넣는 것이 좋습니다."

"저로서는 금니 때문에 우리 딸아이의 두통이 일어난다고 믿기는 좀 어렵습니다. 하지만 진통제를 사먹어도 소용이 없고 병원에 가서 사진을 찍고 치료를 받아도 전혀 차도가 없이 심해만 지니 이제는 다른 데 마땅히 의지할 곳도 없습니다. 그러니 금니를 빼라는 말씀은 하지 마시고 원장님의 치료를 한번 받고 싶은데 치료부터 먼저 해 주십시오."

"금니를 그대로 두고 치료한다면 깨끗이 치료되지 않습니다만 우선 입시가 얼마 남지 않은 입시생이니 먼저 치료부터 해봅시다. 그렇지만 금니는 언젠가는 뽑아야 합니다. 그렇지 않으면 학생은 앞으로 여러 가지 병으로 고생하게 될 겁니다."

그 학생에게 금양체질의 두통 치료침을 놓고 한약 10일분을 처방해 주었다. 보름 후에 그 여학생과 어머니가 다시 내원했다. 보름 전에 여기서 침을 맞고 그 날부터 한약을 복용하고 나서는 두통과 어지럼증이 감쪽같이 없어져서 공부를 잘 할 수 있었다고 한다. 그래서 병이 다 나은 것으로 생각했는데 며칠 전부터 복용하던 한약이 떨어져서 한약을 복용하지 않았더니 다시 두통과 어지럼증이 나타났다고 했다.

그 여학생의 어머니가 물었다.

"딸아이가 한약을 끊으니까 다시 어지럽고 머리가 아프다는데 아직 완치되지 않아서 그런 것입니까?"

"물론 아직까지 완전히 치료가 되지 않아서 그런 것도 있겠지만 금니를 빼지 않고 그냥 두고 있는 이상 조금씩 계속해 아프게 될 겁니다."

"그러면 금니를 빼지 않으면 완치가 되지 않는다는 말씀인가요?"

"두통과 어지럼증만 한정해서 본다면 금니를 빼지 않더라도 체질에 맞는 한약을 얼마간 더 복용하고 나면 그 증세는 나아지겠지요. 그러나 전체적인 건강면에서 본다면 이 학생은 금니를 빼지 않는 한 평생 그 금니 때문에 여러 가지 질병과 증상에 시달릴 겁니다."

"금니를 빼지 않으면 어떤 병이 오게 되나요?"

"당장은 지금 나타나는 증세와 같이 두통과 어지럼증 정도가 나타나겠지만 나중에는 고혈압이라든지 귀가 우는 이명증, 그리고 여러 가지 신경성 증상, 시력 감퇴, 부비동염(축농증), 알러지성 비염, 편도염, 감기 등도 올 수 있습니다. 병이 아니라도 기억력 감퇴, 학습장애, 신경질적인 성격 변화 등도 야기될 수 있습니다."

"정말입니까?"

"그렇습니다. 따님과 같은 금양체질이 금니를 제거해야 되는 이유가 바로 거기에 있습니다."

어머니는 놀라는 표정이었다. 본인의 생각으로는 금니 때문에 딸아이의 두통과 어지럼증이 왔다는 사실과 금니를 제거하지 않으면 앞으로 딸아이가 여러 가지 질병에 시달리게 될 것이라는 말이 도저히 믿어지지 않는 것이었지만, 어떤 치료로도 듣지 않던 딸아이의 두통이 체질 치료로 좋아지자 그 말을 믿어야 될지 말아야 될지 고민인 것 같았다.

다시 그 여고생에게 한약을 10일분 처방해 주었다. 그리고 지금은 입시시험 준비 때문에 바쁘니까 할 수 없겠지만 시험이 끝나고 나면 치과에 가서 금니를 뽑고 금이 아닌 다른 재료로 이를 해 넣으라고 말해 주었다.

그 후 그 여학생에 대해서는 까맣게 잊어버리고 있었는데 그로부터 서너 달이 지난 어느 날 그 여학생의 어머니가 내원했다. 반가운 마음에 인사를 나누고 나서 그 여학생에 대해 물어보았다.

"따님은 어떻습니까?"

"원장님 말씀이 맞았습니다. 저는 그때 원장님께서 금니에 대해 그런 말씀을 하셔도 설마 하는 마음에 그 말을 믿지 못했습니다. 여기저기 병원에서 진찰을 받아봐도 딸아이의 병은 고3병이니 입시만 끝나면 저절로 없어질 것이라고 해 그렇게만 알고 있었습니다. 원장님께서 처방해 주시는 약을 복용하고 난 뒤 딸아이는 두통과 어지럼증이 많이 좋아졌지만 완전히 낫지는 않다가 대학입시가 끝났는데도 딸아이의 병은 기대와는 달리 원장님 말씀대로 나아지지 않았습니다. 그래서 '아, 이것은 고3병이 아니구나!' 하는 생각에 딸과 상의해 치과에 가서 금니를 뽑았습니다. 그랬더니 원장님

14
금니와
두통

말씀대로 정말로 남아 있던 두통과 어지럼증이 싹 가시는 것을 딸 아이가 느꼈다고 합니다."

"그래요? 정말 잘하신 겁니다."

그러나 그 여학생은 그때 고생한 두통과 어지럼증 때문에 공부에 상당한 지장을 받아서 성적이 기대만큼 나오지 않아 바라던 대학에는 가지 못하고 다른 대학에 가게 되었다고 한다. 그러면서 지난 여름에 딸아이의 이만 손대지 않았다면 일류 대학에 갈 수 있었는데 하면서 후회를 한다.

지난 일을 어쩌겠는가? 그 모든 것은 자신의 운인 것이다. 어머니는 무심코 해 넣은 이가 그렇게 영향을 줄 줄은 미처 몰랐다고 한다. 그리고 오늘 찾아온 이유는 본인이 지금 이가 썩어서 치과에서 이를 해 넣으려고 하는데 금니가 맞겠는지 아니면 맞지 않겠는지 미리 알아보러 왔다는 것이다. 진맥을 하고 나서 며칠간 체질침과 체질 감별약으로 확인해 보니 그 분은 목양체질이었다.

"치과에 가시면 좀 비싸더라도 좋은 금니로 해달라고 그러세요. 본인의 체질은 목양체질인데 목양체질은 금니를 해 넣으시면 보약을 복용하는 것만큼이나 효과가 좋은 체질입니다."

그 부인은 활짝 웃으며 정말 고맙다며 기뻐했다.

해설 ___

여러분은 혹시 '보약보다 금니' 라는 말을 들어보았는지 모르겠다. 보약보다 금니! 이 말은 왜 생겨나게 되었을까? 물론 이가 없으면 음식을 씹어 먹을 수가 없으니 이가 없는 경우에는 보약보다는 음식을 잘 먹을 수 있게 이를 해 넣는 것이 백 배 낫다. 그러나 왜 '금니'라고 했을까? 그것은 거기에 따른 합당한 이유가 있다.

많은 사람들이 금니를 해 넣고 나서 이유는 모르지만 왠지 기분이 좋아지고 몸이 가벼워지면서 건강이 좋아지는 것을 경험하기 때문이다. 금니를 해 넣은 후에 그런 느낌을 갖는 체질은 목양체질과 목음체질이다. 특히 목양체질에서는 금니를 해 넣었을 때 몸에 받는 좋은 영향이 상당히 크다. 목양체질과 목음체질의 여러 사람이 그런 경험을 함으로써 '보약보다 금니'라는 말이 생겨난 것이다.

금이 그런 작용을 하는 이유는 무엇일까? 그 이유는 금은 그 고유의 성질상 우리 인체 내의 장기 중에서 폐기능을 돕는 힘이 있다. 그래서 호흡기가 약한 목양체질과 목음체질이 금을 가까이하면 금의 기운이 약한 호흡기 부분을 도와주므로 아주 좋은 느낌을 받는 것이다.

그러나 목양체질, 목음체질과는 반대의 생리 특징을 가진 금양체질, 금음체질은 금이 오히려 해로운 역할을 한다. 특히 금양체질은 해로움이 눈에 띌 정도로 심하게 나타난다. 금양체질이 금니를 하고 나면 위에 예를 든 경우처럼 두통과 어지럼증뿐 아니라 피로, 입 마름, 눈의 충혈, 콧병, 인후와 편도 부위의 병, 천식, 피부병, 알러지 질환, 설사 등 여러 가지 질병을 초래한다.

다만 서서히 오랜 시간이 지나서야 그런 병이 나타나기 때문에 금니 때문에 그런 병이 오게 되었다는 사실을 아무도 눈치채지 못할 뿐인 것이다. 이때 금니를 제거하고 나서 체질에 맞는 적절한 치료를 하면 위에서 말한 증상은 사라진다.

한 환자의 예를 들어보자. 어떤 목디스크 환자분이 왔었는데 디스크가 심해 온갖 병원에서 치료를 받아보아도 도저히 낫지를 않는다고 했다. 맥을 보고 며칠간 치료해 보니 금양체질임이 확인되었다. 그래서 금양체질에 관한 목디스크 치료를 계속했는데 병이 반 정도 나은 상태에서 더 이상 진전이 없는 것이었다.

며칠간에 걸쳐 세밀히 관찰을 한 끝에 그 환자의 9개나 되는 금니가 치료에 결정적인 방해가 된다는 것을 알아내고 그 환자에게 금니를 빼고 다른 재료로 이를 해 넣도록 권유했다. 그러자 처음에는 망설이던 환자분이 어느 날 결심을 해 한 달에 걸쳐서 금니를 뽑고 다른 재료의 이를 해 넣고 난 후에 다시 목디스크 치료를 하게 되었다. 그러자 반 정도 나은 상태에서 그토록 진전이 없었던 그 환자의 목디스크는 빠르게 회복되어 금니를 뽑은 후 한 달이 지나자 완전히 낫게 되었다. 그제야 그 환자도 금니가 자기 몸에 그렇게 큰 영향을 끼치고 있었던 줄은 예전에 미처 몰랐다며 놀라워한다.

자세히만 관찰한다면 우리 주위에서도 금에 대한 여러 가지 반응을 곧 알 수 있다. 어떤 사람은 금반지를 손가락에 끼고 다니면 이상하게 거북하고 몸이 무겁고 안 좋아진다며 결혼반지도 끼고 다니지 않으려고 하는 사람도 있다. 어떤 사람은 금으로 도금한 시계를 차면 몸이 안 좋은 것을 느낀다는 경우도 있다. 여자분들 중에는 금반지나 금목걸이 또는 금팔찌를 하면 몸이 무겁고 피로하다는 분들이 많이 있다.

그래도 금반지나 금목걸이는 금니보다는 해로움이 훨씬 덜한 편이다. 금니는 신경 가까이 고정되어 있기 때문에 금반지나 금목걸이 보다 몇 배나 해로움이 많은 것이다. 그리고 금니는 한번 해 넣고 나면 쉽게 제거하기도 어려우니 금양체질의 경우에는 이를 해 넣을 때에도 미리 금이 아닌 다른 재료로 해 넣어야 한다.

많은 여성들이 아름다움을 가꾸기 위해 금이 들어간 화장품과 미용크림 등을 사용하고 있다. 그런 경우에 다행히 목음체질과 목양체질에서는 금으로 된 화장품을 사용해서 피부가 부드럽고 탄력 있고 아름다워지게 되지만 금음체질과 금양체질에서는 피부가 더욱 거칠어지고 나빠질 뿐이므로 비싼 미용크림이 오히려 피부노화를 촉진하는 결과만 낳게 된다. 금가루가 들어간 비싼 화장품이라고 모두에게 좋은 것은 아니니 금음체질과 금양체질은 조심해야 한다.

금 주사라는 것이 있다. 금 성분을 미세하게 녹인 액을 몸에 주사하는 것인데 금이 몸에 좋은 목양체질이 금 주사를 맞으면 고질적인 관절염, 류머티스 등이 신효하게 낫는다. 그러나 금양체질이나 금음체질이 금 주사를 맞게 되면 생명이 위험할 정도로 부작용이 심각해진다. 그래서 외국에서 개발한 금 주사가 한때 국내에서도 유행하다가, 어떤 사람은 병이 낫지만 어떤 사람은 생명까지 잃게 되는 큰 부작용이 오는 이유를 도저히 알 수 없게 되자, 요즈음은 겁이 나서 잘 쓰지를 않고 있다.

서양의 의사들은 체질이란 것을 잘 모르고 체질에 대한 개념도 없으므로, 금 주사를 맞고 나서 어떤 사람은 병이 낫고 어떤 사람은 생명이 위험할 정도로 악화되는지 그 이유를 알지 못한다. 그런 이유로 목양체질과 목음체질의 관절염과 류머티스 질환에 신효한 효과가 있는 금 주사가 아깝게 사장되고 있는 것이 지금의 현실이다.

94년도 봄, 세미나에 참석하기 위해 미국 L A에 갔었다. 그때 거기서 만난 한 사람이 목에 엄청나게 굵고 큰 순금 목걸이를 하고 있었다. 다른 사람들이 '그렇게 무거운 목걸이를 왜 걸고 다니느냐? 멋 부리는 것치고는 너무 무식해 보인다' 라고 말하니까 그 사람이 말하기를 '남자가 목걸이를 하고 다니는 것이 안 좋아 보이기는 한데 나는 멋을 부리는 것이 아니고, 이상하게 이 순금 목걸이만 목에 걸면 피로가 없어지고 몸이 가벼워져서 목에 걸고 다니는 것뿐이다' 라고 했다.

모두들 그렇게 크고 무거운 목걸이를 목에 차고도 오히려 몸이 가벼워진다니 그것은 거짓말이라고 말했다. 그러나 필자가 살펴보니 그는 거짓말을 한 것이 아니었다. 그는 목양체질이었던 것이다. 아쉽게도 그는 자신의 체질을 잘 이해하지 못하고 단지 경험적으로 무거운 순금 목걸이를 목에 걸면 이상하게 피로가 없어지고 힘이 난다는 것만 알고 있었다. 목양체질과 목음체질은 이처럼 집에서 놀고 있는 금이 있으면 가공해 반지나 목걸이나 팔찌 등으로 만들어 몸에 걸치고 다녀야 건강이 좋아진다.

금침(金鍼)이란 것이 있다. 금침이란 금으로 아주 미세하게 작은 침[金絲]을 만들어서 침을 놓는 경혈 자리에 침을 놓는 대신 그 금사를 주입하는 치료법으로 예전에는 자주 쓰이던 것이다. 우리 주위에서는 특히 연세 많으신 노인분들 중에서 금침을 맞고 나서 병이 많이 나았다는 분들이 제법 있다. 그러나 그와는 반대로 금침을 맞고 나서 병이 더 악화되었다는 분들도 많이 있다.

왜 이런 상반된 결과가 나타나는 것일까? 금침을 맞고 나서 병이 나아지거나 악화되는 것은 그 사람의 체질과 관련이 있다. 즉 목음체질, 목양체질처럼 금이 좋은 체질에서는 금침을 맞고 나면 병이 훨씬 나아진다. 반대로 금음체질, 금양체질과 같이 금이 해로운 체질에서는 금침을 맞고 나면 병이 훨씬 심해진다. 옛날 의원들은 환자의 체질을 감별할 능력이 없었기 때문에 아무에게나 금침을 놓아 여러 가지 부작용을 불러들였던 것이다.

그러나 목음체질과 목양체질에서도 금침은 그렇게 권할 만한 것이 못된다. 왜냐하면 옛날 사람들은 몸에 주입된 금사(金絲)가 녹아서 없어진다고 생각했지만 사실은 녹아서 없어지는 것이 아니고 사람이 몸을 움직이는 데에 따라 온몸을 떠돌아다니기 때문이다. 몇십 년 전에 맞은 금침도 X-ray를 찍어보면 처음 금침이 주입된 곳이 아닌 몸의 여기저기에서 발견이 되는 것이다. 어떤 것은 신경을 찌르고 있는 것이 발견되기도 하고 어떤 것은 혈관을 따라 흐르다가 뇌 속에 박혀 있는 것이 발견되기도 한다.

문제는 그렇게 주입된 금사는 수술로도 제거할 수 없다는 것이다. 금침보다 몇 배나 효과가 좋은 치료법이 얼마든지 있으니 그렇게 위험을 무릅쓰고 금침을 일부러 맞을 필요는 없다.

금(金)은 폐(肺)기능 계통을 돕는 역할을 한다는데, 그럼 은(銀)은 어떤 역할을 하게 될까? 은은 신(腎)기능 계통을 돕는 역할을 한다. 그래서 선천적으로 신기능 계통을 약하게 타고난 토음체질과 토양체질은 은이 몸에 좋은 역할을 하며 반대로 신기능 계통을 과강하게 타고난 수음체질과 수양체질은 은이 몸에 아주 해롭게 작용한다. 그런 것이 잘 나타나는 예가 라식스라고 불리는 이뇨제와 머큐로크롬이라고 불리는 소독약이다.

라식스와 머큐로크롬은 수은(水銀)을 원료로 해서 만든 약들인데 토음체질과 토양체질에는 많이 사용해도 별 부작용 없이 병이 잘 낫지만 수음체질과 수양체질에는 조금만 많이 사용해도 환자는 수은중독에 걸려서 고생하게 된다. 그래서 요즘은 빨간약이라고 불리던 머큐로크롬도 잘 쓰지 않는 추세이다. 그러나 토음체질과 토양체질에게는 별 부작용 없이 대단한 효과를 내는 이 빨간약을, 그 원리를 모르고 활용 못하는 것이 못내 아쉬울 뿐이다.

앞에서 이야기한 대로 목음체질과 목양체질 그리고 수음체질에는 금니가 제일 좋다. 그 외의 체질에서는 금니나 다른 재료의 치아도 무난하다. 단 금양체질에서만은 금니를 피해야 한다. 물론 금이 아닌 재료는 금보다 치아 모양을 만들기가 어렵고 그리고 금보다 수명이 짧다는 단점도 있지만, 금양체질의 경우에는 체질에 해로운 것을 해 넣어서 병이 생기는 것보다는 훨씬 나을 것이다.

앞으로 과학이 더욱 발달하면 금을 재료로 사용하면서도 금의 기(氣)를 없앨 수 있는 방법이 개발될 것이다. 그때가 되면 금양체질도 아무 문제없이 금니를 해 넣을 수 있게 될 것이다. 주의할 점은 금니를 해 넣고 나서 몸이 좋지 않다 하더라도, 먼저 교합이 맞게 잘되었나 하는 치과적인 문제부터 점검하고 나서, 아무런 문제가 없으면 체질적인 문제를 생각해 봐야 한다는 것이다. 무조건 금이라는 재료가 문제를 일으키는 것은 아니기 때문이다. 그러니 치과의사의 도움을 먼저 받도록 한다.

생선회와 건선, 여드름

피부병 때문에 고생하는 사람은 생각보다 의외로 많다. 피부병이 아니더라도 피부 미용상의 문제 즉 피부가 거칠다, 탄력이 없다, 기미가 낀다, 색깔이 검다 등의 피부 문제까지 포함하면 피부 때문에 고생하는 사람은 엄청나게 많은 셈이다. 피부병이 생겨서 피부과에 다녀보면 대개 급성 피부병인 경우에는 피부과 치료가 잘 듣지만 만성 피부병인 경우에는 잘 듣지 않는다. 그것은 만성적인 피부병의 경우에는 대부분 체질적인 원인이 많기 때문이다. 그러면 잘 낫지 않는 만성적인 피부병의 체질적인 원인이란 것이 무엇을 말하는지 다음의 예를 읽고 다함께 생각해 보자.

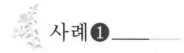

사례❶____

어느 날 30대 초반의 남자가 부인에게 이끌려 진료실을 찾았다. 그 남자는 얼굴과 손을 제외하고 전신에 건선이란 피부병이 심하게 나 있었다. 옷을 벗기자 건선으로 인해 빨갛게 변한 피부가 틈 하나 없이 온몸을 뒤덮고 있었고 건조한 피부에서 여기저기 하얀 비늘이 생겨 떨어지는 것이었다.

"언제부터 건선이 생기기 시작했습니까?"

"결혼하고 나서부터였습니다. 약 5년 정도 되었습니다."

"이렇게 심하게 된 것은 언제부터입니까?"

"약 3년 정도 전부터입니다."

"그 동안 어떤 치료를 받아보았는지요?"

"피부과에서 치료도 해보고 종합병원에서 오래도록 광선치료와 비타민 D 요법을 시행해 보았습니다."

"좀 나아지지 않던가요?"

"치료받을 때는 좀 나아졌습니다만 조금만 지나면 다시 심해지기를 여러번 반복했습니다."

"다른 치료는요?"

"민간약도 많이 써 보았지만 뚜렷한 변화가 없었습니다."

"지금은 어떤 치료를 받고 있나요?"

"피부과에서 주는 바르는 연고를 사용하고 있습니다."

"결혼하고 나서 건선이 발생했다면 결혼 전의 식생활과 결혼 후의 식생활에 변화가 있었다는 이야기인데 혹시 결혼 전에는 육식을 많이 했고 결혼 후에는 생선회나 잎채소를 많이 먹지 않았습니까?"

"맞습니다. 결혼 전에는 육식을 좋아해 자주 먹었는데 결혼하고 나서는 아내가 육식을 별로 좋아하지 않아서 육식 반찬이 식탁에 거의 오르지 않았고 또 육식을 많이 하면 건강에 해롭다는 생각 때문에 더욱 멀리하게 되었습니다. 그래서 결혼 후에는 육식 대신에 아내가 좋아하는 생선회와 채소를 많이 먹게 되었습니다. 그런데 생선회나 채소가 건선의 원인이 될 수 있다는 것입니까?"

"그럼요. 물론입니다. 모든 사람에게 그런 것은 아니고 어떤 특정한 체질에서는 생선회와 잎채소가 건선을 일으키는 원인이 됩니다."

"그래요? 설마 그럴리가요."

"체질에 대해 모르는 분들은 건선이 오는 원리를 모르니 건선의 원인이 생선회나 잎채소에서 온다는 사실을 알 수가 없습니다. 현대의학도 마찬가지로 체질에 대해 전혀 모르는 상태에서 건선을 치료하니 치료 성적이 별로 신통치 않은 겁니다. 그러므로 본인이 생선회나 잎채소를 많이 먹어서 건선이 발생한다거나 악화되었다는 사실을 모르는 것은 당연한 일입니다. 그렇지만 생선회와 잎채소가 건선을 유발하는 주원인이 될 수 있다는 것은 엄연한 사실입니다."

옆에 서서 설명을 듣고 있던 부인이 물었다.

"남편은 여기저기 여러 곳에서 치료를 많이 받아보았으나 모두 별다른 효과가 없자 사실은 치료를 포기하고 있었습니다. 그러나 저는 올바른 치료만 하면 남편의 건선이 나을 수 있다는 희망을 버리지 않고 있습니다. 같은 아파트에 사는 사람도 건선으로 십 년을 넘게 고생하다가 체질 치료를 받고 나았다고 하니 남편도 반드시 치료가 될 것으로 믿고 있습니다."

환자를 진찰 침대에 눕혀 진맥해 보니 예상했던 대로 목음체질의 맥이 정확하게 뛰고 있었다.

"여태까지 여러 병원에서 치료를 받아보아서 잘 아시겠지만 건선이란 병은 치료가 쉽지 않은 병입니다. 어떤 사람은 불치병으로 알고 있지만 사실 불치병은 아닙니다. 건선이란 병은 불치병이 아니라 치료가 쉽지 않은 병입니다. 그리고 치료기간 또한 몇 달씩 걸립니다. 그러니 무엇보다도 먼저 환자분의 단단한 마음가짐이 필요한 것이 건선이라는 병을 치료하기 위한 첫째 조건입니다. 그 다음으로 여기서 지시하는 치료에 필요한 여러 가지 조심해야 할 생활 방법과 음식들을 철저히 지켜야 하는 것이 둘째 조건입니다. 그리고 치료에 게으르지 말고 열심히 침을 맞고 한약을 복용해야 하는 것이 셋째 조건입니다. 이런 세 가지 조건만 지킬 수 있으면 건선은 충분히 치료가 됩니다. '조금 차도가 나는지 우선 며칠간 치료를 해보겠다' 하는 정도의 마음가짐으로는 아예 치료를 시작하지 않는 것이 좋습니다. 그러니 그런 굳은 마음가짐이 섰으면 곧바로 오늘부터 치료를 시작하시고 그게 아니라 며칠간만 치료해보자는 생각이라면 병은 낫지 않고 시간과 돈만 허비하는 결과가 되니 치료를 시작하지 않는 것이 좋습니다."

정작 환자 본인은 그 동안의 오랜 치료에 지쳤는지 아니면 체질 치료에 믿음을 못 가졌는지 무표정하게 앉아 있는데 옆에 섰던 부인은 치료를 꼭 해보겠다고 야단이다. 환자 본인의 의사를 듣기 위해 기다리고 있자 한참을 무표정하게 있던 환자분이 입을 열어 물어본다.

"치료 기간은 어느 정도 예상하고 계십니까?"

"개인마다 틀리기 때문에 정확히 예상할 수는 없지만 3개월에서 6개월 정도로 보시면 될 겁니다."

"만일에 그렇게 치료해서 건선이 치료되었다고 해도 그 후에 다시 재발하지는 않겠습니까?"

"어떤 병이든 마찬가지입니다만 병이란 것은 그것이 생기는 원인이 있게 마련입니다. 그런 병이 생기는 원인을 미리 알고 있다면 그 원인을 피해갈 수 있으니 병이 생기거나 재발할 리가 없겠지요. 일단 한번 병이 나았다 하더라도 그 병이 올 수 있는 원인을 계속 제공하게 되면 그 병은 언젠가는 재발할 것이고 그 병이 올 수 있는 원인을 제공하지 않으면 그 병은 평생 재발하지 않을 겁니다. 그러니 건선을 일단 치료한 후에 다시 재발하는 문제는 여기서 지시하는 내용을 치료 후에도 계속 잘 따라주느냐 아니냐에 달렸습니다. 잘 따라만 준다면 평생 재발하지 않게 됩니다."

"병원에서는 건선의 원인을 아직 잘 모른다고 하던데 그러면 건선이 오는 원인을 알 수 있다는 것인가요?"

"그렇습니다. 건선이란 병이 어떻게 해서 오는 것인지 그리고 어떻게 하면 나아지고 어떻게 하면 심해지는지를 정확히 알 수 있습니다. 그렇지만 그것을 설명하기에는 너무 시간이 많이 걸리고 또한 전문적인 분야라서 일반인들이 쉽게 이해하지 못하는 내용이기 때문에 본인이 이해하기는 어려울 겁니다. 어쨌든 건선이란 병은 본인의 체질과 관련이 있으니 체질 때문이라는 것을 명심하시고 그런 원리와 원인에 따른 여러 가지 지시사항만 잘 따라주시면 치료는 가능합니다."

깊이 생각하던 환자는 치료를 해보겠다는 결정을 내렸다. 그래서 그 날부터 바로 치료에 들어갔다. 바르는 피부약을 끊게 하고 체질침과 체질약침을 놓고 체질약을 처방해 주었다.

"피부약과 바르는 약을 쓰지 않은 사람은 그런 약을 쓴 사람에 비해 비교적 치료가 쉬운 편이고 또한 초기 치료시에 악화되는 증세가 나타나지 않습니다. 그렇지만 환자분은 그런 약을 많이 써왔기 때문에 피부약과 바르는 약을 끊게 되면 오늘부터 여기서 체질 치료를 한다 해도 며칠간은 증세가 오히려 더 심해질 겁니다. 그렇게 심해지는 과정이 지나고 나서야 조금씩 나아질 것이니 조급히 생각하지 마시고 여유 있고 느긋하게 치료에 임하십시오."

그 환자는 피부과 약을 많이 사용해 왔던 관계로 체질 치료를 시작하고 난 뒤에도 보름 이상 점점 심해져 갔다. 처음에 그렇게 될 것이라고 환자에게 충분히 설명을 했지만 환자는 점점 심해지는 자신의 건선을 바라보고는 치료 의욕을 잃어 가는 것 같았다. 왜 치료를 하고 있는데도 낫지 않고 더 심해지냐고 불평이 대단할 즈음 어느 날부터인가 환자의 건선은 서서히 차도가 나기 시작했다. 조금씩 차도가 나기 시작하자 그때부터는 환자의 불안감이 수그러들어 치료가 훨씬 수월해졌다. 무엇보다도 마음 속 깊이 자리잡고 있던 치료에 대한 불신과 불평이 사라졌던 것이다. 불신과 불평이 사라진다는 것은 병 치료에 아주 좋은 영향을 끼치게 된다.

환자에게는 찬물에 씻거나 수영 같은 것은 절대 하지 말고 잎채소와 등푸른 생선, 생선회, 조개 종류 그리고 술, 포도, 참외, 오이, 키위, 모과 등을 피하고 뿌리채소와 견과류, 콩 등을 많이 섭취하고 운동을 해 땀을 많이 흘리고 햇빛을 많이 쪼이도록 매일 귀가 따가울 정도로 말했다. 그것이 지켜지지 않으면 건선은 절대로 완치될 수 없기 때문이다.

계속적인 치료와 복약으로 두 달이 지나자 환자의 건선은 많이 좋아졌다. 그러나 치료중에 어떤 날은 피치 못하게 술을 마시게 되었다며 증세를 악화시켜 오기도 하고, 어떤 날은 정말 생선회를 먹고 나면 건선이 심해지는지 믿어지지 않아 생선회를 먹어 보았다며 증세를 악화시키기도 했다. 그럴 때마다 치료는 일주일이나 열흘씩 후퇴를 해 다시 회복하는 데 상당히 애를 먹었다.

먹지 말라는 음식을 먹고 나서 몇 번 악화되는 경험을 하고 나자 환자는 음식의 영향력을 심각하게 고려했고 그 후로는 지시하는 음식을 잘 지켜나갔다. 부인과 그 외의 가족들도 처음에는 음식의 중요성을 무시하다가 환자분이 음식을 어겼을 때 당장 악화되는 경과를 옆에서 몇 번 보고 나자 음식의 중요성을 알고 환자에게 잘 협조해 주었다.

석 달이 지나자 환자의 건선은 80% 정도가 나았다. 그러나 그 시기에 환자는 약 두 달간 해외로 출장을 나가야 할 상황이 생겼다. 그래서 치료를 일시 중단하고 출장을 다녀온 후에 마무리 치료를 하기로 했다. 출장지에서도 음식만 잘 지키면 더 이상 악화되지는 않고 최소한 그대로 유지는 될 것이니 무슨 일이 있어도 음식을 잘 지키라고 당부했다.

두 달 후, 그 환자는 출장에서 돌아왔다. 그런데 떠나기 전보다 조금 악화되어 있었다. 환자는 음식을 가린다고 가렸으나 출장을 간 나라가 더운 열대지방이어서 바나나, 파인애플 등 열대 과일을 완벽히 가릴 수가 없었다 한다. 최대한 조심한다고 해도 어쩔 수 없이 열대 과일을 조금씩 먹게 되었다는 것이다. 많이 나빠지지는 않았으니 치료에 큰 지장은 없을 것 같았다.

다시 치료를 시작한 지 두 달이 지나 그 환자의 건선은 거의 치료되었다. 환자는 이제야 공중목욕탕에 마음대로 드나들 수 있게 되었다고 기뻐했다. 그리고 건선만 나은 것이 아니라 피로도 거의 느끼지 못하고 정력도 예전보다 훨씬 좋아졌다며 복용하는 한약 속에 양기가 좋아지는 약을 같이 넣었는지를 물어 보았다.

피로가 없어지고 정력이 좋아지는 것은 당연한 결과지만, 양기가 좋아지는 약을 따로 넣어서 정력이 좋아진 것이 아니고, 체질에 맞는 음식과 약 그리고 체질에 맞는 치료를 하면 병도 나아지고 건강도 좋아져서 저절로 양기가 좋아지는 효과가 나는 것이니, 앞으로도 목음체질에 맞는 음식과 약을 잘 지켜나가면 건선이 재발하지 않게 될 뿐만 아니라 지금의 좋은 건강 상태를 그대로 유지할 수 있으므로, 몸이 좋아졌다고 방심하지 말고 계속 조심하라고 당부하고는 치료를 끝마쳤다.

 사례 ❷ _____

여고 2년생인 두 여학생이 얼굴에 난 심한 여드름으로 동시에 치료를 받게 되었다. 두 학생 모두 2~3년 전부터 여드름이 심해 약국에서 약을 사 먹기도 하고 이 피부과 저 피부과를 전전하며 치료를 받았으나, 약을 쓸 때는 조금 수그러들다가도 약을 끊고 나면 이내 예전보다 더 심해지곤 했다. 피부과 치료와는 별도로 남이 좋다고 추천하는 민간요법은 다 해보았으나 별 소용이 없었다. 그러던 중 같은 학교 학생의 소개로 둘이서 같이 진료실을 찾게 되었다.

진맥을 하고 나서 며칠간 체질침을 놓고 체질 감별약을 투여한 후 반응을 살펴보니 각자의 체질이 나왔는데 한 학생은 목음체질 그리고 한 학생은 금음체질이었다. 목음체질의 여학생에게는 뿌리채소와 견과류를 많이 먹고 생선회와 잎채소를 삼가하도록 시키고 금음체질의 여학생에게는 육식을 절대 하지 말고 잎채소와 과일과 생선을 많이 먹도록 시켰다. 여고 2학년이면 한참 총명할 때이므로 음식은 한 번만 지시하면 알아들었을 것이라 생각하고 계속 체질침과 약으로 치료를 해 나갔다.

　한 달이 지나자 목음체질의 학생은 20~30%밖에 여드름이 낫지 않았고 금음체질의 학생은 거의 나아 있었다. 목음체질의 학생에게 이렇게 잘 낫지 않는 걸로 보아 무엇인가 지시를 어긴 것이 있을 것인데 그것을 찾아내야 치료가 잘 되니 한번 생각해 보라고 했다. 그랬더니 그 학생의 말이 재미났다.

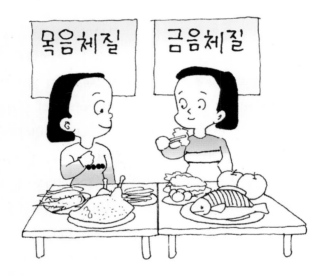

　"여태껏 여드름으로 고생하면서 안 다녀 본 곳이 없었으나 원장님처럼 뿌리채소와 견과류를 많이 먹고 잎채소와 생선회를 먹지 말라고 말을 하는 곳은 하나도 없었어요. 더군다나 여드름으로 같이 치료를 받으러 다니는 내 친구에게도 육식을 하지 말고 잎채소와 과일과 생선을 많이 먹도록 말씀을 하시고는 치료를 했는데 거의 다 낫지 않았습니까? 그런데 왜 내게만 거짓으로 가르쳐 주세요? 혹시 원장님이 착각해 잘못 말씀하신 것 아니에요? 원장님이 착각해 잘못 말씀하신 걸로 생각되어 잎채소와 생선회를 여태껏 많이 먹었습니다."라고 하는 것이었다.

　그 학생에게 사람의 여덟 가지 체질에 대해 대강 설명하고 나서 학생의 체질은 그 중 목음체질이고 목음체질은 여기서 가르쳐 준 대로 뿌리채소와 견과류를 많이 먹고 잎채소와 생선회를 먹지 않는 방법으로 음식을 가려야 여드름이 빨리 나을 수 있으니 다른 사람의 말은 일단 무시하고 여기서 지시하는 대로 한 달만 따라해 보라고 했다.

　학생이 그제야 수긍을 했는지 음식을 본인의 체질대로 가리면서 계속 치료를 해보기로 했다. 자기 체질의 음식을 가리면서 치료를 하니 두 달 후에는 얼굴에 여드름 자국만 조금 남고 거의 치료가 되었다. 마지막 치료를 하는 날 목음체질의 여학생이 묻기를, 자기가 여드름 치료를 받고 나서 이제는 거의 나은 상태이지만, 왜 잎채소와 생선회를 먹으면 잘 낫지 않고 뿌리채소와 견과류를 먹으면 잘 낫는지 스스로 경험을 하고서도 의심스럽다는 것이었다. 그러면서 체질 치료에 묘한 매력을 느낀다며 학교 성적만 되면 한의대에 응시해 체질 치료를 배우고 싶다는 것이었다.

　필자가 답하기를 한의대를 졸업한 후 한의사가 되고 나서 학생이 학문에 대한 열의가 크고 깊으면 언젠가는 좋은 기회가 있을 것이고 그러면 체질의학을 배울 수 있는 행운이 있을 수도 있을 거라고 말해 주었다.

해설

　피부과에서 좌창(Acne)이라고 부르는 여드름은 청소년들을 괴롭히는 성가신 질병이다. 한참 감정적으로 예민한 시기에 얼굴이 여드름으로 뒤덮여 버리면 청소년들은 자칫 우울증이나 대인기피증 등 다른 신경질환도 같이 일어나기가 쉬워진다. 청소년기뿐만 아니라 20대 초반과 후반에서도 종종 여드름으로 고생하는 사람들을 볼 수 있다. 그리고 여드름과 종류는 틀리더라도 얼굴에 뽀루지 같은 게 나서 오래도록 고생하는 사람도 많다.

이런 사람들의 특징은 자기 체질에 해로운 음식을 많이 섭취하는 젊은 나이의 사람들이다. 그런데 이런 피부병에 자기 체질이 무엇인지도 모르고 무조건 닭고기, 돼지고기 등 육류를 피하고 채소를 많이 먹는 것은 병을 악화시키고 장기화시킬 뿐이다. 육류를 피해야 병이 잘 낫는 체질도 있고 생선회와 잎채소를 피해야 병이 잘 낫는 체질도 있기 때문이다.

종종 얼굴이나 몸의 피부병을 치료하다 보면 목음체질의 사람이 생선회를 많이 먹어서 그런 피부병이 유발되는 경우가 흔하게 있음을 볼 수 있다. 특히 목음체질이 등푸른 생선을 많이 먹으면 여드름이 잘 생긴다. 목음체질이 생선회를 먹고 나면 여드름이 생긴다는 이런 사실은 본인은 물론이고 주위 가족들도 눈치채지 못하고 지나치게 되는 것이다. 그래서 목음체질의 여드름 환자에게 가려야 할 음식을 설명해 주면 자기가 알고 있는 상식과는 전혀 틀린 이야기를 듣게 되므로 그것을 납득시키려면 상당한 힘이 든다.

'육식은 해롭고 생선은 이롭다'는 맹목적인 고정관념은 버려야 한다. 목음체질, 목양체질은 오히려 그 반대인 '등푸른 생선은 해롭고 육식은 이롭다'가 맞는 말이다. 특히 목음체질은 생선회를 상추 같은 푸른잎 채소와 함께 먹으면 설사와 배탈이 잘 나게 되고, 그것을 자주 먹게 되면 건선이나 여드름 같은 난치성 피부병의 원인이 된다는 것을 알아야 한다. 간혹 전어회나 멸치회 등 등푸른 생선의 회를 먹고 배탈이 나거나 두드러기가 나서 고생하는 사람들을 볼 수 있는데, 그런 사람들은 목음체질이나 목양체질일 가능성이 많다.

등푸른 생선에 들어 있어서 머리를 좋게 만든다는 DHA 성분도 목음체질, 목양체질에게는 오히려 머리를 좋지 않게 하고 건강도 나쁘게 만든다는 사실을 알아두자.

DHA 성분이 뇌 속에 포함되어 있고 등푸른 생선이 DHA를 많이 함유하고 있으므로 등푸른 생선이 뇌기능을 좋게 해 머리가 좋아지게 만들 것이라는 생각은 너무나 단순한 생각이다. 그것은 마치 사람이 사람의 뇌를 먹으면 머리가 좋아진다는 생각과 다를 것이 없다. 뇌 속에 어떤 성분이 있으니 그 성분을 찾아서 먹으면 머리가 좋아진다는 것이 아니라, 문제는 자신이 어떤 체질이기 때문에 어떤 기(氣)를 가지고 있는 음식을 먹으면 몸이 건강하게 되고 머리도 좋아지게 되는 것인가를 알아야 하는 것이다.

등푸른 생선에 포함되어 있는 DHA 성분은 금음체질과 금양체질에게는 아주 좋은 성분으로 몸도 튼튼하게 하고 머리도 좋아지게 만들어 주지만, 목음체질과 목양체질에게는 몸도 아프게 하고 머리도 나쁘게 만든다는 것을 인식해야 한다.

요사이는 우유에다가 DHA를 첨가해 더욱 좋게 만들었다는 기능성 우유도 선을 보였다. 우유는 목음체질과 목양체질에 좋은 식품이고 금음체질, 금양체질에는 좋지 않으며, 등푸른 생선에 포함되어 있는 DHA 성분은 금음체질, 금양체질에 좋은 성분이고 목음체질, 목양체질에는 좋지 않은 성분이다. 그러므로 우유에다 DHA를 첨가하는 것은 목음체질, 목양체질, 금음체질, 금양체질에 모두 좋지 않은 것이 되고 수양체질, 토양체질, 수음체질, 토음체질에만 무난한 식품이 되는 것이다.

그러니 DHA를 첨가했다는 우유는 금음체질, 금양체질의 아이에게는 우유 자체가 해로우니 좋을 리가 없고, 목음체질, 목양체질의 아이에게는 DHA 성분이 해로우니 보통 우유보다도 머리를 더 나쁘게 하고 몸을 더 병나게 하는 결과를 초래할 뿐이다. 이런 DHA 우유가 만들어진 배경에는 영양가 있는 것은 무엇이든 많이 섭취하면 좋을 것이다라는 사람들의 그릇된 생각에서 연유하는 것이라 하겠다.

건선이란 피부병은 참으로 성가신 질병이다. 건선으로 고생하고 있는 수많은 사람들을 위해 여기서는 집에서 스스로 건선을 치료할 수 있는 방법을 소개하고자 한다.

첫째, 푸른잎 채소와 등푸른 생선, 그리고 생선회와 모든 조개 종류 그리고 포도, 참외, 키위, 바나나, 파인애플, 망고 등의 과일과 오이, 보리, 메밀, 코코아, 초콜릿, 모과, 포도당 주사, 수영, 냉수마찰, 녹즙, 솔잎, 전복, 재첩, 비타민 C, 모든 차가운 음식 등을 피한다.

둘째, 뿌리채소와 견과류 위주의 식사를 한다. 유제품과 식물성 기름과 견과류 그리고 배, 수박, 메론 등의 과일과 콩, 두부, 호박, 박, 모든 버섯 종류 등이 좋으니 이런 것들을 많이 먹도록 한다.

셋째, 일광욕이 좋으니 가능하면 햇빛을 피부에 많이 쪼이도록 한다. 땀이 나는 운동이 좋으니 많이 뛰는 운동을 하고 단전호흡과 한증탕에서 땀을 내는 것이 좋다.

넷째, 비타민은 A와 D가 좋은데 특히 D가 좋으므로 비타민 D를
　　　복용하도록 한다. 피부에 비타민 D 연고를 발라도 좋다.
다섯째, 술과 과로, 신경을 많이 쓰는 것을 삼가한다. 특히 술은
　　　아주 좋지 않다.

이 외에도 체질에 맞는 약을 복용하고 치료할 수 있으면 좋을 것
이다. 특히 약 중에서는 녹용이 좋으니 경제적으로 여유가 있는 환
자는 체질에 맞는 약에다가 녹용을 넣어서 쓰도록 한다.

건선이 있는 사람은 이런 다섯 가지 조건만 지킨다면 증세가 상
당 부분 호전된다. 물론 체질에 맞게 전문적인 치료를 받아야 완치
가 되는 것이지만 치료를 받을 만한 사정이 되지 않는 분들은 위의
방법만 지켜도 많이 좋아지게 되니 인내를 가지고 실천해 보기 바
란다. 거듭 말하지만 위의 방법은 건선 환자의 건선만 치료하는 것
이 아니고 모든 건강을 같이 좋게 만드는 방법이니 병이 낫는 것뿐
만 아니라 건강도 좋아지게 되므로 따라하다 보면 상당한 보람을
느낄 것이다.

그러나 여기에도 한 가지 조심해야 할 것이 있다.

비록 건선이란 진단을 받았다 하더라도 진짜 건선이 아닐 경우
가 가끔 있는데 이런 경우를 잘 가려내어야 한다. 일반인들이 가장
쉽게 구별할 수 있는 방법은 건선이 심한 부위를 비교해 보는 방법
이다. 즉, 햇볕을 거의 받지 못하는 몸통보다 손발이나 얼굴 등 햇
볕을 많이 쬐는 부위에 건선이 심하다면 그것은 건선처럼 보이지
만 사실은 목음체질의 건선이 아니다. 그것은 다른 체질의 피부병
이 장기적으로 만성화되면서 건선 같은 상태를 나타내는 것이므로
진짜 건선과는 구별되어야 한다.

이럴 경우에는 음식을 가리고 비타민 D를 투여하고 햇볕을 쐬어 건선에 대한 치료를 해도 증세는 점점 악화될 뿐이다. 건선 같아 보이는 가짜 건선이 아닌 진짜 건선은 얼굴이나 손발보다는 신체의 몸통에서 그 증세가 심하다. 이런 경우 아무리 건선 증세가 심할지라도 손등 부분만은 거의 깨끗한 걸 볼 수 있는데 이것은 우리의 신체 중에서 햇볕에 제일 많이 노출되는 부분이 손등이기 때문이다.

왜 건선이라는 병에 걸리면 위와 같은 방법을 시행해야 잘 낫게 되는 것일까? 그것은 건선이란 병이 걸리는 사람의 체질적 특성 때문이다. 즉 건선이란 병은 특히 목음체질이 체질에 맞지 않는 것들을 평소에 많이 접하게 되면서 선천적으로 약하게 타고난 호흡기 계통이 더욱 과약(過弱)해지면서 일어나는 피부건조 현상이다. 그러므로 과약하게 된 호흡기 계통을 강하게 만들어 주는 것이 치료의 쟁점이 되는데, 모든 치료와 음식과 생활상의 조심할 점이 모두 과약한 호흡기를 강하게 회복시켜 주기 위한 방법이다.

햇빛을 쐬는 것도 피부에서 비타민 D가 만들어지게 해서 약해진 호흡기를 강하게 만드는 한 가지 방법이다. 이런 원리를 잘 이해할 수는 없겠지만 여하튼 건선이란 병은 목음체질에서 흔히 볼 수 있는 병이란 것은 꼭 알아두도록 하자. 그러나 가끔씩 목양체질이나 토양체질에서도 건선을 발견할 수가 있으니 건선이 있다고 무조건 목음체질이라고 단정하는 것은 옳지 못하므로 먼저 정확하게 체질을 감별해야 함은 물론이다.

결론적으로 목음체질과 목양체질이 평소에 생선회를 즐기게 되면 건선이나 여드름 등의 피부병이 잘 생기는 것은 물론이고 피부가 탄력이 없어지고 거칠어지며 얼굴에 기미가 잘 생긴다. 그리고 배탈이 잘 나고 아랫배가 불편해진다. 그러므로 목음체질과 목양체질은 특히 조심해야 한다.

여드름, 건선, 아토피 피부염, 알러지 피부염 등 많은 피부병 환자를 치료해 보았지만 치료만 충실히 받고 체질에 맞게 지시사항만 잘 따르면 아무리 치료하기 어려운 난치성 피부병이라도 거의 완치시키거나 상당히 완화시킬 수가 있다.

근래에 들어 서양의학에서는 건선에 비타민 D를 먹고 바르고 하니 효과가 있다고 발표했다. 그러나 왜 비타민 D가 건선에 효과가 있는지를 잘 모를 뿐 아니라 건선이 여덟 가지 체질 중에서 한두 체질에서만 발생한다는 사실도 모르고 있다. 또한 건선이 잘 오는 체질은 목음체질과 목양체질인데 그 체질은 항상 비타민 D가 부족한 상태여서 아무리 비타민 D를 많이 복용해도 비타민 D의 과잉이 초래되지 않고 항상 비타민 D가 부족한 상태라는 것도 모르고 있다.

그러므로 비타민 D를 사용하면서도 비타민 D의 과잉을 항상 경계하는 것이다. 햇빛을 쬐면 피부 속에서 비타민 D가 만들어져서 건선이 치료된다는 사실은 알고 있지만 다른 피부병과는 달리 왜 유독 건선에서만 햇빛이 효과가 있는지는 알지 못한다. 햇빛이 건선이 오는 목음체질, 목양체질의 폐와 호흡기와 허약한 피부기능을 도와 그것을 강하게 만든다는 사실을 알지 못하는 것이다. 그리고 건선이 있을 때는 뿌리채소와 견과류가 좋고 푸른 잎채소나 등푸른 생선이 해롭다는 사실도 알지 못한다.

그러나 서양의학에서 체질이란 개념도 없으면서 비타민 D와 햇빛이 건선이란 병에 좋다는 것을 알아냈다는 것만 해도 칭찬받을 만한 연구라고 하지 않을 수 없다. 그것이 경험인지 학문적 연구의 결과인지는 몰라도 대단한 연구성과임에는 틀림없다. 그런 연구를 이루어낸 사람들이 체질이란 개념을 도입해 다시 연구한다면 실로 엄청난 결과가 나올 것이다.

필자는 그런 비약적인 의학상의 발전을 가져올 연구들이 우리나라에서 이루어졌으면 하고 진심으로 바란다. 서양의학이 체질이란 개념을 도입하게 되면 100년 동안 할 수 있는 발전을 순식간에 이룩할 수 있는 것이다. 그것을 어찌 외국에 뺏기겠는가?

서양의학과 약학에서 체질이란 개념을 도입하면 아주 기초적인 포도당 주사에서부터 영양제, 감기약, 위장약, 항생제, 마취약 등에까지 혁신을 이룰 수가 있고 치료법과 수술법 등이 체질별로 다르게 확립되어 치료에 실패가 없어질 것이다. 뜻있는 의학자들이 한데 모여 진정한 의학 발전을 도모할 그날이 곧 오게 되었으면 한다. 반드시 우리나라에서.

열여섯 번째 이야기 채식과 정력감퇴

수 년 전에 미국에서 활동하는 의사 모씨가 내한해 국내에 채식 선풍을 일으킨 적이 있었다. 그때 그의 유명세를 믿고 많은 사람들이 그가 시키는 대로 육식을 멀리하고 채식만 열심히 했었다. 이 책을 읽고 있는 독자 여러분 중에서도 그의 채식 이론에 따라 열심히 채소를 먹었던 기억이 있는 사람들이 더러 있을 것이다. 그런 많은 사람들 중에 다행히 채식이 체질에 맞아 이득을 본 사람들도 있었지만 그보다 더 많은 사람들이 불행히도 채식이 몸에 맞지 않아서 건강이 악화되는 경험을 했다. 왜 그런 현상이 일어나는 것일까? 왜 똑같이 채소를 먹고도 어떤 사람들은 병도 낫고 몸도 건강해지는데 어떤 사람들은 오히려 병이 심해지고 건강이 나빠지는 것일까? 거기에는 분명한 이유가 있다. 그 이유가 무엇인지 다음의 사례를 읽고 다 같이 생각해보자.

 사례_____

수년 전, 재미 의학자 이 모씨의 채식 이론이 한참 신문과 라디오와 TV 등 매스컴을 탈 무렵이었다. 어느 날 40대 중반의 중년부부와 여고생 딸 그리고 중학생 아들 등 일가족이 함께 내원했다. 그 가족들 중 어머니는 그 무렵 유행하던 이 모씨의 건강이론을 신문과 TV 등에서 접하고 나서 그 이론에 잔뜩 매료되어 있었다. 그래서 어머니는 가족 모두의 건강을 위해 이 모씨가 주장하는 방법대로 채식을 해야겠다고 생각했다.

그런 결정을 내리기까지는 평소에 어머니 자신이 채식을 위주로 식사를 해 스스로의 건강을 잘 유지했으며 어쩌다 가끔 육식을 하게 되면 소화도 되지 않고 몸도 안 좋아진다는 것을 많이 경험한 탓도 있었다. 여고생 딸과 중학생 아들의 반발도 있었지만 어머니는 온가족의 채식을 꿋꿋하게 밀고 나갔다.

온가족이 채식을 시행한 지 한 달 후, 이상한 일이 일어났다. 어머니 자신과 중학생 아들은 건강에 아무런 문제가 없었지만 남편과 여고생 딸은 피로감과 무력감을 호소하며 아침이 되어도 몸이 무거워 빨리 일어나지를 못해 직장과 학교에 종종 지각하게 되었다.

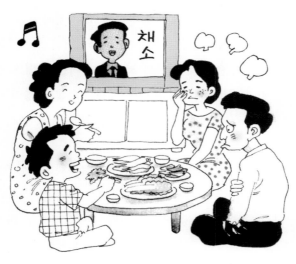

어머니는 그러나 남편과 딸의 피로감은 채식을 하는 동안에 오는 일시적인 현상으로 믿고 계속 채식을 시행해 나갔다. 또 다시 한 달이 지났다. 남편과 딸은 두 달 간의 채식으로도 조금도 몸이 나아진 게 없었으며 오히려 피로와 무력감이 점점 더 심해만 갔다. 석 달이 지나도 마찬가지였다. 그때서야 무언가 이상하다고 느낀 어머니는 그 이유를 알아보기 위해 온 가족을 이끌고 진료실을 찾은 것이다.

석 달간의 채식으로 아버지는 뚜렷한 정력 감퇴와 심한 피로감, 요통, 설사, 소화불량, 식욕부진 그리고 하루 종일 쏟아지는 잠 등의 증세가 있었고, 딸은 월경불순, 월경통, 여드름, 구내염, 피로, 집중력 부족, 학습능력 저하, 계속적인 졸음과 하품 등의 증세가 있었다. 이런 경우는 이야기만 듣고도 어머니와 아들은 금음체질 아니면 금양체질 그리고 아버지와 딸은 목음체질 아니면 목양체질임을 알 수가 있는 것이다.

네 명을 모두 진찰 침대에 눕혀서 진맥해 보고 3~4일간 체질침과 체질 감별약으로 각자의 체질을 확인해 보니 생각했던 대로 어머니는 금양체질, 아들은 금음체질, 아버지와 딸은 둘 다 목양체질이었다. 어머니와 아들에게는 이 모씨가 시키는 그대로 채식을 해도 좋지만 이왕이면 뿌리채소보다는 잎채소 쪽으로 많이 먹도록 권하고, 아버지와 딸에게는 잎채소는 먹지 말고 육고기와 뿌리채소를 많이 먹도록 권했다.

아버지와 딸에게는 그동안 체질에 맞지 않는 채식으로 인해 깨어진 건강의 균형을 체질침과 녹용이 들어간 한약을 처방해 바로잡아 주었다. 보름이 안돼 아버지의 건강은 정상상태로 회복되었다. 딸은 한달 후 월경이 정상으로 돌아오고 집중력이 좋아졌으며 여드름과 구내염도 거의 나았다.

아버지는 이제 양기가 영영 갈려나 보다 하고 서글프게 생각하고 있었는데 다시 양기가 돌아와 더없이 기쁘다고 했고, 딸은 얼굴 여드름이 나아서 무엇보다 기쁘다고 했다. 아버지와 딸에게 될 수 있으면 앞으로도 잎채소는 먹지 말고 육고기와 뿌리채소를 많이 섭취하면 건강이 아주 좋아질 것이라고 말해 주었다.

그러자 옆에 있던 어머니는 왜 똑같은 사람이고 모두 한 가족인데 자기와 아들은 채식을 해도 건강이 좋아지고 아버지와 딸은 오히려 건강이 나빠지는지 궁금해했다. 그래서 여덟 가지 체질에 대한 설명과 함께 각 체질의 특징, 좋고 나쁜 음식과 약 등에 대해 대강 설명했지만 어머니는 잘 이해하지 못하는 것 같았다. 사실은 이해하지 못하는 것이 아니라 이해는 하지만 믿기가 어려운 것이다. 본인이 여태까지 알고 있던 지식과 필자의 가르침 내용이 서로 틀리니까 갈등을 일으키는 것이다.

TV에 나오는 유명한 사람이 시키는 대로 하니까 아버지와 딸은 오히려 병이 생기고, 반면에 필자가 시키는 대로 하니까 아버지와 딸은 몸이 좋아졌으니 어머니의 생각에는 이상하기도 할 것이다.

 해설 ____

우리나라 사람들은 외국에서 들여온 것이라면 비판하지도 않고 선망하며 받아들이는 경향이 있다. 그 때문일까? 재미 의학자 이모씨의 채식이론은 우리나라 국민들에게 적지 않은 파문을 던져주며 전국을 채식 열풍으로 몰아갔다. 그 이론을 듣고 있으면 이상한 생각이 든다. 그것은 육식을 하면 마치 음식이 아니라 독을 먹는 것같이 느껴지고 또한 곧 병이 들어 죽을 것 같은 생각이 들게 만드는 것이다. 그래서 그 당시 많은 국민들이 이 모씨의 채식이론을 따라서 식생활을 채식으로 바꾸었다. 그러나 그 결과는 어땠을까?

한마디로 좋지 않은 결과였다. 물론 이 모씨 본인은 자기의 이론대로 시행해 건강에 도움을 받은 사람들로부터 감사의 인사와 칭찬을 많이 받았을 것이고 그 결과에 스스로는 만족했을 것이다. 그러나 자기 이론대로 시행해 병이 악화되고 여태껏 없던 병까지 생긴 더 많은 사람들의 침묵의 소리는 듣지 못했을 것이다. 결국 자기의 채식 이론대로 시행해 몸이 좋아진 사람들에게만 둘러싸여서 자기 이론대로 따라하지 않는 사람과 육식을 끊지 못하는 사람들을 딱하게 여기고 있었을 것이다.

그를 진맥하고 치료해 보지 않아서 그의 체질을 무엇이라고 단정할 수는 없다. 하지만 그의 이론을 살펴보면 그는 금음체질 아니면 금양체질일 것으로 충분히 추측이 가능하다. 이 두 가지 체질 중 하나가 아니라면 그의 채식이론으로는 그 자신의 건강을 유지할 수 없다. 만일 그가 금음체질이나 금양체질이 아니라면 그런 자신의 채식이론으로 식생활을 했을 경우에 그는 건강한 생활을 하기 힘들었을 것이다.

채식만 하라는 것은 모든 영양분을 골고루 섭취하라는 현대 영양학의 이론에 상반되는 모순된 주장이다. 왜 첨단을 걷는다는 미국의 의학자가 역시 첨단을 걷는다는 현대 영양학의 이론을 무시하고 채식만 고집하게 되었을까?

그는 건강이 좋지 않아 오래도록 고생하고 있을 때 육식을 하고 나면 건강이 더욱 안 좋아진다는 것을 여러번 경험했던 것이다. 그리고 채식을 하게 되면 그 이유는 잘 모르겠지만 이상하게 건강이 좋아진 경험도 여러번 하게 되었던 것이다. 그와 같은 개인적인 경험으로 인해 의학 교과서에 무어라고 씌어 있든 상관없이 육식은 해롭고 채식이 건강에 좋다는 생각을 하게 된 것이다.

유감스럽게도 그는 자신의 경험이 모든 사람에게 똑같이 적용될 것이라고 생각했다. 사람에게는 서로 다른 여덟 가지 체질이 있다는 것을 모른 채 자기 경험에만 비추어 육식이 해롭고 채식이 건강에 좋다는 채식이론을 개발한 것이다.

그는 처음부터 채식이 좋다는 무슨 이론을 세워서 채식을 시행하고 그 결과로 건강이 좋아진 것이 아니었다. 그와는 반대로 먼저 채식으로 자신의 건강이 좋아지는 경험을 하고 난 후에 남에게 채식을 권유하게 되었고 채식이 좋다는 이론을 찾아내고 연구ㆍ개발했던 것이다. 무슨 말이냐 하면 먼저 체계적인 이론을 세운 것이 아니라 직접적인 경험이 우선되었다는 것이다.

만일 그와는 반대로 육식이 몸에 잘 받고 채식이 좋지 않은 어떤 목양체질의 사람이 채식이 몸에 해롭고 육식이 몸에 좋다는 자기의 경험을 뒷받침할 만한 이론을 개발하기로 작정한다면 그는 자기 주장을 뒷받침할 만한 여러 가지 증거를 쉽게 찾아내고 개발할 수 있을 것이다.

이렇듯 자신의 관점만으로 세상을 보게 되면 큰 실수를 범하게 된다. 그의 이론이 매스컴에서 장황하게 보도될 시기에, 그의 이론을 따르던 목음체질과 목양체질의 간경화 환자분들이 얼마 되지 않은 사이에 급격히 악화되어 곧 사망한 예를 여럿 보았다. 그의 훌륭한 채식이론이 목음체질, 목양체질의 환자를 그렇게 만든 셈이다.

그러나 그가 그런 것을 이해할 수는 없을 것이다. 그리고 이런 현상은 따지고 보면 그의 죄도 아닌 것이다. 그것은 여태까지 인류가 인체에 대한 비밀, 즉 사람의 체질은 여덟 가지이고 그 여덟 가지 체질에 따라 각자의 특징, 개성, 성격, 장단점이 모두 다르게 나타나며, 음식과 약도 여덟 가지 체질에 따라 좋고 나쁜 것이 다르다는 단순하고도 명확한 진리를 아직 발견 못 한 것이 죄일 뿐이다. 어찌 모르는 일로 일어난 현상을 단죄할 수 있겠는가?

육식을 금기시하는 이 모씨의 이론대로라면 채식을 주로 하는 우리나라 사람들은 건강하게 오래도록 장수해야 하고, 육식을 주로 하는 미국이나 유럽사람들은 병이 나서 일찍 죽어야 한다. 그렇지만 우리나라 사람들의 평균 수명은 미국이나 유럽사람들의 평균 수명에 도저히 미치지 못한다. 그뿐만 아니라 우리의 40대 사망률은 세계 최고의 수준이며, 중풍 발생률도 유감스럽지만 세계 1위이다.

왜 이런 어처구니없는 결과가 나타나게 되는 것일까? 서구인들은 하루 세 끼를 고기, 고기, 고기만 먹는다. 그런데도 채식을 주로 하는 우리나라에서 왜 중풍 발생률이 육식을 주로 하는 서구나 유럽에 비해서 월등히 높은 것일까? 참으로 이상한 일이 아닐 수 없다. 그 이유는 그렇게 고기만 먹고도 평생 건강할 수 있는 사람들, 즉 목음체질과 목양체질들이 서양에 많이 있기 때문이다. 그렇게 육식을 하고도 건강한 사람들은 이 모씨의 채식 이론은 '소 귀에 경 읽기'이다. 아예 조금의 관심도 없는 것이다.

그러면 그런 이 모씨의 채식이론이 왜 미국에서는 주목을 받고 있을까? 그 이유를 한번 살펴보자. 육식을 위주로 하는 미국 사회에서 병이 나는 사람들은 주로 육식이 해롭고 채식이 몸에 좋은 금음체질과 금양체질들이다. 금음체질과 금양체질들은 그 체질의 특성상 육식을 금하고 채식을 해야만 병이 잘 나으며, 육식을 계속할 경우에는 아무리 약을 먹고 병을 치료하려고 노력해도 병이 좀처럼 낫지를 않는다.

그러니 서구사회에서는 자연적으로 금음체질과 금양체질들이 오래도록 질병으로 고통받게 되는데 그렇게 병으로 고통받는 사람들은 질병의 고통 때문에 이 모씨의 채식이론에 솔깃하게 되고, 혹시나 내 병이 낫지 않을까 하는 마음에 그 이론에 따라 육식을 끊고 채식을 하게 되면 이상하게도 몸이 좋아지고 병이 낫는 신기한 경험을 하기 때문이다.

그런 이유로 이 모씨의 채식이론은 미국에서 주목받고 있는 것이다. 채식으로 병이 나은 사람들은 그 경험이 자기 체질에만 해당되는 것인 줄 모르고 다른 사람에게도 권하게 되는데 그 말만 믿고 자기 체질도 모른 채 무턱대고 채식을 하는 다른 사람들은 오히려 많은 해를 입게 된다.

이 모씨의 채식이론은 물론 금음체질과 금양체질에 해당되는 방법이지만 금음체질과 금양체질이 채식을 하더라도 뿌리채소를 많이 섭취하는 것은 좋지 않다. 잎채소 위주로 식단을 꾸며야 더욱 완벽해진다.

이제 여러분은 아무나 무턱대고 채식을 해서는 안된다는 것을 어렴풋하게나마 알았을 것이다. 채식만 하다가 건강이 안 좋아지고 병이 나서 고생하는 사람들은 생각 외로 무척 많다. 따라서 무슨 유명한 사람이니 하면서 TV나 신문, 라디오 등 매스컴에 나와 자기 이론을 펼치는 사람들의 말을 무조건 믿어서는 안된다. 또한 무슨 병에는 무슨 약이 좋다는 식의 단순한 이야기도 맹목적으로 따라서는 안된다. 문제는 자기 체질이 무엇인가 하는 것이다.

종교적인 이유 때문에 할 수 없이 채식만 고집하는 사람들도 많이 있다. 불교뿐만 아니라 기독교나 여타 유사 신흥종교에서도 채식만을 요구하는 교파가 무척 많다. 그러나 그런 종교를 믿는 신자들의 상당수는 채식이 몸에 해로운 체질들이어서 그로 인해 질병으로 고통받는 경우를 종종 목격하게 된다. 종교가 영혼을 구원하는 것은 둘째 치더라도 지금 살고 있는 지상의 생명들을 질병으로 고통받게 한다면, 그런 종교는 문제가 있다고 생각한다. 살생이 문제가 된다면, 살생을 피하는 방법으로 각 체질에 맞는 건강한 식생활을 해야 한다는 것이 생명과 건강을 다루는 의료인으로서 필자가 가지고 있는 짧은 생각이다.

포도(청포도)와 비만

열일곱
번째
이야기

　　한여름 더위에 지칠 대로 지치고 난 후, 아침저녁으로 제법 시원한 바람이 불어오는 늦여름이 오면 탐스런 알이 송송 여문 포도가 시장에 나온다. 지구상에서 제일 많이 재배되는 과일인 포도는 우리들이 한여름 더위에 쏟아낸 땀을 보충해 주기라도 하듯 늦여름과 초가을 사이 우리에게 새콤달콤한 맛을 선사하는 것이다. 포도는 과일뿐만 아니라 포도주로도 사람들의 사랑을 받고 있는 식품이다.

　　사람들은 한동안 포도를 과일과 술을 담그는 재료 이상으로 생각하고 있지 않았다. 그러나 요즈음은 포도를 식품의 가치를 넘어 건강식품으로 생각하고 있고, 특히 단식을 하는 분들은 포도를 이용해 포도 단식을 하는 경우도 많아졌다. 흔히 말해서 피가 되고 살이 된다는 포도. 포도는 사람들이 생각하듯 그렇게 사람 몸에 좋기만 한 것일까? 다음의 예를 읽고 다같이 생각해 보기로 하자.

사례 ____

　어느 날, 여대생 딸과 그녀의 아버지가 내원했다. 그 여대생은 160cm의 키에 90kg의 체중을 가진 뚱뚱한 몸매였는데 다름 아닌 그녀의 비만을 치료하고자 내원한 것이었다.

　보통 딸들은 어머니와 함께 오는 경우가 많은데 아버지와 함께 온 연유를 물으니 살을 뺀다고 단식을 한 후 빠지라는 살은 빠지지 않고 몸에 이상증세 즉 어지럼증, 피로, 무력감, 냉·대하 등만 나타나자 아버지가 아무래도 딸에게 체질적인 문제가 있는 것 같다며 여기로 데려왔다는 것이다. 그녀의 아버지는 얼마 전 자신의 오래된 위장병을 체질 치료로 완치시킨 분이었기 때문에 딸을 데리고 왔던 것이다.

　"단식을 했다는데 어떤 방법으로 단식을 했습니까?"

　"네. 포도 다이어트를 했습니다."

　"단식을 해도 전혀 체중에 변화가 없던가요?"

　"단식을 한 후 4kg 정도 몸무게가 빠졌으나 단식을 끝낸 후에 식사를 다시 시작하자마자 며칠 사이에 체중이 93kg으로 단식 전보다 훨씬 더 늘어났습니다. 단식을 하는 동안 심한 피로와 무력감 그리고 어지럼증 등이 있었는데 단식 중이라 음식을 먹지 못해 그런 줄 알았습니다. 그러나 단식을 끝내고 난 지금은 음식을 예전처럼 먹고 있고 그리고 체중이 예전보다 오히려 더 늘어났는데도 피로와 무력감과 어지럼증 등은 나아지지 않고 계속 그대로입니다."

　그녀는 단식을 끝낸 후 자신의 체중이 원래의 90kg에서 3kg이나 더 늘어났는데도 이상하게 예전에 없던 어지럼증과 피로와 무력감

5부 가족 건강을 지키는 하늘건강법

을 심하게 느낀다며 불안해했다. 불안해하는 그녀를 진찰 침대에 눕혀 진맥을 해보았다. 그러나 그녀의 팔목은 살이 너무 많이 쪄서 맥이 잘 잡히지 않았다. 힘들게 오래도록 맥을 살펴보니 목음체질 아니면 목양체질인 것 같았다.

"지금 진맥을 해보니 맥이 정확하게 나오지 않아서 체질이 확실치가 않으니 며칠간 치료를 해보고 나서 체질이 확실하게 나오면 그때 가서 비만의 원인과 치료에 대해 자세히 말씀을 해드리겠습니다. 그러니 체질을 찾기 위해 우선 며칠간 치료를 해봐야겠습니다."

일주일간 체질침을 놓고 체질 감별약을 투여해 그녀의 체질을 확인해 보니 그녀는 목음체질이 아니라 목양체질로 판명되었다. 체질이 판정되고 난 후 그녀에게 포도 단식 후에 몸이 더 악화된 이유를 설명해 주었다.

"포도는 목음체질과 목양체질에는 안 좋고 수음체질과 수양체질에 좋은 식품입니다. 그러므로 목음체질과 목양체질의 경우에는 포도를 과하게 먹고 나면 반드시 몸에 안 좋은 영향을 줍니다. 특히 포도 단식 중에는 다른 음식을 먹지 않고 포도만 먹기 때문에 해로움이 더 커집니다. 그러므로 목음체질, 목양체질이 포도 단식을 하게 되면 단식으로 음식을 섭취하지 않는 상태이므로 체중이 일시적으로 빠지는 효과가 있을지는 몰라도 몸에 맞지 않는 포도의 과다섭취 때문에 건강의 균형이 깨지게 되어, 결과적으로는 살도 잘 빠지지 않고 나중에는 아픈 데만 여기저기 생기게 됩니다. 단식중에 체질에 맞지 않는 포도를 먹었기 때문에 단식을 끝내고 체중이 회복되고 나서도 어지럼증과 피로 무력감 등의 증세가 오는 겁니다."

"포도 때문에 몸이 안 좋아졌다구요?"

"그렇습니다."

"포도는 피를 만들게 해주는 좋은 과일 아닌가요?"

"어떤 체질에서는 그렇지만 어떤 체질에서는 병만 일으키게 될 뿐입니다."

"그래요? 그러면 저한테는 포도가 맞지 않다는 말씀인가요?"

"네. 그렇습니다."

"그럼 제 체질에는 포도 단식법이 좋지 않다는 말씀이세요?"

"좋지 않은 정도가 아니라 아주 나쁩니다. 목양체질이 포도단식을 하면 빠지라는 살은 빠지지 않고 병만 남게 됩니다."

"그러면 저는 살을 뺄 수가 없나요? 저는 살을 빼고 싶은데요."

"살은 뺄 수 있습니다. 단지 살을 빼는 방법이 맞지 않다는 겁니다."

"그럼 저는 어떻게 해야 살이 빠집니까? 물만 먹어도 살이 찌는데요."

"그것은 본인이 잘못 알고 있어서 그런 겁니다. 물만 먹어도 살이 찌는 것이 아니라 체질에 맞지 않는 음식을 먹어서 살이 찌는 것입니다. 아가씨의 체질인 목양체질은 배추나 상추 같은 잎채소를 먹으면 몸이 붓게 되어 그 부은 것이 체중이 늘어나는 원인이 되는데 그것을 모르고 몸을 붓게 만드는 잎채소를 많이 먹어서 체중을 늘리고 있으면서도 아무것도 먹지 않는데도 살이 찐다고 이야기 하는 것입니다. 아가씨는 잎채소를 멀리하고 육고기를 먹어야 살이 빠집니다."

"뭐라구요?"

한동안 그녀는 벌어진 입을 다물지 못했다.

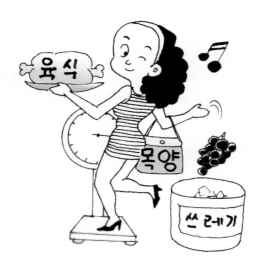

"어떻게 채소를 멀리하고 고기를 먹어야 살이 빠진다는 것인지 도저히 이해가 되지 않네요."

"이해 못하는 것이 당연한 일입니다. 이해가 된다면 그것이 오히려 이상한 일입니다. 사람들은 체질이란 것을 모른 채 남이 해서 좋다는 다이어트법을 무조건 따라하게 됩니다. 그러므로 자기가 선택한 방법이 자기 체질에 맞지 않으면 아가씨처럼 살을 빼지도 못하고 건강만 더 나빠지는 결과를 초래하게 됩니다. 즉 잎채소를 먹어야 살이 빠지고 건강해지는 사람이 있는가 하면 뿌리채소를 먹어야 살이 빠지고 건강해지는 사람도 있습니다. 반면, 육고기를 먹어야 살이 빠지고 건강해지는 사람도 있습니다. 그래서 어떤 사람은 수박 다이어트를, 어떤 사람은 포도 다이어트를, 어떤 사람은 사과 다이어트를 해서 효과를 보았다고 각각 다르게 주장하는 겁니다. 각 개개인의 체질적인 특성에 따라 효과를 보는 다이어트법이 다르기 때문에 여러 가지 수많은 다이어트법이 여기저기서 소개되고 있는 겁니다. 이런저런 다이어트법을 모두 시행해 보아도 별 효과를 보지 못했던 몇몇 사람들이 우연히 육식을 많이 하게 되면서 건강해지고 살도 빠지는 경험을 하게 되었는데, 그런 경험에서 나온 것이 황제 다이어트라는 겁니다. 황제 다이어트는 육식을 하면서 살을 빼는 다이어트법인데, 그 말은 사람들 중에는 육고기를 먹어야 살이 빠지면서 건강이 좋아지는 체질이 있다는 뜻입니다. 아가씨가 그 체질에 해당되므로 실제로 잎채소를 많이 섭취하는 이유 때문에 몸이 부어서 살이 찌고 있으면서도 물만 먹어도 살이 찐다고 말을 하는 것이고 그리고 포도 다이어트를 시행하고 난 후 체중이 줄어들기는커녕 오히려 몸에 병만 생기는 결과를 초래한 겁니다."

그녀에게 체질에 맞는 다이어트법을 믿게 하는 것은 쉬운 일이 아니었다. 목양체질은 육식을 하면서 다이어트를 해야 체중이 빠진다. 그러나 그런 말을 믿기에는 그녀는 잡다한 잘못된 지식들을 너무 많이 알고 있었다. '세상에! 비만 환자에게 육식을 하라고 하다니! 이 한의사가 제정신이 아니야. 단단히 돌았구먼!' 하고 그녀는 생각하는 것 같았다.

그도 그럴 것이 나중에 안 사실이지만 그녀는 모 대학의 식품영양학과에 재학중인 학생이었던 것이다. 그러므로 단백질이니 탄수화물이니 지방이니 칼로리니 하면서 성분적이고 열량계산적인 영양학 지식만 잔뜩 알고 있으니, 기(氣)의 영양학을 이해하기 어려운 것이 당연한 일이었던 것이다.

일반적으로 비만인 경우에는 무조건 육식을 피하는 것이 상식처럼 되어 있다. 그래서 비만 환자는 육식을 하지 않으려고 무던히도

애를 쓰며 채식만을 고집하고 있다. 과연 그렇게 해서 살이 빠지는가? 결론적으로 말해서 그렇게 하면 금음체질과 금양체질에서는 살이 빠진다. 그러나 목음체질과 목양체질은 육식을 하지 않고 잎채소를 많이 먹으면 살이 빠지기는커녕 아침마다 일어나 보면 몸이 무겁게 부어 있으며 그 부은 것이 살이 되어 체중이 늘기만 한다.

그래서 '나는 먹는 것도 없는데 살이 안 빠진다. 물만 먹어도 살이 찐다'고 잘못 생각하는 것이다. 그녀도 평소에 육식은 별로 좋아하지 않아서 거의 먹지 않았다고 한다. 육식을 거의 하지 않는데도 육식을 하면 살이 찐다는 잘못된 생각 때문에 살이 찌면 찔수록 별로 먹지 않던 육식을 더욱 멀리하게 되어 몇 달이 가도 한번 먹을까 말까 한 것이다. 채식은 살이 찌지 않는다는 생각으로 계속 채식만 고집했다. 목음체질과 목양체질은 잎채소를 먹고 나면 다음 날 아침에 몸이 붓고 그 부은 것이 살이 되는 원리를 모르니까 여태껏 그렇게 생활한 것이다.

목음체질과 목양체질 중에서 실제로 육식을 하니까 살이 찌더라고 말하는 분이 가끔 있는데, 이는 육식을 할 때 육식의 양을 너무 과하게 먹거나 상추, 쑥갓, 깻잎 등 잎채소를 같이 먹기 때문이다. 이럴 경우 잎채소 없이 고기만 적당한 양으로 줄여 먹든지 아니면 잎채소 대신 무나 당근 같은 뿌리채소를 같이 먹으면 붓거나 살이 찌지 않는다. 목양체질은 채식을 하지 않고 육식만 해도 살이 야무지고 단단해질 뿐 체중이 늘지는 않는다.

그리고 목양체질은 채식을 하지 않고 육식만 해도 무척 건강해지고 동맥경화나 중풍이나 당뇨 등의 병이 전혀 없이 장수하게 된다. 오히려 잎채소를 많이 먹으면 콜레스테롤 수치가 올라가서 고지혈증과 동맥경화, 중풍 같은 병이 오게 된다. 목양체질이 육식을 하고 체한 경우도 물론 과식을 해서 그런 경우도 있지만 역시 육식을 할 때 잎채소를 같이 먹어서 잎채소에 체해 오는 경우가 대부분이다.

고기만 먹으면 오히려 소화가 더 잘되는 체질이 목양체질인데 육식을 할 때 채소와 더불어 골고루 먹어야 좋다는 생각으로 잎채소를 같이 먹으니 그것 때문에 탈이 나는 것이다. 목음체질과 목양체질은 육식을 할 때에도 양파나 마늘이나 당근이나 무 등의 뿌리채소와 같이 먹어야 건강에 좋다.

우리 주위에서 간혹 음식을 먹고 체한 후에 온갖 치료를 해도 안 낫다가 곰탕이나 갈비탕을 먹고 나니 체한 것이 금방 나아버렸다는 이야기를 듣는 경우가 있는데 이런 체질이 목양체질이다. 가끔 목음체질에서 육고기 특히, 돼지고기를 소화시키지 못하는 경우가 있는데 이는 위장이 많이 무력할 때 나타나는 증상이다.

이럴 때는 곰탕, 갈비탕 등 육고기의 국물을 우선 섭취하고 위장을 치료해 감에 따라 천천히 육고기까지 같이 먹도록 하면 된다. 육식을 할 때 여러 가지 채소를 같이 먹는다는 것은 자기 체질을 알지 못할 때, 그러니까 무엇이 자기에게 좋고 나쁜지 모를 때에 궁여지책으로 고기와 채소를 같이 먹는 것이다. 결코 육고기와 채소를 같이 먹는다고 해서 건강에 좋은 것은 아니다.

치료에 들어갔다. 그녀는 식사량을 줄이는 대신 잎채소를 먹지 않고 육식을 조금 하는 식사방법으로 바꾸고 비만침과 체질침 그리고 비만약으로 치료했다. 치료 후 8개월 동안 한 달에 평균 3kg씩 모두 24kg이 빠져 64kg이 되었다. 단식을 해도 잘 빠지지 않던 그녀의 체중이 육고기를 먹으면서 치료를 받으니 더 잘 빠지고, 더군다나 몸에 아무런 부작용 없이 몸도 가벼워지고 피로도 덜하며 건강이 좋아지면서 체중이 줄었다. 그런 방법이 그녀의 체질인 목양체질의 다이어트 방법이다.

치료가 순조롭게 진행되자 그녀는 육식만 하면서도 건강에 아무런 무리 없이 체중이 빠지는 데 대해 매우 당혹해했다. 자기가 알고 있는 식품영양학적 지식으로는 도저히 이해되지 않는 일이 자기 몸에서 일어나고 있으니 놀랄 만도 했을 것이다.

약 1년 후, 그녀는 놀랄 만큼 날씬한 미녀가 되어 있었다. 그녀가 알고 지내던 사람들이 그녀를 알아보지 못할 정도였다. 체중이 줄었다는 것이 그녀의 입장에서는 제일 중요한 변화였겠지만 치료를 하는 입장에서는 그녀의 건강이 전반적으로 많이 호전되었다는 것이 더욱 의미 있었다. 그녀는 체중 감소 외에 건강을 덤으로 얻은 것이다. 그런 좋은 건강상태는 그녀가 자기 체질에 해로운 음식을 찾아먹지 않는 한 계속 유지될 것이다. 그리고 앞으로도 자기 체질에 좋은 음식만 먹게 되면 절대로 비만해지지는 않을 것이다.

그녀에게는 육식을 해야만 체중이 빠지고 건강해지는 그런 본인의 경험이 체질이란 관점에 새로이 눈을 뜨는 기회가 되었을 것이다. 그녀가 그녀의 경험을 바탕으로 전공 분야를 살려서 단순히 이론만의 식품영양학이 아닌 각자 다른 체질 안에서 실제적으로 일어나고 있는 살아 있는 영양학을 진지하게 연구했으면 하고 바랐다.

 해설 ____

비만의 원인은 상당히 복잡하다. 그리고 육식 하나만이 그 원인이 아니다. 그런데 대부분의 비만한 사람들은 육식을 비만의 주원인으로 생각하고 극도로 먹기를 꺼리고 있다. 의학자들은 뚜렷한 비만의 원인을 찾을 수 없기 때문에 스트레스를 원인으로 보기도 한다. 그러나 체질의학에서 보면 비만의 원인은 전혀 다른 곳에 있다.

물론 육식이나 인스턴트 식품이 주된 비만의 원인이 되는 체질도 있다. 금음체질과 금양체질이 거기에 속한다. 그러나 목음체질과 목양체질에서는 오히려 잎채소에서 비만이 온다. 이것은 일반인들이 쉽게 납득하지 못하는 내용이다. 기름기 하나 없는 잎채소에서 비만이 온다? 이 믿어지지 않는 사실을 납득시켜서 환자의 이해와 협조를 구하기란 쉽지 않다. 설령 환자 자신이 여태껏 육식을 하지 않고 채식 위주의 식사를 계속해 그 결과 비만이 왔음에도 불구하고 환자는 육식을 비만의 원인이라고 생각해 채식만을 고집하는 것이다.

이것은 현대 영양학의 잘못된 이론이 여과 없이 우리나라에 그대로 수입된 결과이다. 구미에서 발달된 서양 영양학의 입장에서 보면 그쪽은 육식 사회이므로 당연히 질병 발생률이 육식이 해로운 금음체질과 금양체질에서 월등히 많을 것이고, 비만의 원인도 육식에서 오는 것이 월등히 많을 것이다.

그런 서양 영양학의 이론을 그대로 도입한 우리나라 역시 비만을 육식 위주의 식생활 때문에 온다고 생각하고 채식을 권장하고 있다. 이는 사람의 체질을 무시한 것으로 고쳐야 할 부분이 많이 있다. 지금부터라도 체질에 대해 정확히 인식하고 각자의 체질에 맞는 체중 조절법을 시행해야겠다. 각 체질에 맞는 다이어트법은 다음과 같다.

금음체질과 금양체질 - 육식과 인스턴트 식품을 금하고 푸른잎 채소를 주로 섭취한다. 좋은 음식은 상추, 배추, 양배추, 시금치, 신선초, 케일 등. 과일로는 청포도(검은포도는 안됨), 참외 등을 이용해 다이어트 한다.

목음체질과 목양체질 - 잎채소를 금하고 뿌리채소와 육식을 주로 섭취한다. 좋은 음식은 무, 당근, 연근, 도라지, 콩나물, 양파, 마늘, 우유, 요구르트 등. 과일로는 배, 수박 등을 이용해 다이어트를 한다. 목음체질과 목양체질은 약간의 체질적인 차이 때문에 다이어트법도 조금 구별하는 것이 좋다. 즉 목음체질은 육식보다는 뿌리채소가 더욱 좋으며 목양체질은 뿌리채소보다는 육식이 더욱 좋다.

토음체질과 토양체질 - 모든 열성 식품을 금하고 채소 종류와 냉성 식품을 주로 섭취한다. 좋은 음식은 배추, 상추, 양배추, 오이, 미나리, 보리 등. 과일로는 참외, 딸기, 바나나 등을 이용해 다이어트를 한다.

수음체질과 수양체질 - 모든 냉성 식품을 금하고 온열성 식품을 주로 섭취한다. 좋은 음식은 찹쌀, 현미, 미역, 다시마, 감자, 컴프리 등. 과일로는 사과, 귤, 토마토, 검은 포도 등을 이용해 다이어트를 한다.

포도 다이어트는 검은 포도일 경우에는 수음체질과 수양체질에 좋은 방법이 되고, 청포도일 경우에는 금음체질과 금양체질에 좋은 방법이 된다. 다른 체질들은 해로우니 조심해야 한다.

다이어트를 할 때 식품 선택을 잘못하면 살이 잘 빠지지 않을 뿐 아니라 다이어트 후 예전에 없던 병만 더 얻게 되므로 유의해야 한다.

오래전에 미국에 카펜터스라는 남매 팝송 듀엣이 있었다. 〈The end of the world〉 등의 여러 히트송을 남긴 유명한 인기 듀엣이 었는데, 아름다운 목소리의 여가수가 비만으로 고생하게 되었다. 그러던 중 불행히도 그 여가수가 체중을 무리하게 빼다가 사망하는 안타까운 일이 발생했다.

미국에서는 무리한 다이어트로 사망하는 일이 아주 흔해서 큰 사회문제가 되곤 하는데 카펜터스의 여가수도 그런 경우였다. 그런데 무리한 다이어트로 사망하게 될 당시 그녀의 체중은 보통 사람의 평균 체중보다 훨씬 더 나갔다. 즉, 그녀는 비만인 채로 사망한 것이다. 다이어트를 할 때 음식 선택을 잘못하게 되면 이런 어처구니없는 결과가 오는 것이다.

노래하는 가수들은 상당수가 금음체질과 금양체질에 속하는데 이것은 음악적 센스가 발달되고 가창력이 뛰어난 체질이 금음체질과 금양체질이기 때문이다. 카펜터스의 여자가수도 외모나 목소리 등으로 보아 금음체질이나 금양체질 중의 하나로 추정되는데, 그녀가 잎채소로 다이어트를 했다면 정상 체중이 될 때까지 몸에 아무런 무리가 없었을 것이다. 그러나 평소 즐겨 먹던 육식을 다이어트를 한다고 육식의 양만 계속 줄여 먹다보면 정상 체중에 도달하기도 전에 건강의 불균형이 심화되어 사망에까지 이르게 된다.

그녀가 아마 이런 경우일 것으로 생각되는데 그녀뿐만 아니라 이와 유사한 경우가 미국에서는 흔하게 발생하고 있다. 근래에는 일본과 우리나라에서도 무리한 다이어트로 사망에 이르는 경우가 가끔 일어나고 있다.

이는 모두 자기 체질을 모른 채 체질에 해로운 것들을 먹어가면서 다이어트를 하기 때문에 살을 충분히 빼기도 전에 건강의 균형이 무너져 죽음에까지 이르게 되는 것이므로 체중을 빼려는 사람들은 반드시 자기 체질을 먼저 알아야 할 필요가 있다. 그래야만 성공적으로 체중도 줄이고 체중을 줄인 후에도 그 체중을 유지할 수 있으며 무엇보다도 살을 빼고 나서 예전보다 더욱 건강해질 수 있기 때문이다.

황제 다이어트라는 것이 있다. 이는 다른 다이어트법과는 달리 육식을 하면서 살을 빼는 방법인데 국내의 S 그룹의 총수가 시행해 효과를 보았다고 해 일반인들이 관심을 가지게 된 다이어트법이다. 체질의학에서는 이미 오래 전부터 목양체질의 다이어트법으로 권해 왔는데 요즘 들어 그 재벌그룹의 총수 때문에 새로이 각광받고 있다니 아이러니가 아닐 수 없다.

그 재벌그룹 총수의 체질이 목양체질이기 때문에 육식을 하면서 살을 빼는 황제 다이어트가 효과가 있었던 것인데 그런 원리를 모르는 일반인들이 너도나도 따라하는 것을 보니 안타깝기 그지없다. 여태껏 여러 다이어트법에서 그랬던 것처럼 많은 사람들이 황제 다이어트를 따라하다가 체중이 더 늘어나고 건강까지 악화되는 경우를 보고 있기 때문이다. 이런 어리석음에서 하루빨리 벗어나야겠다.

황제 다이어트가 체질에 맞는 목음체질과 목양체질이 황제 다이어트를 할 때에는 그 내용을 조금 고쳐서 해야 한다. 고칠 사항 몇 가지를 열거하면 다음과 같다.

첫째, 목양체질과 목음체질에 한해서 체중도 빠지고 몸도 건강해지는 것이 황제 다이어트법이니 먼저 자기 체질을 확실히 알고 난 후 목양체질과 목음체질에서만 시행하도록 한다.

둘째, 목양체질과 목음체질이 육식을 하면서 황제 다이어트를 시행해 체중을 조절하는 동안에도 잘못된 영양학적인 개념 때문에 상추 등 잎채소를 같이 먹는 경우가 많은데 이는 옳지 않은 방법으로 황제 다이어트의 효과를 반감시킬 뿐이니 잎채소를 같이 먹지 않도록 한다. 채소와 혼합할 때는 뿌리채소와 같이 섞어 먹도록 한다.

셋째, 목양체질은 뿌리채소보다는 육식을 위주로 소고기, 닭고기, 돼지고기 등을 먹도록 하고 목음체질은 육식보다는 뿌리채소 위주로 무, 당근, 연근, 콩나물, 도라지, 마늘, 양파, 더덕 등과 함께 먹도록 한다.

넷째, 목양체질과 목음체질이 황제 다이어트를 해서 체중이 줄면 음식을 예전에 먹던 것처럼 다시 바꾸지 말고 계속 목양체질은 육식을 위주로 먹고, 목음체질은 뿌리채소를 위주로 먹는다. 그러면 다시 살이 찌지 않고 건강도 좋아진다.

다섯째, 목양체질은 밥은 먹지 않아도 되니 육식만 하는 것이 더욱 체중을 줄이고 건강을 좋게 하는 방법이다. 서양사람들처럼 육고기로 식사를 대신하면 아주 좋다. 목양체질은 우리나라에서 태어난 것이 상당히 불행한 일이다. 서양에서 살아가는 목양체질들은 하루 세 끼를 고기만 먹는데 그렇게 평생 육식만 해도 아주 건강하게 비만 없이 장수하는 것을 볼 수 있다. 그러니 잘못된 영양학적 지식에 얽매여 육식을 기피할 이유가 전혀 없다. 목양체질은 육식을 겁내지 말아야 한다.

재벌 이야기가 나왔으니 잠깐 재벌과 체질에 대한 이야기를 해

보자. 체질은 사람의 개인적인 특성을 나타낼 뿐만 아니라 사회 전체에도 눈에 보이지 않게 엄청난 영향을 미치고 있다. 개인이나 가정 또는 소속집단 그리고 나라나 기업의 운영에도 체질의 영향이 그대로 나타나는데 여기서는 우리나라 재벌의 양대 축이라고 할 수 있는 H그룹과 S그룹을 예로 들어 설명하기로 하자.

수년 전에 타계한 H그룹의 J회장은 금음체질이다. 금음체질은 일을 하는 능력이 뛰어나고 머리가 좋으며 성격이 조금 급하고 약간 과격한 면이 있으며 무척 고집스럽기 때문에 그런 개인적인 체질 특징이 그룹의 운영에도 그대로 반영된다. 즉 뛰어난 감각을 가지고 하고자 하는 사업은 앞뒤를 재지 않고 밀고 나가는 불도저형 기업 경영을 한다. 남보다 앞장서서 나가는 경영, 보편적인 합리성보다는 사업감각으로 하는 경영, 그리고 뚝심과 불굴의 의지로서 하는 경영이라 하겠다. 신중함이 부족하고 시행착오도 많이 겪는 경영 형태지만 그런 저돌적인 경영이 뒤쳐졌던 한국 경제를 일으켜 세운 힘이 되었다는 것은 부인할 수 없는 사실이다.

반면 오래 전에 고인이 된 S그룹의 L회장은 목양체질이다. 그분의 후계인 지금의 L회장 역시 목양체질이다. 목양체질은 생각이 신중하고 행동이 무겁고 실행이 더디기 때문에 항상 이리저리 재어가면서 신중한 기업 경영을 하는 것이 특징이다. 그래서 남보다 앞서나가지는 못하지만 항상 실패하지 않게 조심스럽게 기업을 경영한다. 그러므로 안정성 면에서는 뛰어나지만 종종 너무 오랜 생각으로 사업의 적기를 놓치기도 한다. 자동차 사업이 그 좋은 예인데 근 몇십 년간을 탐색하며 너무 오래도록 구상하다가 그만 사업의 때를 놓치게 된 대표적인 경우이다.

그런 그룹 총수들의 체질적인 특징 때문에 H그룹은 저돌적으로 밀고 나가는 투지와 힘을, S그룹은 이모저모 생각하는 치밀함과 신중함을 특징으로 하는 그룹의 이미지가 형성되는 것이다. 이런 현상은 국가적인 차원에서도 나타나는데 그 나라의 지도자의 체질에 따라 국가 정책과 운영방법이 다르게 나타나게 된다. 고 박정희 대통령은 금음체질이었는데 그는 금음체질의 의지와 고집스러움으로 정책을 수립하고 수행해 나갔다. 만인이 반대하던 경부고속도로를 고집스럽게 밀고 나간 것 등 그의 정책은 금음체질의 특징을 그대로 나타내준 대표적인 경우이다.

한 가정에서는 그 가정을 이끌어 가는 가장의 체질에 따라, 직장에서는 그 직장의 책임자의 체질에 따라, 나라에서는 그 나라를 이끌어 가는 지도자의 체질에 따라 그 조직의 특성이 다르게 나타난다. 여러 인물들을 예로 들어서 그 인물이 어떤 체질이며 그가 이끌어 가는 조직에 어떤 영향을 주었는지를 살피는 것만 해도 족히 몇 권의 책은 될 것이다. 그러나 그런 일은 후일 체질에 눈뜬 사회학자가 할 일이며 건강을 이야기하는 본서의 의도에 어긋나니 여기서는 이 정도에서 그치기로 하자.

우유(요구르트)와 아토피 피부염

우유는 다른 식품과는 달리 영양학적으로 완전한 식품으로 알려져 있다. 일반인들은 식사 대신으로 우유 한 잔을 마시기도 하고 건강을 위하여 평소에도 즐겨 우유를 마시고 있다. 요즈음은 어떤지 모르겠지만 약 30년 전 쯤에는 학교에서 가르치는 교과 내용 중에 우유에 관한 것이 많이 있었는데 그 내용을 읽어보면 우유를 마셔야만 건강이 보장되고 우유를 마시지 않으면 마치 금방 영양실조에라도 걸릴 것 같은 그런 내용들이었다.

영양학적으로 거의 완벽에 가깝다는 우유가 과연 사람들이 생각하듯 그렇게 좋은 것일까? 그리고 그렇게 좋은 것이라면 어느 누구에게나 다 좋은 것일까? 사람의 모유와 가장 유사하다고 하여 어린 젖먹이들에게도 모유 대신으로 분유나 우유를 먹이는 것이 상식화되어 있는 요즈음의 세대들에게, 이 장에서는 그들의 우유에 대한 잘못된 지식을 바로잡는 기회를 마련해 주었으면 한다. 지금부터 우유에 대한 허실을 정확히 알아보기로 하자.

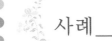
사례_____

　이제 갓 두 돌이 지난 남자 아기가 어머니와 함께 진료실을 찾았다. 때는 6월이었는데 예년보다 일찍 찾아온 무더위 때문에 아기는 아주 짧고 얇은 옷만 입고 있었다. 아기의 팔과 다리는 심한 피부염으로 보기에도 흉측하게 두터운 딱지가 군데군데 앉았고 여기저기서 진물이 흘러나오고 있었다. 아기는 가려움증을 이기지 못해 몸 여기저기를 심하게 긁어서 벌건 손톱자국이 온몸에 나 있었다. 특히 팔꿈치 안쪽과 무릎 뒤의 오금 등 살이 접히는 부분에 벌겋게 발적 현상이 심하게 나타나 있었다.

　아기가 진료실을 찾아온 목적은 피부병 때문이었다. 태열, 즉 아토피 피부염의 전형적인 증세였다. 물어보지 않아도 한눈에 그 아이의 체질이 금음체질 아니면 금양체질이라는 것과 그 아이에게 어머니가 모유를 먹여서 키우지 않았고 분유와 우유를 먹여서 키웠다는 것을 알 수 있었다. 또한 겨울과 봄에는 증세가 심하지 않다가 여름철에 접어들어 땀이 많이 나기 시작하면서 아이의 피부염 증세가 심해졌다는 것도 알 수 있었다.

　아이를 데리고 온 젊은 엄마는 진료실에 들어서기가 무섭게 불평부터 쏟아 내었다. 아이가 태어나고 나서 불과 몇 달 지나지 않아 아이는 태열에 걸렸는데 그 때문에 집안이 평온하지 못하다는 것이었다. 아이는 아토피 피부염 때문에 온 몸이 가렵고 괴로워서 하루종일 보채고 울고 하는데 특히 밤에는 가려움증이 더 심해지는지 온밤을 칭얼대며 보챈다는 것이다. 아이가 하루종일 보채자 어머니는 아이를 키우는 일이 점점 힘들어지게 되었다. 특히 아이가 밤중에 일어나 신경질적으로 보채는 통에 애 아빠와 본인은 잠이 모자라서 죽겠다고 야단이었다. 본인이 신경이 날카로워지는 것은 둘째치고라도, 직장생활을 하는 애 아빠가 잠이 모자라 직장생활에 지장을 주고 있어 큰일이라는 것이다.

아이의 아토피 피부염을 치료하기 위해 동네 소아과와 피부과뿐만 아니라 큰 병원까지 모두 찾아다녔으나 많이 가려운 증세만 조금 완화될 뿐 여태까지 별다른 효과를 볼 수가 없었다고 한다. 소아과와 피부과 의사들의 말로는 지금은 그 병에 대한 뚜렷한 치료법이 없지만 아이가 성장하면 아토피 피부염은 어느 정도 저절로 좋아지니 그렇게 걱정하지 말고 내버려두라고 했다.

그렇지만 부모의 심정으로 피부 때문에 괴로워하는 아이를 보고 있노라면, 병 때문에 아이의 성질도 신경질적으로 변하는 것 같고 아무 치료도 하지 않고 있자니 어머니의 마음도 편하지 않아서, 무슨 수를 써서라도 가능하면 아이의 피부병을 치료해 주고 싶다는 것이었다. 이리저리 노력해도 병이 낫지 않자 아이의 어머니는 남편과 상의한 끝에 결국 아이의 체질적인 문제가 아토피 피부염의 근본적인 원인이지 않겠는가 하는 결론을 내리고 여기까지 찾아왔다고 했다.

아이를 침대에 눕혀 옷을 벗기고 세밀히 관찰해 보니 아이의 피부염 증세는 생각보다 훨씬 심각했다. 목 주위와 팔꿈치 안쪽, 겨드랑이, 배꼽주위, 사타구니, 오금 부위 등은 말할 것도 없고 온몸에 걸쳐서 피부염이 심하게 나타나 있었다.

"모유를 먹이지 않고 분유와 우유를 먹여서 아이를 키웠군요."

"네. 그랬어요…. 그런데 아기 몸에 그런 것도 나타나나요?"

"아이의 체질을 감별해 내면 그 병의 원인까지도 알 수 있게 됩니다."

"무슨 말씀이신지…. 그럼 아이가 분유와 우유를 먹고 자라서 아토피 피부염이 왔다는 겁니까?"

"그렇습니다. 원인은 분유와 우유입니다. 만일에 아이가 분유와 우유가 아닌 모유를 먹고 자랐다면 아토피 피부염은 오지 않았을 겁니다."

"제 아이는 지금 두 돌이 지났지만 요즘도 밥보다는 우유를 많이 먹고 있는데요?"

"그러니까 아토피 피부염이 낫지 않고 심해지는 겁니다."

"하지만 아이가 우유를 먹지 않으면 어떻게 영양을 흡수하고 어떻게 살아갈 수가 있나요? 성장도 되지 않고 영양실조에 걸릴 텐데요."

"아이에게 분유와 우유를 먹인 결과로 댁의 아이가 건강해졌습니까?"

"아니오, …감기도 자주 하고, 많이 먹지도 않고, 잘 체하고, 성장도 더뎌요."

"댁의 아이는 우유를 먹고 자랐으니 당연히 병이 많고 약하게 되어 있습니다. 만일에 모유를 먹여서 키웠더라면 지금은 아주 건강한 상태일 것이고 피부도 아무 문제가 없었을 겁니다."

"하지만 잘 먹지도 않는 아이에게 우유마저 먹이지 않으면 아이가 자라지도 않고 큰 병에 걸리지 않겠어요?"

필자는 그 말을 듣고 한바탕 크게 웃었다.

"왜 웃으시는 거죠?"

아이의 어머니가 어리둥절한 표정으로 물었다.

"이미 아이에게 큰 병이 나 있는데 그걸 모르고 큰 병이 걸릴 것

같다고 하고, 아이가 잘 먹지 않는 원인과 피부병이 오게된 원인이
우유인데도 우유를 안 먹이면 오히려 병에 걸릴 것 같다고 하니 우
스울 수밖에요."

"우유가 원인이라면 요새는 알러지 성분을 제거한 우유가 만들
어져 제품으로 나오는데 그걸 먹이면 되겠네요."

"그게 그렇지가 않아요. 우유에서 알러지를 일으키는 성분을 제
거한다면 해로움의 정도야 조금 덜해지겠지만 해롭기는 마찬가지
입니다. 우유 자체가 해로운 것이니 우유를 안 먹여야지요."

"그렇지만 어떻게 우유를 안 먹일 수가 있나요. 우유가 아니면
아이가 영양을 어떻게 흡수하겠어요?"

"우리나라 반만년 역사상에 우유가 들어온 지는 몇십 년 밖에 되
지 않았습니다. 그 전에는 우유라는 것이 없어도 아이들을 건강하
게 잘 키워왔는데 무엇이 문제입니까? 문제는 어머니가 시간을 내
서 아이의 먹을 것을 직접 만들어야 한다는 것인데 아이를 사랑하
시고 건강하게 키우고 싶으시다면 그 정도의 수고는 하셔야지요."

아이의 어머니에게 어떻게 하면 아이가 병이 낫고 건강하게 되
는지 한참을 설명했다. 아토피 피부염은 아무리 좋은 치료를 하여
도 음식을 정확하게 가리지 않으면 실패하기 쉽기 때문에, 시간이
걸려도 음식과 생활상의 주의점, 그리고 목욕법 등을 자세하게 일
러주어야 한다.

치료에 들어갔다.

아이에게는 통증이 있는 바늘침을 사용하기가 어렵기 때문에 통
증이 없는 레이저 침으로 시술했다. 그리고는 체질에 맞게 피부병
을 치료하고 허약한 몸도 돕는 한약을 처방해 주었다. 아이가 많
이 가려워 할 때에는 소아과나 피부과에서 가져온 바르는 연고를

같이 바르도록 일러주었다. 두 번의 치료로 그 아이의 체질이 금음 체질이라는 것을 알 수 있었다. 일주일이 지나자 아이의 어머니는 이제 밤에는 아이가 깨서 보채지 않고 잘 잔다고 했다.

덕분에 남편과 자기도 편하게 잘 수 있게 되었다며 좋아했다. 3주일이 지나자 아이의 피부는 많이 깨끗해졌다. 자신의 손톱으로 피부를 긁는 일도 없어졌다.

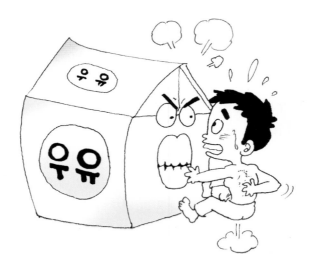

그러던 어느 날 그 아이와 어머니가 아침 일찍 한의원을 찾아왔다. 보통 오후에 치료를 받으러 오는 편이어서 웬일로 이렇게 일찍 왔느냐니까 어제 밤에 아이가 자꾸 칭얼대었는데 오늘 아침에 일어나 아이의 몸을 살펴보니 아이의 피부염이 예전처럼 심하게 악화되어 있어서 어찌된 영문인지 몰라 이렇게 일찍 왔노라고 한다. 아이의 피부병은 영영 못 고치는 것 아니냐며 걱정했다.

과연 아이의 피부는 많이 악화되어 있었다. 하루 사이에 이렇게 악화되었다면 그럴만한 원인이 분명히 있을 거라며, 혹시 육고기

나 기름기 음식 등 먹이지 말라는 음식을 먹였는지를 여러번 물었
으나 음식은 철저히 지켰다고 했다.

　'무슨 원인이 있긴 있는데 그것이 무얼까?'

　이리저리 생각을 하면서 어저께 아이의 행적을 아침부터 저녁까
지 소상히 알려달라고 아이의 어머니에게 부탁했다. 그러자 아이
의 어머니는 모처럼 휴일을 맞아 남편과 의논하여 아이의 피부병
에 도움도 될 것 같아 아이와 함께 온천에 다녀왔다는 것이었다.
그리고 온천욕을 끝내고 나서 너무 더워 몸도 식힐 겸 아이스크림
을 사서 아이와 같이 먹었다는 것이다.

　"아이를 온천물에 담궈서 씻겼군요?"

　"그럼요. 피부병이 빨리 나으라고 온천물이 나오는 탕 안에 데
리고 들어가 씻겼어요."

　"그랬기 때문에 아이의 피부증세가 심해진 겁니다."

　"아니 그럼 온천욕이 피부병에 해롭다는 말씀인가요? 도저히 이
해가 안되네요."

　"온천물이 해로운 것이 아니고 그 물의 온도가 해롭다는 겁니
다. 저번에 제가 분명히 아이를 따뜻한 물에는 목욕시키지 말고 미
지근한 물에 목욕시키되 목욕을 마칠 때에는 반드시 조금 차갑다
싶은 정도의 물에 깨끗이 씻은 후에 마치라고 말씀드렸을 텐데 제
말을 지키지 않았군요. 온천물이라도 받아 놓았다가 식은 물은 괜
찮지만 뜨거운 물은 아이에게 해롭습니다. 그리고 또 하나, 아이
스크림은 그 재료가 우유인 것이 많습니다. 그러니 우유로 만든 아
이스크림을 먹으면 우유를 먹는 것과 같은 결과가 되므로 당연히
아이의 피부염 증세는 악화가 되는 겁니다. 꼭 아이가 아이스크림
을 먹으려고 하면 우유가 들어 있지 않은 팥 등으로 만든 아이스크

림을 사서 먹여야지 우유로 만든 아이스크림은 안됩니다."

"우리 아이가 어젯밤부터 피부염이 심해진 게 뜨거운 온천욕과 우유가 든 아이스크림 때문이라는 말씀이군요."

"바로 그렇습니다. 앞으로도 그런 일이 있으면 반드시 그 영향으로 악화되게 되니 계속 조심하셔야 합니다."

그 후로 약 두 달 가량 치료를 하여 그 아이의 아토피 피부염은 깨끗이 나았다. 아토피 피부염이 나은 것 뿐만 아니라 아이의 전체적인 건강이 예전보다 많이 좋아졌다. 밥도 잘먹고 그토록 자주 앓던 감기도 어쩌다가 한 번씩만 걸렸으며 아프지도 않고 잘 자라 주어 아이의 어머니는 아주 기뻐했다.

처음에는 우유를 먹이지 않으면 아이가 어떻게 영양을 섭취하며 어떻게 건강을 유지하느냐고 의문을 품던 그 아이의 어머니는 어느새 우유의 해악론을 이웃에 전파하는 역할을 하고 있었다. 체질에 따라 우유가 건강에 좋은 아이도 있으니 무조건 우유가 나쁘다고 말하는 것은 틀린 말이라고 몇 번이나 말해주어도, 그 아이의 어머니는 동네에서 만나는 신혼부부들에게는 모두 아이를 낳으면 절대로 분유를 먹이지 말고 모유를 먹이라는 말을 하고 다니는 것이었다.

많은 아토피 피부염 환자분이 찾아온다.

대부분이 초등학생이나 유치원생 또는 그보다 어린아이들이다. 그들 중 치료에 성공하는 사람도 많지만 일부는 치료에 실패한다. 치료에 실패하는 이유는 치료를 소홀히 하거나 일상생활과 음식 섭취에 있어 지시를 따르지 않는 아이와 그 보호자들 때문이다. 아토피 피부염은 음식과 생활을 조심하지 않으면 절대로 치료에 성공하지 못한다.

혹시 이 글을 읽고 있는 어머니 중에 '아이가 크면 아토피 피부염은 저절로 없어진다는데 그대로 두지 뭐'라고 생각하는 분들은 다음의 해설을 주의 깊게 읽어보기 바란다. 아토피 피부염이란 아이가 큰다고 없어지는 병이 아니고 그 형태만 바뀐 채 더욱 큰 병으로 발전하기 때문이다.

 해설____

아토피 피부염이라는 질병은 주로 어린아이들에게 일어나는 피부질환이지만 가끔씩 어른의 경우에서도 볼 수가 있다. 원래 Atopy라는 말은 '유전적 소인을 가진 임상적 과민 증상 또는 알러지'라는 뜻이 내포되어 있다. 말 그대로라면 아토피 피부염이라는 병은 유전성 질병으로 오해받을 수도 있겠지만 사실은 아토피 피부염이라는 질병이 유전되는 것이 아니라 아토피 피부염이 오기 쉬운 체질이 유전되는 것이다.

그러면 아토피 피부염이라는 질병은 어느 체질에서 어떤 이유로 오는 질환일까? 정확히 말하면 모든 체질에서 다 올 수 있는 것이 아토피 피부염이다. 왜냐하면 자기 체질에 맞지 않는 음식을 과다섭취했을 때, 그 과다섭취한 음식에 대한 거부반응이 아토피 피부염의 형태로 나타나기 때문이다. 그러나 우리가 흔히 접하는 아토피 피부염은 금음체질과 금양체질이 육식이나 유제품을 과다섭취했을 때의 경우이다. 그러므로 여기서도 금음체질과 금양체질이 과다하게 육식이나 유제품을 섭취했을 때 일어나는 아토피 피부염을 중심으로 설명을 해야겠다.

아토피 피부염이 주로 일어나는 연령층은 분유와 우유를 주식으로 하는 어린아이와 육식을 많이 하는 성장기의 학생들이다. 청소년기나 어른일 경우에도 금음체질과 금양체질이 아토피 피부염에 걸렸다면 그 사람은 어떤 이유든 간에 육식을 과다하게 섭취한 결과로 아토피 피부염이 일어났다고 보면 된다.

일단 육류나 유제품의 과다 섭취로 아토피 피부염이 발생하고 나면 육류나 유제품이 아니더라도 자기 체질에 해로운 음식을 섭취하게 되면 증세가 악화된다. 즉, 라면 등 밀가루 제품이나 기름기 많은 음식 등을 먹었을 때에도 바로 피부염 증세가 악화된다. 물론 해로운 음식의 영향이 아니더라도 땀을 많이 흘렸다든가, 신경질이나 화를 많이 냈다든가, 술을 마셨다든가, 체질에 맞지 않는 약을 먹었다든가 했을 때에도 아토피 피부염은 악화된다.

많은 사람들이 아토피 피부염으로 고생하고 있지만 예전과 비교할 때 해가 갈수록 아토피 피부염의 발생률이 증가함을 알 수 있다. 그 이유는 아토피 피부염은 금음체질과 금양체질에 있어서는 육류와 유제품이 주원인이 되어 일어나는 질병이기 때문에 육류와 유제품의 소비가 늘어날수록 발생률이 증가하게 되어 있다. 그런 이유 때문에 미국이나 유럽 등 육식을 위주로 하는 서양에서는 많은 사람들이 아토피 피부염으로 고생하고 있다. 최근의 보고로는 일본에서는 어린아이의 반수 정도가 아토피 피부염에 걸린다고 한다. 육식이 해로운 금음체질과 금양체질이 많은 일본에서 분유나 우유를 먹여서 아이를 키우게 되면, 아토피 피부염의 발병률이 증가하는 것은 너무나 당연한 결과이다.

혹자는 우리나라에서 육류와 유제품을 많이 섭취하지 않던 옛날에도 태열이란 질병이 가끔 있었다고 주장할 수도 있겠지만 예전에 태열이라고 불리던 것은 유아들에게 일어나는 모든 피부병을 통칭한 것이므로 유아들의 피부질환에 대한 더욱 세밀한 분류가 필요하다고 본다.

그러면 왜 아토피 피부염이 어른보다는 아이에게 더 자주 발생하는 것일까? 그 이유는 아이들은 자기 몸에 나쁜 물질이 들어오면 그 나쁜 물질을 밀어내는 힘이 어른보다 훨씬 강하기 때문이다. 즉, 금음체질과 금양체질이 육류나 유제품을 과도하게 섭취한 경우에 그 사람이 아직 병에 대한 저항력이 강하고 체력이 왕성한 어린 나이라면 자기 몸에 들어온 해로운 물질을 체내에 흡수하지 않고 몸 밖으로 밀어내려는 힘이 강하게 작용하게 된다. 그러므로 그런 나이에서는 자기 체질에 맞지 않는 해로운 물질들이 인체의 거부작용으로 몸의 체표면(피부 쪽)으로 밀려나게 된다.

이렇게 피부 쪽으로 밀려나 모인 해로운 물질들의 반응이 아토피 피부염으로 나타나는 것이다. 이렇듯 자기 몸에 해로운 물질을 밀어내려는 힘이 강한 유아기, 유년기, 청소년기에서는 해로운 물질이 체표면으로 밀려나 아토피 피부염 같은 현상이 잘 드러나게 된다. 그러나 나이가 들면서 인체의 면역작용이 약해지고 체력이 떨어지게 되면 자기 체질에 해로운 물질을 밀어내는 힘이 서서히 약해지면서 병의 양태도 거기에 따라 바뀌게 된다.

즉, 나이가 듦에 따라 자기 몸에 해로운 물질을 체표면으로 밀어내는 힘이 약해지게 되고 그 결과로 해로운 물질들은 체내에 점점 쌓이게 된다. 그런 해로운 물질들이 체내의 여기저기에 쌓여서 유발되는 질병이 동맥경화, 고지혈증, 고혈압, 협심증, 중풍, 당뇨, 천식, 여러 가지 알려지 질환, 비만, 각종 암 등인 것이다. 다시 말하면 아토피 피부염이란 병은 나이가 들면서 피부염 증세는 없어지는 대신 위에 나열한 여러 가지 성인병으로 서서히 이행이 되는 것이다. 어린아이들이 동맥경화, 고혈압, 협심증 등이 잘 없는 이유가 거기에 있다. 그와 반대로 어른이 되면 아토피 피부염이 없어지는 대신 심각한 성인병이 오는 이유도 거기에 있다. 그래서 노인들에게는 아토피 피부염이 잘 발견되지 않는 것이다.

흔히 아토피 피부염으로 아이들을 데리고 소아과나 피부과를 찾게 되면 의사들은 부신 피질 호르몬제를 위주로 하여 투약을 하고 호르몬 성분이 섞인 연고를 바르게 한다.

그러나 자라나는 아이들에게 호르몬제를 투여한다는 것은 후일 그 부작용이 크게 우려되는 일이므로 양식 있는 의사들은 호르몬제 투여를 하지 말 것을 권하게 된다. 호르몬제는 부작용이 심각할 뿐 아니라 일단 사용할 때에는 증세가 완화되지만 계속 쓴다 해도 아토피 피부염이 치료되는 것은 아니므로, 호르몬제 사용을 금하는 양식 있는 의사들의 조치는 정말 잘하는 일이라고 아니할 수 없다.

집안에 아토피 피부염 환자분이 있는 경우, 병원에 다니다가 오래도록 낫지 않게 되면 보호자도 지치게 되고 의사도 부작용이 우려되는 호르몬제를 계속 쓸 수도 없고 하여 시일만 끌게되고 피부염 증세는 장기화되기 마련이다. 이럴 때 '나이가 들면 아토피 피부염 증세는 저절로 서서히 없어지니 치료하지 말고 그대로 두면 된다'고 말하는 사람이 있는데 이는 크게 잘못된 생각이다.

앞서 말한 대로 나이가 들면서 아토피 피부염 증세가 서서히 사라지는 것은 건강이 좋아져서가 아니라 자신의 면역력과 체력이 떨어져서 해로운 물질을 몸 밖으로 밀어내는 힘이 약해졌기 때문이니 곧 그런 해로운 물질이 체내에 쌓이게 되어 피부염보다 더 무서운 병이 온다는 신호인 것이다.

이것을 한방적으로 말하면 병이 가벼운 표증(表症)에서 심한 리증(裏症)으로 가는 것으로 병이 더욱 깊어짐을 뜻한다. 때문에 그런 잘못된 말만 믿고 치료를 소홀히 했다가는 평생 건강에 큰 지장을 초래하게 된다.

아토피 피부염이 왔다는 것은 그 아이가 지금 그대로의 식생활을 계속하게 되면 어른이 되어 심각한 성인병이 온다는 경고로 받아들여야 한다. 단순히 '아이가 자라면 덜해진다는데 그냥 두지 뭐'라고 가볍게 여겨서는 안된다.

우유란 식품에 대해 조금 더 알아보자.

우유는 널리 알려진 대로 영양이 풍부한 식품이다. 그래서 완전식품의 대명사처럼 되어 있다. 그러나 식품영양학에서 말하는 영양 성분보다 더 중요한 것이 그 식품이 가지고 있는 성질과 기(氣)이다. 우유는 그 성질과 기(氣)가 폐기능 계통의 허약을 돕는 식품이다. 그러므로 선천적으로 폐기능 계통이 약한 목음체질과 목양체질에게는 우유가 더없이 좋은 식품이다.

그러나 선천적으로 폐기능 계통이 지나치게 강하여 항상 문제가 되는 금음체질과 금양체질에게는 우유가 그 영양 성분이 아무리 좋다 해도 몸에 들어가서는 병을 일으키는 물질밖에 되지 않는다.

얼마 전에 미국에 사는 농부가 우유 회사를 상대로 거액의 손해배상 소송을 제기하여 화제가 되었다. 다른 보통 사람들처럼 우유가 건강에 아주 좋은 식품이라고 굳게 믿고 있었던 그 농부는 매일 우유를 물 대신 많이 마셨다. 그러나 그 농부에게 찾아온 결과는 고지혈증과 동맥경화와 고혈압 등 나이보다 일찍 찾아온 여러 가지 성인병뿐이었다.

그 결과에 분노한 그 농부는 마침내 우유회사를 상대로 소송을 제기하기에 이르렀다. 물론 우유 하나만이 그 농부의 건강을 해친 원인이라고 단정하기는 어렵겠지만 우유가 그 농부의 건강을 악화시키는 데 큰 몫을 차지했다는 것은 확실하다.

그 농부의 경우와는 반대되는 일도 너무나 많이 있다. 우리 주위를 살펴보면 우유를 먹고 나서 허약한 몸이 건강해졌다거나 병에서 회복이 잘 되었다거나 하는 사례가 수없이 많다. 문제는 우유가 이러이러한 성분을 함유하고 있으므로 건강에 좋다는 식의 좁은 시각에서 벗어나 우유의 성질과 기운을 정확히 파악하여 자신의 체질에 맞나 안 맞나부터 먼저 살펴야 한다.

우유회사에 소송을 제기한 미국의 농부도 우유가 자기 몸을 그렇게 만들었다는 생각에서 그런 소송을 제기했겠지만 사실은 우유라는 식품이 자신의 체질에 맞지 않기 때문에 일어난 본인의 체질적인 문제인 것이다. 그런 것을 마치 우유회사가 우유를 만들 때 인체에 해롭게 잘 못 만든 것처럼 생각하여 소송을 제기했는데 이는 모두 체질이란 것을 모르는 데서 벌어진 일에 지나지 않는다.

그러면 우유는 어느 체질에 좋고 어느 체질에 나쁜 것일까? 목음체질과 목양체질의 아이들은 모유 대신 분유와 우유를 먹고 자라더라도 건강상 아무 문제가 없다. 분유나 우유를 먹고 자랐을 때 오히려 모유를 먹었을 때만큼이나 건강할 수 있는 체질이 목음체질과 목양체질이다. 그리고 토양체질과 수음체질의 경우에도 분유나 우유가 좋다. 단 하나 조심할 것은 목음체질과 수음체질의 아이인 경우에는 분유나 우유를 먹일 때 항상 따뜻하게 데워 먹여야 한다는 것이고 반대로 토양체질의 경우에는 항상 식혀서 약간 시원하게 먹여야 한다는 것이다.

수양체질의 경우에는 분유나 우유가 그다지 많이 해롭지는 않지만 약간 해로운 편이니 잠깐의 기간이라면 몰라도 오래도록 먹이지 않도록 한다. 문제가 되는 것은 금양체질과 금음체질인데 금양체질은 분유나 우유의 피해가 금음체질보다 심각하다. 그러나 금양체질은 인구분포 비율상 그 숫자가 그렇게 많지 않으니 우리가 쉽게 볼 수 있는 분유나 우유의 부작용 사례는 금음체질에 많은 편이다. 아이들은 체질을 판별하기가 어려우므로 분유나 우유가 해로운지 아닌지 판단하기가 쉽지 않다. 이런 경우 아이가 분유나 우유를 싫어하여 잘 먹지 않으려고 하면 안 먹이는 것이 좋다. 또한 분유나 우유를 먹고 있는 애들이 잘 체한다든가 토한다면 체질에 맞지 않을 가능성이 많으므로 먹이지 않는 것이 좋다. 육식이 해로운 체질인데도 불구하고 아이에게 체질에 맞지 않는 분유나 우유를 먹여서 키우면 어릴 때 길들여진 자신의 입맛 때문에 어른이 되어서도 육식 등 해로운 것을 즐겨 먹게 된다. 그 결과 평생 건강에 해를 입게 되니 조심해야겠다.

분유나 우유가 체질에 맞지 않는 금음체질과 금양체질들이 분유나 우유를 많이 먹어서 오는 나쁜 영향은 아토피 피부염이나 여러 가지 성인병 등 육체적인 해로움에 그치지 않는다. 체질에 맞지 않는 음식의 영향은 정신적인 면에서도 그 해로움이 심각하다. 특히 금음체질이 분유나 우유 또는 다른 육식 계통을 많이 섭취했을 때에는 그 성질이 난폭해져서 폭력적인 문제아가 될 가능성이 많다. 이것은 신체적인 불건강이 정신적인 불건전을 초래하는 현상인데 지금 미국 등 선진국에서는 심각한 사회문제가 되고 있다. 미국에서는 많은 연구와 관찰을 통해 이런 사람들의 폭력적 현상이 그 사람이 먹는 음식 특히, 육식과 관계가 있다는 것을 밝혀낸 바 있다.

그것은 다름 아닌 금음체질이 체질에 맞지 않는 분유나 우유 또는 햄버거, 핫도그, 소시지 등의 육류를 많이 먹고 자란 결과로 일어나는 현상들이다.

목음과 목양체질에서는 아무리 분유나 우유 또는 육류를 많이 섭취하여도 건강에는 아무런 문제가 없고 성격도 원만하고 온순해지는 것인데 금음체질은 건강이 나빠지는 것뿐만 아니라 성격이 폭력적, 파괴적, 충동적, 자학적이 되어 여러 가지 사회적인 문제를 일으키는 것이다. 이런 폭력적인 사람들에게 과일이나 채소를 많이 먹게 하면 폭력적인 성격도 많이 누그러지고 범죄율도 상당히 떨어진다는 많은 연구결과가 수년 전부터 미국에서 발표되었는데 이는 당연한 결과라고 하겠다. 육식 섭취로 인하여 폭력적이 되었던 금음체질들이 채소와 과일을 많이 먹음으로써 건강이 회복될 뿐 아니라 결과적으로 성격까지 순화되는 것이다.

요사이는 분유 제조 회사에서 기능성 분유라고 하여 분유에다가 여러 가지 성분을 첨가한 분유들을 제품으로 만들어 시장에 내다 팔고 있다. 그러나 이런 기능성 분유도 잘못 선택하면 아이에게 해로움만 끼친다. 가령 DHA를 첨가했다는 분유를 살펴보자. 분유 회사에 의하면 DHA라는 성분은 사람의 뇌 속에 들어 있는 성분이니 DHA를 첨가한 분유를 먹으면 뇌 발육이 좋아져서 머리가 좋은 아이가 되는 양 선전하고 있다.

분유회사의 말은 사실일까?

원래 DHA라는 성분은 등푸른 생선에 많이 포함되어 있는 성분인데 굳이 체질별로 따지자면 금음체질과 금양체질에는 좋게 작용하지만 목음체질과 목양체질에는 오히려 해로운 성분이다. 분유는 목음체질과 목양체질에 좋은 것인데 거기에다 DHA를 첨가시켜

놓으면 그런 분유는 목음체질과 목양체질에마저 안 좋은 영향을 미친다.

아무것이나 무조건 넣는다고 좋은 것이 아니니 목음체질과 목양체질의 아이에게는 DHA를 첨가한 분유보다 일반 분유가 더 건강하고 더 머리 좋은 아이를 만든다는 것을 알아야 한다. 비록 DHA 성분뿐만 아니라 다른 어떠한 몸에 좋다는 첨가물도 그것이 아이의 체질에 따라 좋을 수도 있고 나쁠 수도 있으니 분유 회사의 선전을 그냥 믿지 말고 자기 아이의 체질부터 먼저 알아봐야 할 필요가 있다.

그런데 여기에는 한 가지 큰 문제가 있다. 어른들이야 진맥을 한 후 체질침과 체질 감별약을 통하여 체질을 찾은 연후에 우유가 자기 몸에 좋다 안 좋다를 판별하면 되지만 진맥도 할 수 없고 침도 맞을 수 없는 어린아이들의 체질을 부모들이 어떻게 알 수 있다는 말인가? 정말 난감한 일이 아닐 수 없다.

실제로 어린아이들의 체질을 찾기란 매우 어려운 일이다. 체질에 관하여 완전히 통달하지 않은 의사라면 어린아이의 체질을 찾기란 거의 불가능에 가깝다. 그러나 전혀 불가능한 것도 아닌데 어린아이의 신체적 특징을 오래도록 유심히 관찰하면 거기에는 반드시 그 아이의 체질을 판단할 수 있는 근거가 잡히게 된다. 물론 아이와 같이 며칠간 생활을 하면서 관찰하는 것이 제일 좋은 방법이겠지만 그런 방법은 현실적으로 불가능하니 부모들이 아이를 평소에 잘 관찰했다가 진료를 받을 때에 그 아이의 특징을 자세히 말을 해주면 큰 도움이 된다. 어떤 말들이 아이의 체질을 찾는 데 도움이 되는지 몇 가지를 적어보면 다음과 같다.

- 우리 아이는 어른보다 굵은 대변을 보는데 너무 굵어서 어떻게 저런 대변이 조그만 아이의 몸에서 나왔는지 신기하기만 해요.
- 우리 아이는 평소에도 대변이 무르고 밥만 먹고 나면 화장실을 뛰어가는 편이고 아이스크림이나 참외 등 찬 것을 먹고 나면 설사를 잘해요.
- 우리 아이는 우유 알러지가 있어요.
- 우리 아이는 닭고기, 돼지고기를 먹고 나면 잘 체해요.
- 우리 아이는 닭고기, 돼지고기 등을 먹고 나면 두드러기가 잘 나요.
- 우리 아이는 여름철만 되면 피부병이 생겨요.
- 우리 아이는 팔꿈치 안쪽이나 무릎 뒤 오금 등 살이 접히는 부분에 피부염이 잘 생겨요.

그 외 사소한 것들도 아이들의 체질을 판별하는 데 큰 도움이 되는 경우가 많으니 사소한 것이라도 진료 받을 때에 자세히 이야기하도록 해야겠다.

이제 금음체질과 금양체질이 아토피 피부염으로 고생하는 경우에 아토피 피부염을 완치시키는 방법을 정리해 보자.

- 분유와 우유, 닭고기와 돼지고기뿐만 아니라 소고기, 계란 노른자, 치즈, 버터, 요구르트, 소시지 등 모든 육식과 육고기에서 나오는 부산물을 피한다.(제일 중요함)
- 밀가루 음식(라면, 자장면…)과 기름기 있는 음식(튀긴 음식, 볶은 음식 등)을 피한다.

- 식물성 기름과 동물성 기름, 생선 기름 등 모든 기름을 피한다.
- 모든 뿌리채소(무, 당근, 연근, 도라지, 콩나물, 더덕, 마늘, 양파 등)를 피한다.
- 견과류(밤, 잣, 호두, 땅콩, 은행, 아몬드 등)를 피한다.
- 과일 중에서 배, 사과, 수박, 메론, 검은 포도 등을 피한다.
- 생선 중에서 장어, 미꾸라지, 메기, 명태 등을 피한다.
- 그 외 모든 버섯류, 호박, 박, 커피, 콩, 율무, 인공 조미료, 인스턴트 식품, 술, 담배 등을 피한다.
- 체질에 맞지 않는 보약은 피한다. 특히 녹용, 인삼, 꿀, 개소주, 흑염소, 뱀탕, 십전대보탕 등을 조심한다.
- 비타민 A, D를 피한다.
- 무조건 땀이 나지 않게 한다(여름에는 에어컨 밑에서 생활해도 좋음).
- 운동을 하려면 수영이 좋다(수영장 물이 깨끗해야 함). 땀이 나는 운동은 해롭다.
- 목욕을 할 때에도 미지근한 물에 땀이 나지 않게 하고 목욕을 마칠 때는 차갑다 싶은 물로 몸을 씻고 나온다.
- 목욕을 할 때에는 절대 때수건으로 피부를 밀지 않는다. 그리고 순한 비누를 사용하고 샴푸 등 화학제품은 멀리한다.
- 바닥에서 열이 올라오는 자리(온돌, 전기 담요, 전기 장판 등)에서는 자지 않는다. 자는 중에도 땀이 나지 않아야 하며 약간 춥다는 느낌이 들 정도로 시원하게 자는 것이 좋다.
- 햇빛을 쬐지 말고 피부에 열이 가해지지 않게 조심한다.
- 여름에는 피부를 건조하고 보송보송하게 하는 것이 좋으니

찬물 샤워를 틈나는 대로 한다(비누는 자주 사용하지 말 것).

● 화를 내거나 짜증내지 말고 어른일 경우 특히 술을 조심한다.

● 푸른잎 채소와 청포도 등을 많이 섭취한다.

● 체질을 올바르게 판별할 수 있는 실력 있는 한의사에게서 정확한 체질 치료를 받는다.

이상은 금음체질과 금양체질이 유제품이나 육고기를 많이 먹어서 아토피 피부염이 왔을 때에 조심할 것을 대강 나열한 것이다. 목음체질이나 목양체질에서 오는 아토피 피부염은 그 원인이 틀리니 그 체질에 맞게 치료계획을 세워야 하며, 토음체질과 토양체질, 수음체질과 수양체질에서 오는 아토피 피부염도 그 원인이 틀리니 그 체질에 맞게 치료계획을 세워야 한다.

금음체질과 금양체질의 경우에는 위의 내용만 꾸준히 지키면 아무리 심하고 오래된 아토피 피부염일지라도 잘 낫게 된다.

어른들 중에서도 우유를 마시면 오래도록 소화가 안 되고 신물이 올라오고 설사를 잘 하는 등의 반응을 일으키는 분들이 많은데 이런 증상이 있으면 먼저 자기 체질을 정확히 알아보고 나서 우유를 계속 먹을 것인지를 결정해야 할 것이다.

치료를 하면서 제일 힘든 것은 현대 영양학적인 지식만 알고 있는 부모님들을 설득하는 일이다. 하지만 치료를 하고 두 달쯤이 지나고 나서 아이의 피부염이 낫는 것뿐만 아니라 안 좋았던 아이의 건강까지 좋아지는 것을 확인하게 되면 부모님들은 그제야 현대의 영양학적 지식이 잘 못 되었다는 것을 깨닫기 시작한다.

환자의 어머니들 중에는 대학에서 식품영양학을 전공한 분들도 상당히 많다. 처음에는 체질별로 음식을 가리게 하면 자신이 알고 있는 내용과 너무 달라서 반발(?)하지만, 병을 치료해 감에 따라 결국에는 각 체질별로 많이 필요하고 적게 필요한 영양분이 틀리다는 것과 식품영양학을 각 체질별로 다시 연구하여 체계적인 정리를 해야 한다는 데 공감한다. 하지만 그런 작업은 한두 사람의 힘으로 되는 것이 아니므로 진리를 향한 학문 연구에 평생을 바칠 수 있는 뜻있는 식품영양학자가 나타나기를 기다릴 수밖에 없다.

 아기가 우유를 안 먹고 어떻게 살아요? 하며 물어오는 현대의 어머니들은 잘못된 지식 때문에 사랑하는 자신의 아이를 평생 질병의 구렁텅이에 빠뜨릴 수도 있다는 것을 알아야만 한다. 이제 겨우 초등학생밖에 안된 아이들에게 비만, 당뇨 그리고 고지혈증 등의 성인병이 오는 이유가 바로 거기에 있다.

수영과 류머티스 관절염, 간질

열아홉
번째
이야기

필자가 어렸을 때만 해도 수영을 할 수 있는 곳이 바다의 해수욕장과 시골의 냇가뿐이었다. 자연적으로 만들어진 곳 외에 다른 인공적인 시설물들은 아예 없었다. 그러나 요즈음은 곳곳에 스포츠 센터가 들어서고 그 스포츠 센터 내에는 기본 시설물로 수영장이 반드시 포함되어 있다. 그만큼 수영이란 운동이 대중화된 것이다. 그래서 옛날과는 달리 요사이는 여름뿐만 아니라 겨울까지도 언제나 원한다면 수영을 즐길 수 있게 되었다.

사람들은 보통 아무 운동이나 운동을 하면 몸이 건강해지고 좋아지는 것으로만 알고 있다. 물론 자기 체질에 맞는 운동을 하면 몸이 건강해진다. 그러나 자기 체질에 맞지 않는 운동을 하면 어떤 결과가 오는지 사람들은 잘 모르고 있다. 여기서는 수영을 예로 들어서 자기 체질에 맞지 않는 잘못된 운동이 몸에 어떻게 해를 끼치나 관찰해 보기로 하자.

5
부
가
족
건
강
을
지
키
는
하
늘
건
강
법

사례❶ _____

무더운 늦여름의 어느 날이었다. 30대 후반의 여자 환자분이 내원했다. 그녀는 류머티스 관절염을 심하게 앓고 있었는데 손가락의 작은 관절들뿐만 아니라 무릎과 손목과 어깨와 척추, 등에까지 심한 통증을 느끼고 있었다. 아침이면 온몸의 관절이 뻣뻣하게 굳어져서 자리에서 일어나기가 여간 고통스러운 게 아니었고 흐린 날이나 비오기 전날에는 통증이 한층 심하다고 했다. 많이 아플 때는 관절 부위가 부어오르면서 벌겋게 열이나 일상적인 집안 일도 하기가 어려울 때가 많다고 한다. 그녀의 손마디를 살펴보니 벌써 손가락 관절의 변형이 상당히 진행되어 있는 상태였다. 진찰 침대에 눕혀 맥을 살펴보았다. 진맥을 세밀히 해보니 목음체질의 맥이 나왔다.

"언제부터 류머티스 관절염을 앓으셨나요?"

"약 5년 전부터입니다."

"류머티스 관절염이 처음 발병할 당시에는 치료를 하지 않으셨나요?"

"둘째 아이 출산 후에 류머티스 관절염이 처음 시작되었는데 그때는 병이 오자마자 치료를 바로 받아서 많이 좋아졌습니다. 그러나 병이 완전히 낫지는 않았었습니다."

"그럼 많이 좋아졌다가 최근에 다시 심해진 건가요?"

"네. 그동안은 아프긴 해도 참고 지낼 만했는데 올해 들어서 부쩍 심해졌습니다."

"여태껏 어떤 치료를 해보았나요?"

"좋다는 약은 이것저것 다 먹어보았지만 별 효과가 없었습니다."

"혹시 올해 들어서 류머티스 관절염이 악화되게 된 어떤 이유가 될만한 것이 생각나는 게 있습니까?."

"글쎄요. 잘 모르겠는데요."

"그럼 제가 몇 가지 물어볼 테니까 잘 생각하셔서 대답해 주십시오. 올해 들어서 신경을 과하게 쓴 적이 있었다거나 크게 정신적인 충격을 받았던 적이 있습니까?"

"아니오. 그런 적은 전혀 없었습니다."

"그럼 생선회나 푸른잎 채소를 특별히 많이 먹은 기억이 있습니까?"

"아니오. 그런 적이 없습니다. 식생활은 평소와 다름이 없었습니다."

"녹즙을 많이 갈아먹었다든지 솔잎을 많이 갈아 먹었다든지 전복을 많이 먹었다든지 한 적은요?"

"전혀 없었습니다."

"참외나 포도를 오래도록 많이 먹었던 적은요?"

"없었습니다."

올해 들어서 악화되었다면 분명히 체질에 맞지 않는 무엇인가가 몸에 해롭게 작용해서 류머티스 관절염을 악화시켰을 터인데 그 이유가 쉽게 찾아지지 않았다. 음식에서 원인이 없다면 다른 데 분명히 원인이 있을 것이었다.

"혹시 몸을 차게 한 적이 있었습니까? 예를 들어 차가운 곳에서 오래도록 일을 했다거나 수영 같은 운동을 오래했다거나 아니면…"

"수영요?"

"네. 수영을 한 적이 있습니까?"

"수영은 일 년 전부터 지금까지 계속하고 있습니다. 그런데 수영도 류머티스 관절염의 원인이 될 수 있나요?"

"물론입니다. 체질에 따라서 수영을 하게 되면 병이 오는 체질이 있고, 또 병이 낫는 체질도 있습니다. 환자분은 진맥을 해보니 목음이란 체질로 나오는데 목음체질과 목양체질은 수영을 하면 병이 낫는 게 아니라 도리어 병이 생기는 체질이므로 아주 조심하셔야 합니다."

"운동을 해서 류머티스 관절염이 악화되었다니 이해하기가 어렵군요. 모든 운동이 다 그런가요?"

"모든 운동이 다 그런 것이 아니고 냉수마찰이나 수영 등 몸을 차게 하는 운동이 좋지 않다는 겁니다."

"그럼 저 같은 경우는 어떤 운동을 해야 건강이 좋아지나요?"

"평소에는 몸을 차게 하는 운동이 아니면 다 좋습니다. 등산이나 에어로빅, 달리기 등 거의 모든 운동이 괜찮습니다. 수영이나 냉수마찰 등 몸을 차게 하는 운동만 아니면 평소에는 아무 운동이나 무난하다는 겁니다. 그러나 지금은 류머티스 관절염이 심한 상태이므로 관절을 무리하게 움직이는 것은 해롭습니다. 그렇다고 너무 움직이지 않는 것도 해로우니 관절에 무리가 가지 않을 만큼 적당히 운동해야 합니다. 지금의 몸 상태로는 산보나 맨손체조 등과 매일 온수욕을 하는 것이 좋고 병이 나아지면 그때 관절을 많이 사용하는 운동을 하시면 됩니다."

"온수욕이라구요?"

"네, 그렇습니다. 냉수욕이나 수영은 해롭지만 온수욕이나 한증탕에서 땀을 내는 것은 좋습니다."

"그러면 여태까지 저는 체질에 맞는 온수욕을 하지 않고 체질에 맞지 않는 수영을 계속해 왔다는 말씀이군요. 그리고 그것 때문에 류머티스 관절염도 악화되었다는 이야기군요."

"맞습니다."

환자는 건강에 좋으라고 운동을 한다는 것이 그만 자신의 체질에 맞지 않는 수영을 선택함으로써 조금 있던 류머티스 관절염을 악화시킨 것이다. 병의 원인이 되는 수영을 계속했으니까 병원에서 류머티스에 관한 치료를 해도 별 차도가 없었던 것은 당연한 일이다. 그런 연유를 모르니 환자는 이 병원에서 치료를 해서 효과가 없으면 저 병원으로 옮겨서 치료하고 그 병원에서도 효과가 없으면 다른 병원으로 다시 옮겨서 치료하고, 그렇게 병원만 옮겨다닌 것이다.

치료에 들어갔다. 환자는 권고받은 대로 수영을 그만두고 매일 온수욕을 하면서 생선회나 잎채소 등을 멀리하고 뿌리채소를 위주로 식사를 했다. 그리고 목음체질에 대한 침과 한약으로 치료를 시작했다. 첫날 침 치료를 하고 나서 다음 날 내원한 환자는 아주 기뻐하면서 한 번의 치료만으로도 아침에 일어나는 게 한결 편하고 통증도 많이 없어졌다며 이대로라면 얼마 지나지 않아 다 나을 것 같다고 말하는 것이었다. 환자분이 첫날의 치료 효과만 보고 병을 너무 가볍게 여기고 방심하는 것 같아서 마음이 흐트러지지 않게 주의를 주었다.

"류머티스 관절염은 그 뿌리가 깊은 병이고 치료가 생각보다 쉽지 않은 병입니다. 물론 여기서 시키는 대로만 따라주시면 거의 효과를 볼 수 있습니다. 그러나 한 번의 치료로 좀 나아졌다고 해서 병을 가벼이 여기고 방심하다가는 치료에 실패하기 쉽습니다. 그러니 치료에 임하는 자세를 가다듬어 제가 지시하는 여러 사항을 계속 잘 지켜나가셔야 합니다. 앞으로 치료를 하다보면 여러번 증세가 악화되었다 나아졌다를 반복하게 되는데 그런 변화를 수차례 거친 후에야 완전히 낫게 됩니다. 치료중에 조금 좋아졌다고 방심하지도 말고 또 조금 나빠졌다고 낙담하지도 말고 꾸준히 치료를 받으시면 얼마 지나지 않아 좋은 결과가 올 것이니 서로 열심히 노력해 병을 물리치도록 애써 봅시다."

그녀는 지시사항을 잘 따라주었다. 치료 도중 심하게 감기가 들어서 잠시 증세가 악화되기는 했지만 그 외에는 별 탈없이 치료가 순조롭게 진행되었다. 석 달 후, 그녀의 류머티스 관절염은 통증이 거의 없어질 정도로 회복이 되었다. 물론 변형이 이미 진행된 곳은 본래의 모습으로 돌아오지는 않았고, 날이 흐리다거나 무리하게 몸을 움직인 날은 아직 약간의 통증이 남아 있었지만 그녀는 치료 결과에 아주 만족했다. 혈액검사에서도 류머티스 반응검사가 음성으로 나왔다. 혈색도 많이 좋아져서 얼굴만 보고도 누구라도 그녀가 과거에 비해 아주 건강해졌다는 것을 알 수 있었다.

마지막 치료를 하는 날 그녀는 류머티스 관절염에 대한 치료 결과와 전체적인 건강상태에 대단히 만족해하면서도 언젠가 류머티스가 다시 재발할까봐 내심 걱정을 하고 있었다.

"병이 나았다고 방심을 해서 체질에 맞지 않는 것을 많이 먹거나 접하게 되면 언젠가는 류머티스 관절염도 재발할 수가 있고 또한 다른 병들도 쉽게 걸리게 됩니다. 그러니 병이 나았다 해도 체질에 해로운 것들을 계속 피해만 간다면 앞으로도 절대로 류머티스 관절염이 재발되는 일은 없을 것이고, 또한 다른 병에도 잘 걸리지 않는 건강한 생활을 하게 될 겁니다. 그러니 본인이 하기에 따라 재발되기도 하고 안 되기도 하니 앞으로 어떻게 생활하느냐에 따라 류머티스 관절염의 재발 여부는 달라지겠지요. 본인의 체질을 모를 때는 어떻게 하면 병이 오고 어떻게 하면 건강해지는지를 모르니 질병의 재발 여부가 무척 불안할 겁니다. 그러나 본인의 체질을 알고 나면 건강을 지키는 열쇠를 자신의 손에 쥐고 있는 셈이므로 얼마든지 스스로의 건강을 지켜나갈 수가 있습니다. 그러므로 목음체질에 대한 것들을 잘 지켜나가기만 하면 류머티스 관절염의 재발이나 앞으로의 건강에 대해서는 전혀 걱정할 필요가 없습니다."

그녀는 그 말을 듣고 나서야 안심했다.

 ## 사례 ❷ _____

어느 날 고등학교 1학년에 재학중인 남학생과 그의 어머니가 진료실을 찾았다. 그 학생은 조금 마른 체격에, 첫눈에 보아도 신경이 아주 예민하다는 것을 알 수 있었다. 어머니의 말씀이 아들이 3년 전부터 간질을 앓아 왔는데 지금까지 항경련제를 3년째 계속 복용하고 있지만 치료가 잘 되지 않고 가끔씩 대발작과 소발작을 되풀이해 이만저만 걱정이 아니라는 것이다. 어떻게 치료 방법이 없나 하고 수소문하다가 동네 사람들의 소개로 여기를 찾아오게 되었다며 제발 우리아이 좀 치료해 달라고 간절히 애원하신다.

병력을 자세히 물으니 학생이 중학교 1학년이던 3년 전에 처음 발작이 일어나서 쓰러졌는데, 그때 병원에 가서 뇌파검사를 해보

니 간질로 확인되었다는 것이다. 그후 병원에서 처방해 주는 항경
련제로 간질 발작을 억제시켜 왔으나 약을 복용해도 수시로 소발
작이 찾아오고, 거기다가 일 년에 몇 번씩 대발작도 일어나 온 가
족의 혼을 빼놓는다고 한다. 대발작은 봄과 여름 사이에 주로 많다
고 한다. 학생을 진찰 침대에 눕혀 진맥해 보니 목음체질의 맥이
나왔다. 목음체질! 다시 한번 자세히 병이 일어나기 전의 상태에
대해 문진했다.

"맨 처음 간질 발작이 일어났을 때를 잘 생각해 보세요. 그때 특
별한 일은 없었나요? 가령 정신적인 충격이 있었다든지 또는 녹즙
을 갈아먹었다든지 아니면 몸을 계속 차게 했다든지 아니면 수영
을 오래 했다든지 그런 일은 없었나요?"

"아! 그때가 중학교 1학년 때인데 우리 아이가 몸도 약하고 밥도
잘 먹지 않아서 집 근처 스포츠센터에서 옆집 친구와 수영을 했어
요. 그러니까 수영을 하러 다니고 난 뒤 6개월쯤 되는 어느 날, 수
업 도중에 간질 발작이 일어났어요."

"그때 수영을 시키고 나니 아드님의 건강이 좋아지던가요?"

"아니오. 옆집 아이는 수영을 하러 다니고 난 후 건강이 몰라보
게 좋아지고 밥도 잘 먹고 했는데 우리 아이는 수영을 하러 다니고
나서도 몸이 좋아진다거나 밥을 잘 먹는다거나 하는 게 전혀 없었
어요. 우리 아이는 수영을 하러 다니던 중에 오히려 감기도 더 잘
걸리고 중이염도 자꾸 걸리고 해서 병원에 다니면서 치료를 자주
했던 기억이 납니다."

"그래요? 그러면 수영을 시키지 말지 왜 계속 시켰습니까?"

"아이가 몸이 너무 약해서 운동은 시켜야겠는데 학생이 할 만한
좋은 운동이 마땅하게 없던 차에 집 근처에 스포츠센터가 들어서

자 거기에 등록하고 다니게 했습니다. 계속 수영을 시킨 이유는 수영 말고는 다른 적당한 운동이 없어서였습니다."

"얼마나 오래도록 수영을 하러 다녔습니까?"

"약 1년 정도 다녔을 겁니다. 그런데 우리 아이는 간질을 치료하러 왔는데 수영 이야기는 왜 자꾸 하시는지요? 우리 아이의 병과 수영이 어떤 연관이라도 있다는 것입니까?"

"맞습니다. 아드님의 간질은 수영과 아주 관련이 많기 때문입니다."

"설마 수영 때문에 간질이 생겼다는 이야기는 아니시겠죠?"

"수영 하나 때문에 간질이 생겼다고 보기는 어렵습니다만 수영이 간질을 오게 만든 큰 원인이 된 것은 사실입니다."

"그게 정말입니까?"

그 학생의 어머니에게 체질에 대한 설명과 함께 수영이란 운동이 각 체질에 어떤 영향을 끼치는지 설명해 주었다.

"아드님의 체질은 목음이라는 체질인데 이 체질은 원래 선천적으로 태어날 때부터 신경이 예민한 체질입니다. 그런데 목음체질은 인체 표면부보다 인체 내부에 기(氣)가 많이 편재해 있는 생리적 특징을 가지고 있습니다. 그래서 수영같이 인체 표면을 차갑게 하는 운동을 오래하면, 그렇지 않아도 인체 표면의 모자라는 기가 인체 내부로 들어가 버리게 되어 표(表)가 허(虛)하고 리(裏)가 실(實)한 상태가 극도로 심화됩니다. 그렇게 되면 인체 표리의 생리적 균형이 깨져서 여러 가지 질병이 오는데 그중 대표적인 것이 위장병, 여러 가지 신경성 질환, 비뇨생식기 질환, 간질 등입니다. 그러므로 아드님의 간질은 체질적인 원인에다가 그 체질의 건강 균형을 무너뜨리는 수영 같은 운동이 겹쳐져서 일어난 것으로 보면 됩니다.”

“시가나 친정이나 양쪽 집안 모두 대대로 간질 같은 병은 없었습니다. 그런데 왜 우리아이에게 이런 병이 오게 되었을까요?”

“간질은 유전되는 병이 아닙니다. 다만 간질이 잘 일어나는 체질이 있는데 그런 체질이 유전되는 것이지 병이 유전되는 것은 아닙니다. 설령 간질이 일어나기 쉬운 체질을 타고났다 하더라도 그 체질에 해로운 것을 가까이 하지 않으면 병은 일어나지 않습니다.”

“그러면 우리 아이가 수영 때문에 간질이 일어났다는 말씀이시군요?”

“모든 사람이 수영을 하면 그런 병이 온다는 것은 절대 아닙니다. 아드님의 체질인 목음체질에서, 그 체질 중에서도 신경이 예민하고 속이 냉한 사람이 수영같이 피부를 차갑게 하는 운동을 계속했을 때에만 일어난다는 겁니다. 그것은 아드님이 체질에 맞지 않는 운동을 계속함으로써 속에 잠재해 있던 질병을 표면으로 끌어올린 결과인 겁니다. 짐작입니다만 아드님이 수영을 하지 않았다면 간질은 아마 나타나지 않았을 겁니다.”

“간질은 뇌파의 이상으로 발생하는 것이 아닌가요?”

“뇌파의 이상 없이도 간질 증세가 오는 수가 많이 있으며 또한 뇌파에 이상이 있어도 간질이 일어나지 않는 경우도 많이 있습니다. 뇌파의 이상은 간질이란 병이 일어날 수 있는 기본 토양을 제공해 준다고 보면 됩니다. 설령 뇌파에 이상이 있어도 깊숙이 잠재해 있는 질병을 끄집어내어 드러나게 만드는 방아쇠 역할을 하는 것만 없으면 간질은 일어나지 않게 됩니다. 그 방아쇠 역할을 하는 것이 목음체질에서는 녹즙, 수영, 등푸른 생선, 신경을 과도하게 쓰는 것, 과로 등입니다."

보통 병원에서는 항경련제를 복용하고 나서 3년 동안 발작이 없으면 간질이 일단 치료된 것으로 보고 약의 복용을 서서히 중지시킨다. 이 학생의 경우는 항경련제를 복용하고도 수시로 대발작과 소발작을 되풀이했고 항경련제의 종류를 이것저것 바꿔가며 복용해도 증세가 좋아지지 않았다.

초기 치료를 하는 동안 당분간 항경련제를 그대로 계속 복용하라고 지시하고 목음체질에 해당하는 침과 한약치료를 시작했다. 그리고 목음체질에 해로운 음식과 약을 알려주고 잘 지키도록 당부했다. 또한 수영, 냉수욕 등 피부를 차갑게 하는 것을 일체 금하도록 했다. 치료를 시작한 지 두 달 후, 소발작이 한 번 일어났다. 이상하다 싶어서 원인을 찾아 자세히 물어보니 상추쌈이 너무 먹고 싶어 몇 차례 먹고 나니 소발작이 왔다고 한다.

다시 한번 음식에 대한 주의를 주고 치료를 계속해 나갔다. 그 뒤로는 치료를 시작한 지 6개월 후까지 별 이상이 없었다. 발작도 일어나지 않았고 학생의 몸도 많이 건강해졌다. 그러나 그 시점에서 학생이 멀리 이사를 가게 되었다. 치료를 계속적으로 하기에는 너무 먼 거리였다. 할 수없이 치료를 중단하고 그 학생에게 목음체질에 대한 교육을 철저히 시켰다. 무슨 일이 있어도 자기 체질에 해당되는 것은 반드시 지키도록 신신당부를 하고 보냈다.

그후로는 그 학생의 소식을 들을 수가 없었다. 그 학생이 지시사항을 계속 잘 따라주었다면 지금쯤은 좋은 건강을 유지하고 있을 것이다. 그렇게 되었기를 바란다.

해설 ____

수영은 근래에 들어서 일반인들이 쉽게 접할 수 있는 운동이 되었다. 자연적인 곳 말고는 적당히 물놀이를 할 수 있는 곳을 찾기 어려웠던 옛날과는 달리 요즈음은 곳곳에 들어선 스포츠 센터에서 쉽게 수영을 할 수 있게 되었다. 수영이란 운동이 이렇게 대중화되고 난 이후에 사람들이 수영을 함으로 해서 그들의 건강이 향상되었을까? 그 대답은 '꼭 그렇지만은 않다' 이다. 그 이유는 수영을 함으로써 건강이 좋아지고 병이 나아진 사람들도 많이 있는 반면에 건강이 나빠지고 병이 생긴 사람들도 많이 있기 때문이다.

왜 그런 현상이 일어나는 것일까? 왜 어떤 사람은 수영을 하고 난 후에 건강이 좋아지고 어떤 사람은 건강이 나빠지는 것일까? 그런 일이 일어나는 이유는 각 사람마다 체질이 서로 틀리기 때문이다. 그리고 자기 체질을 모른 채 아무 운동이나 하면 건강에 좋은 줄 알고 함부로 아무 운동이나 하기 때문이다.

진료실에 앉아서 진료를 하고 있노라면 수영을 하고 나서 관절염이나 신경통이 악화되거나, 신경이 예민해지고 두통, 위장병, 중이염이 오고 감기가 자주 걸리고 허리디스크가 오는 등의 경우를 너무나 흔하게 접한다. 안타깝게도 이런 사람들의 대부분은 수영 때문에 자신이 그런 병에 걸렸다는 사실을 전혀 눈치채지 못하고 있다. 수영을 시작하고 나서 그런 증세가 금방 오는 것이 아니라 몇 달 내지 몇 년에 걸쳐서 서서히 병이 일어나기 때문에 사람들은 수영이 그런 작용을 한다는 사실을 미처 알지 못하는 것이다.

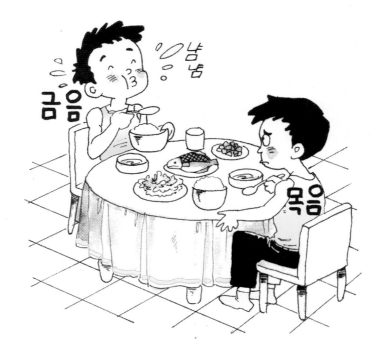

어린 아이들이 수영을 하고 나서 몸에 오는 반응을 살펴보면, 밥도 잘 먹고 생활도 활기차게 잘하는 아이가 있는 반면에, 밥도 잘 먹지 않고 피로해하고 징징거리며 울기만 하는 아이도 있다. 체질에 대해 깨달음이 깊은 사람은 수영을 하고 난 후의 아이들 반응만 보아도 그 아이의 체질을 대강 파악할 수 있다.

수영을 하고 난 후에 밥도 잘 먹고 생활도 활기차게 하는 아이들은 금음체질, 금양체질, 수양체질에 속하는 아이들이다. 그리고 수영을 하고 난 후에 밥도 잘 먹지 않고 징징거리며 우는 아이들은 목음체질, 목양체질, 토음체질, 토양체질에 속하는 아이들이다. 특히 금음체질에 속하는 아이들은 수영을 하고 난 후에 몸에 좋은

반응이 뚜렷하게 나타나는 편이고, 목음체질에 속하는 아이들은
수영을 하고 난 후에 몸에 나쁜 반응이 뚜렷하게 나타나는 편이다.

그 반응을 잘 관찰해 수영이 맞는 아이들은 계속 시키고 수영이
맞지 않는 아이들은 중지시켜야 아이의 건강이 좋아진다. 수영이
건강에 나쁜 체질에서는 수영을 배우는 정도에서 그쳐야지 건강을
위한답시고 수영을 계속하다가는 건강에 반드시 이상이 생기게 된
다.

어떤 목음체질의 여자 환자분이 결혼 후 2년 동안 임신이 되지
않아서 고민하다가 필자의 권고로 오래도록 계속하던 수영을 그만
두고 나자 석 달 후에 바로 임신이 되었다. 그녀는 그 말을 반신반
의하다가 수영을 그만두고 나서 곧 임신이 되자 정말 신기한 일이
라며 놀라워했다. 체질의 신비는 자신이 겪어보기 전에는 모르는
것이다.

여러 치료 경험을 통해 볼 때 간질환자는 목음체질 환자분이 제
일 많다는 것을 알 수 있다. 아마 신경이 제일 예민한 체질이라서
뇌신경 계통이 약하기 때문에 목음체질에서 간질이 많이 발생하는
것 같다. 우리나라에만도 간질 환자는 상당히 많다. 그런 간질 환
자들은 자기 체질을 정확히 파악해 체질에 따라 올바른 치료만 하
면 증세가 호전될 수 있고 때로는 완치시킬 수도 있다. 경제적으로
어려워서 치료를 계속 받지 못할 경우라도 자신의 체질을 정확히
알고 자기 체질에 맞게 평소의 음식과 생활을 조심한다면 간질은
그 병세가 눈에 두드러지게 약해져서 치료와 일상생활에 큰 도움
을 받을 수 있다.

목음체질의 간질 환자는 봄과 초여름에 발작 횟수가 잦다. 그것
은 간질이란 병은 봄에 나는 음식과 밀접한 관계가 있기 때문이다.

즉, 봄에는 상추 같은 잎채소가 많이 나는데, 목음체질이 자기 체질에 해로운 잎채소를 많이 먹고 나면 건강의 균형이 급격히 깨어지게 되므로 다른 계절보다 간질의 발작 횟수가 잦은 것이다. 잎채소는 그만큼 목음체질에게는 해로운 식품이다.

항간에서 말하기를 '상추를 먹으면 잠이 많이 온다'고 하는데 이는 목음체질과 목양체질에 해당되는 말이다. 잎채소가 몸에 이로운 금음체질, 금양체질, 토양체질, 수양체질, 토음체질 등에서는 상추를 아무리 많이 먹어도 졸리지 않다. 그러나 목음체질과 목양체질에서는 상추를 많이 먹고 나면 나른하게 힘이 빠지며 졸리게 되는데 이것은 체질적으로 상추가 목음체질과 목양체질에게는 맞지 않는 해로운 음식이기 때문에 나타나는 현상이다.

즉, 상추 같은 잎채소는 목음체질과 목양체질에게는 몸에 해롭게 작용하므로 먹고 나면 기운이 빠지게 되어 몸이 졸린 상태가 된다. 졸린다는 것은 해로운 음식의 섭취로 인해 몸에 힘이 빠지는 현상이지, 흔히 생각하듯 상추에 사람을 잠들게 하는 수면 성분이 있어서 그런 것이 아닌 것이다.[12] 이처럼 목음체질의 간질 환자는 마땅히 잎채소를 조심해야 한다.

목음체질은 피부에 차가운 기운을 가까이 하면 건강의 균형이 급격히 무너진다. 그래서 더위에 숨이 막히는 한여름일지라도 목음체질은 찬물에 샤워를 하지 못하고 물을 데워서 따뜻한 물에 샤워를 하는 경우가 많다. 차가운 물이 피부에 닿는 것이 본능적으로 싫기 때문이기도 하지만 목음체질은 찬물에 샤워를 하고 나면 몸이 불쾌하고 무거워지기 때문이다. 그리고 갑자기 찬물에 들어갔

---

12) 어떤 보고에서는 상추에서 수면작용을 하는 성분을 찾았다고 한다. 그러나 그 작용은 거의 무시해도 좋을 정도로 미약해 보인다.

을 때에는 심장에 급격한 타격을 받는 것이 또한 목음체질이다. 그러므로 여름철에 해수욕장이나 계곡에서 수영을 하기 위해 찬물에 갑자기 뛰어들었다가 심장마비를 일으켜 생명을 잃는 사람은 대부분이 목음체질이다.

그렇기 때문에 수영하기 전에 온몸에 땀이 날 정도로 충분히 준비운동을 해야 하는 체질이 바로 목음체질이며, 그 외에 목양체질, 토양체질, 토음체질도 수영하기 전에 꼭 준비운동이 필요한 체질들이다. 그러나 금음체질, 금양체질, 수양체질 같은 경우에는 아무런 준비운동 없이 찬물에 뛰어들어도 대부분의 경우 신체에 별다른 문제가 일어나지 않는다.

목욕탕에서 목욕을 할 때도 찬물에 들어가는 것을 극히 싫어하는 사람이 있는데 그런 사람은 목음체질일 가능성이 많다. 목음체질은 피부에 냉기가 닿는 것을 본능적으로 싫어하기 때문이다. 이런 목음체질이 체질적 특성을 무시하고 수영같이 피부를 차갑게 하는 운동을 오래도록 계속하면, 다른 사람은 수영을 시작하고 난 후 식욕도 좋아지고 건강하게 되는 반면, 목음체질은 감기, 편도염, 중이염, 알러지 비염, 피부병, 눈병 등의 잔병이 많아지고 소화기능도 떨어지며 신경이 예민해지는 등 신체에 여러 가지 질병이 오게 되어 결국 건강을 크게 해치게 된다. 또 목음체질의 여자인 경우에는 냉·대하, 방광염, 불임증, 우울증 등이 오기 쉽고, 목음체질의 남자인 경우에는 요통, 양기부족, 발기부전, 전립선염 등이 오기 쉽다.

그렇다면 목음체질의 경우, 수영을 즐길 수 있는 방법이 없을까? 한두 가지 방법이 있다. 첫째는 수영을 하되 따뜻한 물에서 하는 방법이다. 제일 좋은 방법이긴 하지만 현실적으로는 불가능한 방법이다. 물을 따뜻하게 데워서 수영을 할 수 있는 곳은 온천물을 이용한 수영장 말고는 없기 때문이다.

둘째는 최대한 물의 온도가 차갑지 않은 데서 수영을 하고 나서 수영을 마친 후에는 온탕이나 한증탕에서 수영을 했던 시간 이상으로 몸을 따뜻하게 해서 땀을 흠뻑 내는 방법이다. 수영이 너무 좋아서 수영을 하지 않고는 못살겠다는 목음체질은 마땅히 그런 방법을 써야 건강을 덜 해치면서 수영을 즐길 수 있다.

허리가 아프거나 신경통, 관절염, 디스크 등의 병이 있을 때 어떤 사람은 수영을 권하고 어떤 사람은 한증탕이나 온수욕을 권한다. 그러나 자신의 체질을 모르고 함부로 수영이나 온수욕을 따라 하다가는 어떤 경우는 몸이 좋아지지만 어떤 경우는 오히려 악화되는 것이다.

사람들은 자기자신의 경험을 바탕으로 환자에게 수영이나 온수욕을 권하는 경우가 흔하다. 자기가 수영을 해서 몸이 가벼워지거나 아픈 곳이 좋아진 사람은 수영을 권하게 되고, 한증탕이나 온수욕을 해서 몸이 가벼워지거나 아픈 곳이 좋아진 사람은 한증탕이나 온수욕을 권하게 된다. 그러나 그런 말들이 환자의 병세에 미치는 영향은 생각보다 크므로 마땅히 환자의 체질에 맞게 권해야 할 것이다.

'물에 들어가면 중력의 영향을 받지 않으므로 병세가 덜해질 것이다' 라는 단순한 생각으로 아무에게나 수영 또는 온수욕을 권해서는 안된다. 허리가 아프든 신경통이 있든 관절염이나 디스크가 있든 무슨 병이든 간에 각 체질의 특성상 목음체질, 목양체질, 토음체질, 토양체질은 온수욕을 해야 좋아지게 되며, 금음체질, 금양체질, 수음체질, 수양체질은 수영을 해야 좋아지게 되어 있다.

만일 반대로 목음체질, 목양체질, 토음체질, 토양체질이 수영을 하거나 금음체질, 금양체질, 수음체질, 수양체질이 온수욕이나 한증탕을 했을 때는 병을 악화시키는 결과만 초래하게 된다.

자! 이제 정리를 하면 다음과 같다.

선천적으로 신경이 예민한 목음체질은 체질에 맞지 않는 운동, 즉 수영 같은 운동을 계속하면 여러 가지 질병에 잘 걸리게 되니 조심해야 한다. 만일 목음체질이 질병에 걸렸을 경우엔, 절대로 수영을 금하고 잎채소 등 체질에 해로운 음식을 먹지 말아야 한다. 질병 치료는 체질에 맞게만 하면 거의 다 호전되거나 완쾌되므로 걱정하지 않아도 된다. 문제는 자기 체질이 무엇이냐 하는 것이다.

위에서 예를 든 경우도 부모가 아들의 체질을 몰랐기 때문에 아들의 건강을 위해서 수영을 시킨 것이 도리어 큰 병을 얻게 만든 것이다. 부모의 애틋한 자식 사랑이 자식의 체질을 모름으로 해서 이렇게 어처구니없는 결과를 낳을 수도 있다는 것은 큰 비극이 아닐 수 없다.

1996년 미국의 애틀랜타에서 개최된 하계 올림픽에서 미국의 여자 수영선수 '아미 밴 다이큰'이 화제의 인물이 되었었다. 그녀는 천식환자였는데 평소에 복용하던 천식을 가라앉히는 약이 도핑 테스트에 걸리는 금지약물이라서, 그 약의 복용을 중지하고 숨이 차는 것을 참아가며 수영 경기에 참가해 무려 4개의 금메달을 땄다. 그녀의 쾌거는 인간 승리의 드라마라고 해서 매스컴에 그 이름이 한참동안 오르내렸었는데 그것을 보고 나서 필자는 그녀가 금음체질이라는 것을 금방 알 수 있었다.

매스컴에서는 그녀를 인간 승리의 주인공으로 보지만 체질적 관점으로는 그녀는 육식이 해로운 금음체질이 육식을 많이 함으로서 오는 질병인 천식에 걸려서 고생하고 있었으며, 금음체질이 천식에 걸리더라도 육상같이 땀이 나면서 숨이 차는 운동을 하면 천식이 당장 악화되어 숨이 막혀 쓰러질 터인데 수영같이 땀이 나지 않고 피부를 차갑게 하는 운동을 하면 천식은 아무런 지장이 없고 오히려 천식 치료에 도움이 되는 것이다.

그런 이유 때문에 그녀는 수영 시합을 별 탈 없이 마칠 수 있었는데 이것은 수영이란 운동의 특성과 금음체질과의 관계 때문이다. 만일에 그녀가 목음체질이나 목양체질이었다면, 복용하던 천식 억제약을 끊고 차가운 물 속에 들어가 수영하게 되었을 때 그녀의 몸 상태는 천식약을 끊은 데다가 차가운 물 속에 몸이 들어가는 영향으로 천식이 급속도로 악화되었을 것이므로, 최악의 상태가 되고 말았을 것이다.

그녀는 금음체질이었기 때문에 천식약을 끊고도 아무 지장 없이 경기를 치를 수 있었던 것이다. 예를 들어 그녀가 육상 종목의 선수였다고 가정한다면 천식약을 끊고 땀나는 육상경기를 한다고 할 때 천식이 급격히 악화되어 몸을 움직이는 것이 전혀 불가능하게 될 것이므로 금메달을 딴다는 것은 있을 수 없는 일이다. 주부선수이자 천식환자인 '아미 밴 다이큰'이 애틀랜타 올림픽에 출전해 금메달을 4개나 따게 된 것은 다름 아닌 금음이란 체질과 수영이란 운동의 연관성 때문이었던 것이다.

그녀가 수영을 시작하게 된 동기는 의사의 권유 때문이었다고 한다. '아미 밴 다이큰'의 천식을 치료하던 의사가 천식에는 수영이 좋으니 수영을 해보라고 권한 것이 올림픽에서 금메달을 4개나 딴 동기였던 것이다. 그 의사의 말은 부분적으로 맞는 말이다. 미국 같은 육식 사회에서는 육식이 해로운 금음체질이 천식이 걸리게 마련이다. 그래서 수영이 건강에 좋은 금음체질이 수영을 하게 되면 천식이 호전되므로 미국 의사들은 자연히 천식환자에게 수영을 권하는 것이다.

그러나 채식을 주로 하는 나라(과거의 우리나라 같은)에서는 천식이란 병이 금음체질이 아니라 목음체질과 목양체질에서 주로 발생한다. 그러므로 미국의 그 의사가 천식에는 수영이 좋다는 미국에서의 단순한 경험으로 채식 사회의 천식 환자에게 수영을 권했다가는 그 환자는 생명이 위태로워질 것이다. 왜냐하면 목음체질과 목양체질의 천식환자분이 수영을 하려고 차가운 물에 들어가면 천식이 급속도로 악화되어 위급상황이 발생할 것이기 때문이다.

미국의 의사들이 그런 원리를 모르고 있는 것이 아쉽지만 그래도 미국 같은 육식 사회에서 수영이 천식환자에게 좋다는 것을 경험적으로 알고 있다는 것만 해도, 체질이란 것을 모르는 나라의 의학으로는 대단한 일이라고 생각한다. 미국이란 거대 자본과 명석한 두뇌들이 모인 나라에 체질이란 개념이 도입되어 본격적으로 체질에 대한 연구를 시작한다면, 미국의 의학은 단시일 내에 눈부신 발전을 이룰 것이고 세계의 모든 나라들은 의학에 관한 한 완전한 미국의 속국이 되어버릴 것이다.

포도당 주사와 쇼크

포도당이란 영양물질은 우리 몸에서 에너지를 일으키는 원료가 되므로 사람에게는 없어서는 안 될 귀중한 영양 성분이다. 우리가 먹는 음식물의 영양분은 바로 에너지로 쓰이기도 하고 또 남는 영양분은 글리코겐으로 전환되어 간에 저장되었다가 나중에 필요하면 에너지로 쓰이게 된다. 우리에게 없어서는 안 될 소중한 포도당. 이렇게 소중한 포도당이 언제나 우리 몸에 좋게만 작용할까? 그리고 포도당은 아무리 많아도 인체에 전혀 해가 없는 것일까? 이 어리석어 보이는 질문의 답을 찾기 위해서 많은 경험 중 한 가지를 소개해 보기로 하자.

 사례 ____

오래도록 치료하던 목양체질의 40대 여자 환자분이 있었다. 그녀는 처음에 왼쪽 허리와 다리가 당기고 아픈 요추간판탈출증(디스크)으로 내원했는데, 몇 년을 고생하던 디스크를 목양체질에 관한 한약과 침으로 두 달만에 완치시키자 체질 치료의 신비함에 매료되어, 그 후로는 몸의 어느 곳에 무슨 병이 나더라도 본원으로 와서 치료를 받는 분이었다. 그녀의 체질을 잘 알고 있었으므로 위염이 오건 두통이 오건 손발이 저리건 감기가 들건 관절염이 생기건, 몸에 어떠한 병이 생겨도 바로바로 체질 치료로써 나으니 그녀의 주치의가 되다시피 하였다.

그러던 어느 날이었다.

그녀가 인사불성인 상태로 들것에 실려 급히 진료실로 왔다. 따라온 보호자들에게 어찌된 일인가 영문을 물어보니 그녀는 약 열흘 전에 아들을 교통사고로 갑자기 잃었다고 한다. 그 충격으로 식음을 전폐하고 눈물로 이틀 밤을 지새며 장례까지 치른 후, 삼일째 되는 날 밤에는 정신이 혼미해져 자리에 드러누워 헛소리를 하고 제정신을 차리지 못했다 한다.

식구들은 그녀가 아들을 잃은 충격이 워낙 큰데다 며칠간 음식을 먹지 못했으므로 쇼크와 허약으로 오는 현상으로 알고 우황청심환을 먹이고 미음을 끓여서 먹게 했다. 가족들의 정성어린 간호 덕분인지 그녀는 다음 날 정신을 차려서 모든 사리를 정상적으로 분별하게 되었다. 다만 식사를 하는 둥 마는 둥해서 보는 이들을 안타깝게 했으며, 그런 부실한 식사 때문에 기력이 떨어져서 온몸에 힘이 없고 어지러운 증세가 왔다.

식사도 제대로 하지 않고 슬픔에 겨워 울다 지쳐 쓰러지는 그녀를 보고 식구들은 이대로는 안되겠다 싶어서, 음식을 제대로 먹지 못하니 링거라도 맞혀야 되겠다고 생각해, 이웃에 사는 간호사의 도움으로 고단위 포도당 주사액을 하루에 두 병씩 계속 정맥에 주입하였다. 그런데 포도당 주사를 맞은 지 이틀 후에 갑자기 인사불성이 되어 사람도 알아보지 못하고 말도 하지 못한 채 반 죽은 상태로 숨만 쉬게 되었다는 것이다.

그래서 급히 큰 병원의 응급실로 옮겨서 MRI 사진을 찍고 하룻밤을 병원에서 보냈는데 MRI 사진에서는 뇌에 아무런 이상도 나타나지 않았다. 병원에서도 뚜렷하게 원인을 찾지 못해 포도당 주사액만 계속 놓고 별다른 처치 방법이 없는지라 가족들은 그녀를 병원에서 데리고 나와 집으로 옮겼다가, 그녀가 평소에 여기에서 치료를 계속 받아 왔던 것이 생각나 여기로 왔다는 것이다.

그녀의 체질이 목양체질임을 이미 알고 있었으므로 이야기를 듣는 도중에 포도당 주사액이 그녀에게 문제를 일으켰음을 직감하고 있었다. 맥을 짚어보니 맥이 너무나 약하게 뛴다. 의식은 거의 없었으며 크게 이름을 부르면 눈꺼풀을 조금 들어올리는 반응을 보이고는 곧 혼수상태로 돌아갔다. 포도당 주사액을 아직 팔에 꽂고 있는 그녀를 보고 보호자들에게 포도당 주사를 당장 제거하고 앞으로도 놓지 말라고 말을 하자, 옆에 섰던 보호자들은 며칠간 식사도 못하고 기력이 쇠잔해 다 죽어 가는 환자에게 포도당 주사까지 놓지 말라고 하니 이것은 사람을 죽이는 방법이 아니냐며 의아하게 물어본다.

그녀의 체질인 목양체질에는 포도당을 정맥에 주사하면 컨디션이 더 악화될 뿐이라며 정맥주사를 해서 수분을 보충하려면 포도당 성분이 들어 있지 않은 것이 더 좋으니 포도당 성분이 들어 있지 않은 아미노산 수액을 투여하라고 지시했다. 그리고 나서 목양체질의 포도당 중독을 해독하는 침을 시술한 후 집에 가서 상태를 잘 관찰해 보라고 했다. 그분이 의식이 돌아와서 마실 것을 찾으면 물과 미음을 조금씩 드리라고 했다.

다음 날, 여전히 들것에 실려온 그녀는 눈을 떠서 옆에 있는 사람들을 알아볼 정도로 조금 회복되었다. 질문을 하자 약하나마 고개를 끄떡거리며 반응을 보였다. 보호자가 말하기를 어젯밤에는 물을 약간 마셨다고 한다. 아직 포도당 주사액을 꼽고 있기에 포도당 주사를 제거하지 않으면 회복되지 않는다고 말하자 한 번의 치료로 조금 차도가 있는 것을 확인한 보호자는 그렇게 하겠다고 순순히 따라주었다. 다시 한번 목양체질의 포도당 중독을 해독시키는 치료를 했다. 환자에게는 아직 밥 대신 미음을 먹이는 것이 좋으며, 환자의 상태를 잘 관찰해 내일 다시 모시고 오라고 말을 하고 환자를 돌려보냈다.

다음 날 그녀는 들것이 아닌 식구들의 부축을 받고 내원했다. 이제 제법 눈동자에도 힘이 있고 말도 조금했다. 그날부터는 치료와 함께 한약을 녹용으로 처방해 복용하게 하고 경과를 관찰했다. 녹용을 넣은 한약을 같이 복용하기 시작하자 환자의 회복 속도는 급속도로 빨라져서 열흘 후에는 거의 정상상태로 회복되었다. 단, 아들을 잃은 정신적 충격 때문에 화병이 생겨서 그후로 약 3개월간 심장 화병 치료를 더 받아야만 했다.

포도당 주사의 부작용은 그런 현상을 볼 수 있는 능력이 없는 사람은 절대로 찾아내지 못한다. 그것은 금이 길바닥에 지천으로 깔려 있다고 해도 금을 알아볼 수 있는 눈이 없으면 금을 줍지 못하는 것과 같은 이치이다. 포도당 주사의 부작용을 정확히 찾아낼 수 있는 능력을 가지려면 체질에 대한 완벽한 이해와 정확한 체질 판별 능력이 있어야 한다. 앞에 예시한 경우가 목양체질이 몸이 좋지 않을 때 포도당 주사를 맞아서 몸이 더 악화되는 것을 증명하는 하나의 보기이다. 포도당이 우리 몸에서 에너지를 일으키는 영양분이라고 해서 무조건 좋은 것이 아님을 나타내는 증거인 셈이다.

해설 _____

　포도당 주사가 몸에 해로울 수도 있다는 말을 하면 의학을 조금이라도 공부한 사람이라면 누구나 배꼽을 잡고 웃게 될 것이다. 그것은 곧 밥이 해롭다는 말도 되기 때문이다. 우리가 먹는 밥과 여러 음식들은 바로 에너지로 쓰이기도 하고 남는 것은 글리코겐으로 변환되어 간에 저장된다. 이렇게 간에 저장된 글리코겐은 우리가 음식 섭취를 못한다거나 할 때에 꺼내어져서 에너지로 다시 쓰이게 된다. 이렇게 포도당은 우리 몸의 에너지원이 되므로 우리가 어떠한 이유로 식사를 하지 못하게 되면 혈관 내로 직접 포도당을 주사해 모자라는 영양을 보충해 주는 방법을 쓰게 되는데 그런 방법이 흔히 링거 주사라고 부르는 포도당 주사이다.

　이렇게 포도당 주사는 수분 공급의 뜻도 있지만 우리가 밥을 먹지 못할 때에 밥 대신 에너지 공급원으로 쓰이게 되는 것이다. 그러니 포도당 주사가 몸에 해로울 수도 있다는 말은 의학을 조금이라도 공부한 사람에게는 말조차 되지 않는 터무니없는 거짓말로 들릴 것이다. 그러나 과연 포도당 주사가 전혀 인체에 해롭지 않고 좋기만 하다는 생각이 맞는 것일까? 유감스럽게도 그렇지 않다. 이제 어떻게 포도당 주사가 사람의 몸에 해로울 수 있는지 그 이유를 한번 살펴보기로 하자.

　사람의 몸은 과하고 부족한 것을 자연적으로 조절하는 장치가 있어서 태어날 때부터 넘치거나 모자람을 스스로 알맞게 조절하는 능력이 있다. 우리는 음식을 먹어서 영양분을 섭취하게 되는데 에너지로 쓰이고 남은 영양분은 글리코겐의 형태로 전환되어 간에 저장된다. 즉 혈액 내의 포도당 비율과 농도는 음식으로부터 섭취된 영양분이 에너지로 쓰이고 난 후에 그 여분의 것은 간에 저장하는 형태로 몸 스스로 과함이 없게 조절하는 것이다. 그래서 음식은 아무리 많이 먹어도 남는 에너지는 글리코겐으로 전환되어 간에 저장되기 때문에 포도당 중독이 되지 않는다.

그러나 포도당을 정맥으로 직접 주사하게 되면 상황이 달라진다. 정맥에 직접 주입된 포도당은 인체의 자동 조절장치를 거치지 않고 정맥에 주입되므로 혈액 내의 포도당 비율이 아무런 제어장치 없이 무작정 높아지게 되어 인체에서 스스로 조절하지 못하는 상태가 된다.

이런 경우, 체질적으로 포도당의 간내 저장량이 적고 간의 기능이 다른 장기에 비해 상대적으로 과약한 편인 금양체질과 금음체질은 포도당의 정맥주사가 건강에 아주 도움이 되는 반면, 체질적으로 포도당의 간내 저장량이 많고 다른 장기에 비해 상대적으로 간의 기능이 과강한 편인 목양체질과 목음체질은 포도당의 정맥주사가 오히려 건강을 해치게 된다.

즉, 오장육부의 기능 편차가 더 심화되어 장부간에 불균형이 초래되므로 건강을 해치게 되는 것이다. 이것은 포도당을 음식으로 섭취하지 않고 정맥에 바로 주입함으로써 인체 내의 조절기능을 거치지 않아 일어나는 현상이다. 즉, 포도당에 중독되는 현상인데 이는 다름 아닌 목양체질에서 일어나는 현상이다. 그리고 간혹 목음체질에서도 이런 현상이 나타난다.

포도당 중독현상은 우리의 일상생활과는 멀리 떨어진 이야기 같지만 그렇지 않다. 일상생활과 아주 밀접하게 연관이 있다. 예를 들어 당신 자신이나 또는 가까운 가족이나 친구 중 어떤 사람이 교통사고를 당하거나 갑자기 중풍에 걸리거나 아니면 알 수 없는 이유로 쓰러져 병원 응급실로 실려갔다고 가정해 보자.

병원에서는 혈관 확보(응급 약물을 투여하기 위해 혈관을 확보해 놓는 것)를 위해 포도당 주사액을 팔의 정맥에 놓는다. 이때 환자분이 목양체질, 목음체질이었을 경우에는 그 포도당 주사가 해롭게 작용하기 때문에 그 환자는 사망에 이르기 쉽다.

반면에 환자분이 금양체질, 금음체질이었을 경우에는 수술 등 다른 처치를 하지 못할 정도로 위독한 응급상태로 병원에 도착했더라도 아무런 처치 없이 포도당 주사액만 꽂아 놓아도 서서히 기적적으로 회복되는 것이다. 이렇게 응급 사태가 발생했을 때 위독한 상태로 병원에 도착하면 얄궂게도 포도당 주사의 작용으로 자기 자신의 체질에 따라 일순간에 생명에 큰 영향을 받게 된다.

큰 종합병원의 응급실에서는 하루에도 몇 명씩 위독한 환자분이 포도당 주사에 의해 생명이 좌우되고 있다. 다행히 포도당 주사가 체질에 맞는 금음체질, 금양체질은 도저히 소생이 불가능할 것 같은 상태로 병원에 들어와도 포도당 주사 덕분에 서서히 기적적으로 회복되는 것이다. 반면 목양체질은 별로 위독하지 않은 상태로 병원에 들어와도 포도당 주사를 계속 투여하는 사이에 상태가 점점 악화되어 어떤 경우에는 생명이 위험해지는 상황에까지 이르게 되는 것이다.

또 하나 예를 들어보자.

필자와 가까운 사람 중에 목양체질이 한 분 계신다. 어느 여름날 그 분은 친구 아들의 결혼식에 참석했다가 음식을 잘못 먹고 유사 장티푸스에 걸렸다. 증세가 아주 심해 복통에다 하루 수십 번의 설사, 그리고 40℃가 되는 고열에 오한까지 겹쳐서 고생이 말이 아니었다. 병원에서는 당장 입원할 것을 권했으나 그분은 체질 치료로 그 병이 치료가 되는 줄 알고 있었으므로 진료실로 급히 오셨다.

그 분의 체질에 맞게 목양체질에 관한 치료를 3일 정도 하니 약 70% 가까이 회복되었다. 오한과 고열은 거의 나았고 복통과 설사가 아직 조금 남아 있었다. 그러나 그 분은 주위 친지들의 등살에 밀려 병원을 가게 되었다. 그 이유는 유사 장티푸스 같은 병을 병원에서 치료해야지 한의원에서 치료를 해서 되겠냐며 가족과 친지들의 성화가 너무 거세었기 때문이었다.

그래서 할 수없이 체질 치료와 병원 치료를 겸하면 더 빨리 나을 수 있겠지 하는 생각으로 친지의 등에 떠밀려서 병원을 찾게 되었다.

병원에 갔더니 유사 장티푸스로 인해 설사를 많이 해서 탈수증이 심하므로 수분과 영양을 보충하기 위해 포도당 주사를 맞아야 한다며 포도당 주사를 놓더라는 것이다. 평소에 그 분은 자기 체질인 목양체질에는 포도당 주사가 좋지 않다는 것을 잘 알고 있었지만 의사의 말을 거역하지 못해 어쩔 수 없이 그냥 맞고 왔다는 것이다. 그날 밤에 드디어 일이 생기고 말았다. 포도당 주사를 맞고 집으로 돌아온 날 밤에 다시 첫날과 같이 오한이 나고 고열이 있고 설사를 하고 복통이 심해 온 방을 밤새도록 데굴데굴 굴러다녔다 한다.

밤새 고통으로 잠 못 이루다가 날이 밝자마자 급히 찾아왔다. 목양체질의 포도당 주사를 해독하는 침치료를 하고 나서 왜 포도당 주사가 해로운지 알면서도 맞았느냐고 물어 보았다. 그랬더니 그분이 말하기를 병원에 갔을 때 먼저 자기는 포도당 주사가 해로운 체질이니 포도당 주사는 맞지 않겠다고 담당 의사에게 말했다고 한다. 그러자 그 의사가 말하기를 당신이 의학에 대해서, 그리고 포도당에 대해서 아는 게 뭐가 있기에 그런 터무니없는 말을 하느냐고 호통을 치더라는 것이다. 그래서 아무 대꾸도 하지 못하고 그냥 포도당 주사를 맞고 왔다는 것이다.

이것은 그 의사의 잘못이 아니다. 그 의사는 자기가 교육받은 대로 정확하게 치료를 한 것뿐이다. 다만 환자의 체질적인 문제 때문에 일어나는 현상인 것이다. 이런 경우도 체질을 모른다면 그냥 우연히 악화되었을 뿐이라고 생각했을 것이다. 그러나 그 분은 자기 체질에 대해서 너무나 잘 알고 있었으므로 그런 현상이 왜 일어나는지 정확히 알 수 있었던 것이다.

그 뒤로 몇 차례의 체질 치료 후에 유사 장티푸스는 깨끗이 나았다. 그 일이 있고 난 후로 그 분은 어떠한 일이 있어도, 설령 의사와 언성을 높여가며 싸우는 한이 있더라도 포도당 주사는 절대로 맞지 않는다.

사람들은 어떤 질병이 새로 일어나거나 여태까지 가지고 있던 병이 악화되거나 해도 '왜 그럴까?' 하는 생각은 잘 하지 못 한다. 몸에 암이 발생해도 그냥 생긴 줄로만 알고, 병이 하루 좋아지고 하루 나빠져도 그냥 우연히 그러는 듯이 여긴다. 그러나 그 모든 것은 환자분이 먹는 음식이나 마음의 감정, 그리고 외부의 여러 가지 조건 등이 그 환자의 체질에 어떤 영향을 주느냐에 따라 달라지는 것이다. 목양체질은 위급한 때일수록 포도당 주사를 맞지 말아야 한다. 자칫 생명이 위독할 지경에 이를 수도 있기 때문이다.

서양 의학자들이 포도당 주사의 해독을 경험한 것 때문인지는 몰라도 요즈음은 포도당 주사액의 농도가 과거에 비해 상당히 낮아졌다. 목양체질과 목음체질이 포도당 주사를 맞고 나서 몸이 악화되는 일이 잦으니, 포도당 주사액의 농도가 묽어진 것이 아닌가 여겨진다.

고단위 포도당 주사일수록 효과가 좋은 금음체질과 금양체질에게는 서운한 현상이지만 그나마 목양체질에게는 위험을 줄일 수 있으니 다행한 일이 아닐 수 없다. 그렇지만 포도당 주사를 올바르게 사용하기 위해서는 먼저 환자의 체질을 정확히 판별한 후에, 금음체질과 금양체질에게는 고단위 포도당 주사액을 쓰고 목양체질에게는 포도당 성분이 들지 않은 다른 수액 영양제를 써야 하는 것이다.

더욱 좋게 하는 방법은 지금은 포도당을 값싸게 얻는 방법으로 옥수수에서 포도당을 추출해 사용하고 있지만, 옥수수에서 추출한 포도당은 그 기(氣)가 금음체질과 금양체질에 정확히 맞는 것이 아니므로, 조금 비싸더라도 양배추나 상추 등의 잎채소에서 추출한 포도당을 사용하면 금음체질과 금양체질은 질병치료와 건강에 큰 효과를 볼 수 있다.

포도당에 관한 이런 사실을 서양 의학계에서는 전혀 모르고 있는 것일까? 절대로 그렇지 않다. 육식을 위주로 하는 유럽이나 미국에서는 아무래도 육식이 몸에 이로운 목양체질과 목음체질이 우리나라보다 상대적으로 많은 편이다. 그래서 포도당 주사의 나쁜 작용도 우리나라보다 유럽이나 미국에서 많이 발생하므로 그런 부작용을 발견할 확률도 높은 것이 당연하다.

　오래 전에 미국의 어느 의사 한 사람이 '포도당 주사에 독이 들어 있는 것 같다' 라는 충격적인 보고서를 학계에 제출했다. 그 의사는 자기 병원에 입원한 여러 명의 환자를 자세히 관찰해 보니, 그렇게 위독하지도 않은 환자 그리고 치료를 하지 않고 가만히 놓아두어도 악화될 것 같지 않은 상태의 환자분이 포도당을 정맥에 주사한 후에 갑자기 위독해지고 원인도 모르게 병이 악화되어 사망하는 사례가 자주 발생한다는 것을 알 수 있었다.

　그가 그런 현상을 관찰해 포도당 주사에 문제가 있다라는 사실을 찾아냈다는 것은 정말 대단한 의학적 실력의 소유자라는 것을 입증해 주는 것이다. 왜냐하면 보통 정도의 실력으로는 입원해 있던 환자분이 사망해도 그 환자분이 사망하게 된 원인을 정확히 찾아내기가 어렵기 때문이다. 비범할 정도로 실력이 아주 뛰어난 의사만이 어떤 환자분이 사망하게 된 경우에 그 환자분이 죽음에 이를 만한 다른 이유가 전혀 없다는 것과 오직 포도당 주사가 문제가 되어 사망했다는 것을 정확히 감별해낼 수 있기 때문이다.

　개인적인 생각으로는 포도당 주사가 환자를 죽게 만들었다는 사실을 찾아낼 정도의 눈을 가진 의사라면 거의 인간이 다다를 수 있는 의학적 실력의 정점에 있는 의사라고 여겨진다. 서양의학자로서 최고의 실력을 갖춘 사람만이 그런 눈을 가질 수 있는 것이다. 그는 신에 가까운 의술을 가진 의사라고 극찬하고 싶다. 미국에서는 현대의학의 종주국답게 수십 년 전부터 그런 높은 실력을 가진 의사들이 가끔 나타나고 있다.

　여하튼 그 의사의 보고서는 아주 충격적인 내용이었다. 그러나 그 의사의 보고 내용은 제일 중요한 것을 놓치고 있었으니 그것은 그 의사가 사람의 체질에 대한 것을 전혀 모르고 있었다는 것이었다. 포도당 주사가 문제가 되는 이유는 사람에게 포도당을 정맥 주사 했을 때 그런 부작용이 오는 일부 체질이 있기 때문인데, 그 의사는 체질이란 것을 전혀 몰라서 마치 포도당 주사를 만들 때에 제약회사에서 잘못 만들어 그 속에 사람을 죽게 만드는 독성분이 들어가 있는 것처럼 보고한 것이다.

그 의사의 잘못된 시각에도 불구하고 그런 포도당 주사의 부작용을 찾아낼 수 있는 능력을 가진 의사가 있다는 것 자체에 놀라움을 금치 못한다. 그것은 앞으로 의학사의 큰 발전을 가져올 단서를 그 의사가 찾아냈다는 것을 의미하기 때문이다.

그 의사는 틀린 시각으로 포도당 주사의 부작용을 학계에 보고해 진실은 가려지게 되었지만, 아무튼 알게 모르게 포도당 주사의 문제점은 무의식중에 의료인들의 뇌리에 박히게 되었다. 그런 영향 때문인지 몰라도 근래에는 포도당 주사액의 농도가 자꾸만 약해져서 예전에는 50%까지 있었으나 지금은 5%나 또는 높아야 10% 정도의 포도당 주사액을 많이 쓰고 있다.

이렇게 농도가 약해진 포도당 주사액을 사용하면 목양체질과 목음체질의 경우에는 포도당 주사의 부작용을 줄일 수 있으나 금음체질과 금양체질의 경우에는 포도당 주사의 좋은 효과가 오히려 감소되고 마는 결과를 초래하므로, 결국 하나의 좋은 점과 하나의 나쁜 점이 공존하는 것이다.

일본의 경우는 어떨까? 포도당 주사의 부작용은 이제 '그것이 정말일까?' 하는 단계를 넘어 의사들도 공공연히 인정하는 방향으로 가고 있다. 1997년 6월 24일 SBS-TV의 뉴스에서 의미 있는 보도가 있었다. '작년 한 해 일본에서 링거액 부작용으로 41명이 숨졌다' 는 뉴스가 보도된 것이다. 필자는 그 뉴스를 접하고 나서 너무나 놀랐다. 포도당 주사액의 부작용으로 인해 일본에서 사람이 죽었다는 소식에 놀란 것이 아니었다. 이미 알고있는 그런 사실에 놀랄 일은 없었지만 놀라움은 그보다는 다른 이유 때문이었다.

바로 일본의 앞선 의료기술 때문에 놀란 것이다. 미국보다 늦게 알아차리긴 했지만 일본에서도 드디어 포도당 주사액의 부작용을 찾아내기 시작했다는 사실, 그리고 일본의 의술이 이미 포도당 주사액의 부작용까지 찾아낼 수 있을 정도로 세밀한 부분까지 발달을 했다는 사실에 놀랐다. 보통의 의료 실력으로는 포도당 주사액의 부작용은 도저히 찾아낼 수 없다는 걸 알고 있기 때문에, 그리고 우리나라의 의술로는 언제쯤이나 그런 수준에 도달할 수 있을까 하는 부러움 섞인 질투심 때문에, 그 뉴스를 접하고 나서 내심 무척이나 놀랐다.

'일본에서 작년에 링거액 부작용으로 41명이 숨졌다' 는 내용은 많은 의미를 함축하고 있다. 필자의 놀라움은 41명이라는 숫자로 보아 한 사람의 의사가 찾아낸 숫자로는 너무 많다는 것이고, 그것은 곧 일본에는 그런 높은 경지에 다다른 수준 높은 의사들이 하나가 아닌 여럿이란 이야기가 되는 것에 있었다. 그 말은 곧 그런 뛰어난 몇몇 의사가 앞장서서 더욱 연구를 하고 또한 그러한 지식이 없는 동료의사들을 가르치기 시작한다면 일본 의술은 곧 눈부시게 엄청난 성장을 할 것임을 나타내는 것이기도 한 것이다.

우리나라의 경우는 어떠한가? 그 문제는 이 책을 읽는 독자 여러분들의 판단에 맡겨야 할 것 같다. 그러나 여기서 분명히 알아두어야 할 것이 있다. 그것은 한의학과 양의학이 공존하는 우리나라가 다른 어느 나라보다도 미래의 의학을 이끌어갈 선도적인 역할을 하기에 제일 좋은 조건을 가지고 있다는 것이다. 그리고 그런 좋은 조건은 우리나라의 의료인들이 얼마나 열린 마음을 가지고 서로 도와가며 열심히 연구하고 노력하는가에 따라 그 결실이 맺어질 것이다.

우리나라가 의료 분야에서만큼은 세계 제일로 올라설 수 있는 힘은 바로 체질의학에서 나올 것이다. 양의학이 체질의학의 개념을 받아들여서 각 체질에 맞게 이론과 치료법을 발전시킨다면 실로 엄청난 발전을 일거에 이루어낼 수 있다. 필자의 머리 속에만 해도 새로운 신약 개발의 아이템과 각 체질에 따른 암 등 불치병의 치료약 그리고 각종 질병에 대한 새로운 체질적 해석과 그 치료법 등이 넘쳐날 정도로 담겨 있다. 그러나 그 모든 연구를 어찌 몇 사람이 이룰 수 있겠는가? 뜻있는 의료인들이 합심해 노력한다면 우리나라는 틀림없이 지금의 미국처럼 세계의 환자분들이 모여들어 치료를 받는 의학 선진국이 될 것이다.

이런 엄청난 힘을 가진 우리의 체질의학이 우리나라 의료인들의 외면으로 미국이나 유럽 등 외국에 이식되어 그 쪽에서 꽃피워지는 일은 없어야겠다는 것이 필자의 바람이지만 그것은 전적으로 이 시대를 살아가는 우리나라 의료인들의 자세에 달려있다고 하겠다.

下권에 계속됩니다.

下권에는 독자 여러분의 체질을 감별할 수 있는 '체질 감별 설문지'가 있습니다. 절취선을 따라 잘라내어 작성하신후 본원으로 보내 주시면 성실히 대답해 드릴 것입니다.

작성하신 설문지를 본원으로 보내실 때에는 독자의 주소와 성함이 적힌 반송용 봉투에, 반송용 우표를 붙여 같이 보내주십시오.